现代儿科疾病诊疗与临床实践

主 编 王 禹 吕爱婷 戴庆妍 马丽霞 汪忠鸿

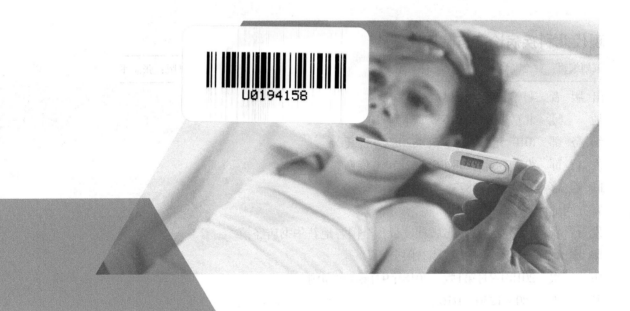

XIANDAI ERKE JIBING ZHENLIAO YU
LINCHUANG SHIJIAN

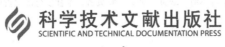

科学技术文献出版社

SCIENTIFIC AND TECHNICAL DOCUMENTATION PRESS

·北 京·

图书在版编目（CIP）数据

现代儿科疾病诊疗与临床实践 / 王禹等主编. — 北京：科学技术文献出版社，2018.9
ISBN 978-7-5189-4716-4

Ⅰ．①现… Ⅱ．①王… Ⅲ．①小儿疾病—诊疗 Ⅳ．①R72

中国版本图书馆CIP数据核字(2018)第201458号

现代儿科疾病诊疗与临床实践

策划编辑：曹沧晔　　　责任编辑：曹沧晔　　　责任校对：赵　瑗　　　责任出版：张志平

出 版 者	科学技术文献出版社
地　　址	北京市复兴路15号　邮编 100038
编 务 部	(010) 58882938，58882087（传真）
发 行 部	(010) 58882868，58882870（传真）
邮 购 部	(010) 58882873
官方网址	www.stdp.com.cn
发 行 者	科学技术文献出版社发行　全国各地新华书店经销
印 刷 者	济南大地图文快印有限公司
版　　次	2018年9月第1版　2018年9月第1次印刷
开　　本	880×1230　1/16
字　　数	380千
印　　张	12
书　　号	ISBN 978-7-5189-4716-4
定　　价	148.00元

前　言

进入 21 世纪以来，科学技术高速发展推动了医学技术不断进步，儿科学在新世纪也取得了跨越式的进步，越来越科学化、细致化、专业化。随着疾病诊疗的新技术及新理论不断更新，我们结合近几年在临床一线儿科专家的实践经验并参考大量文献编写了本书。

本书首先介绍了儿科常见症状和体征以及新生儿常见疾病，然后重点阐述了儿科各系统常见病、多发病的临床诊断和治疗等内容，针对儿童营养障碍性疾病也做了相关讲解，内容丰富，资料新颖，紧扣临床，实用性强，是一本对医疗、教学和研究工作者有价值的参考书，有助于解决在儿科临床中遇到的实际问题。

由于参编人员较多，文笔不尽一致，加上篇幅及编者时间有限，书中难免有不足和疏漏之处，敬请各位医护同人及广大读者给与批评指正，以便再版时修订。

编　者

2018 年 9 月

目 录

第一章

儿科常见症状和体征

第一节　发热

体温升高是小儿疾病时常见的一种临床表现。正常小儿的肛温在 $36.9 \sim 37.5℃$ ，舌下温度较肛温低 $0.3 \sim 0.5℃$ ，腋下温度为 $36 \sim 37℃$ 。不同个体的正常体温虽稍有差异，但一般认为体温超过其基础体温 $1℃$ 以上时，则认为是"发热"。

一、病因

引起发热的病因可分为感染性和非感染性两大类，小儿期以前者多见。

1. 感染性发热　由各种病原体，如细菌、病毒、肺炎支原体、立克次体、螺旋体、真菌、原虫、寄生虫所引起的感染，均可导致发热。

2. 非感染性发热　①恶性肿瘤（包括白血病）。②结缔组织病：如风湿热、幼年型类风湿关节炎、川崎病等。③内分泌疾病：如甲状腺功能亢进。④由于应用药物或血清制品引起的发热。⑤大手术后由组织损伤、内出血、大血肿等导致分解产物增加而引起的发热。⑥散热障碍：如广泛性皮炎、鱼鳞病、先天性外胚层发育不良或大面积烫烧伤造成的汗腺缺乏，严重失水、失血。⑦癫痫大发作，使产热增多。⑧中枢性发热：如大脑发育不全，脑出血等使体温调节中枢受损引起发热，以及暑热症等。

二、诊断要点

1. 详细询问病史　包括年龄、发热规律和热型、发热持续时间、居住条件、居住地区的疾病（如疟疾、血吸虫病、钩端螺旋体病、伤寒等传染病）流行情况；有无提示系统性疾病的症状，如咳嗽、气促、腹泻、腹痛、尿频、尿急、尿痛等；有无结核接触史、动物接触史；详细询问预防接种史。

2. 仔细全面体格检查　对全身各系统都应仔细检查，还要注意有无淋巴结肿大、肝脾大、皮疹和贫血等。

3. 实验室及其他特殊检查　对急性发热的病儿应常规查血、尿常规，必要时胸部 X 线透视或摄片。对较长期发热的病儿，可选择必要的实验室检查或其他特殊检查（表 1－1）。

表 1－1　长期发热鉴别诊断时的临床检查项目

常规检查	选择检查
血、尿、粪常规检查	细菌涂片镜检、培养
红细胞沉降率	脑脊液常规检查、培养
CRP、ASO、RF	骨髓穿刺、涂片及培养
血清蛋白电泳	其他穿刺液的常规检查涂片、培养
AST、ALT、LDH	血清抗体检查
胸部 X 线摄片	免疫补体系统检查

常规检查	选择检查
血压测定	血清 Na^+、K^+、Cl^-、BUN 测定
	心电图
	X 线检查（必要部位）
	B 超检查
	CT 检查

注：CRP：C 反应蛋白；ASO：抗链球菌溶血素 O；RF：类风湿因子（罗氏试验）；LDH：乳酸脱氢酶。

三、鉴别诊断

发热可由病儿年龄、热型、持续天数、所伴有的症状和（或）体征结合临床检查结果予以鉴别诊断（表 1-2～表 1-6）。

表 1-2 由病儿年龄鉴别发热病因

婴儿期	幼儿期	学龄期
上呼吸道感染综合征	上呼吸道感染综合征	上呼吸道感染综合征
急性呼吸道感染	急性呼吸道感染	急性胃肠炎
肠道感染	急性胃肠炎	沙门菌感染
幼儿急疹	中耳炎	尿路感染
中耳炎	尿路感染	其他急性感染
尿路感染	沙门菌感染	结核
败血症、骨髓炎	其他急性感染（如手足口病）	恶性肿瘤（包括白血病）
化脓性脑膜炎	结核病	结缔组织病
其他急性感染症	肝炎	内分泌疾病（如甲状腺功能亢进症）
川崎病	川崎病	体质性高体温症
结核病	恶性肿瘤（包括白血病）	
脱水热		
中枢性发热		
暑热症		
免疫不全综合征		

表 1-3 由热型鉴别发热病因

稽留热	弛张热	间歇热
幼儿急疹	中耳炎	结缔组织病
沙门菌感染	尿路感染	恶性肿瘤（包括白血病）
肺炎	败血症、骨髓炎	疟疾
化脓性脑膜炎	脓肿	自身免疫性疾病
脑炎	细菌性心内膜炎	
尿路感染	结核病	
中耳炎	沙门菌感染	
败血症	川崎病	
	结缔组织病	
	恶性肿瘤（包括白血病）	

表1-4　由发热持续时间鉴别发热病因

3~4月	5~6月	7日以上
上呼吸道感染综合征	上呼吸道感染综合征	下呼吸道感染
幼儿急疹	中耳炎	败血症、骨髓炎
肠道感染症	尿路感染	尿路感染
中耳炎	沙门菌感染	沙门菌感染
尿路感染	化脓性脑膜炎	结核病
化脓性脑膜炎	其他感染症	传染性单核细胞增多症
败血症	川崎病	其他感染症
其他急性感染		川崎病
川崎病		结缔组织病
脱水热		恶性肿瘤（包括白血病）
		中枢神经系统功能障碍
		药物热
		免疫不全综合征
		感染后发热
		体质性发热
		心理性发热
		不明原因发热

表1-5　由发热所伴随的症状鉴别发热病因

1. 呼吸系统症状	5. 风湿免疫系统症状	腮腺炎
呼吸道感染	自主神经功能异常	传染性单核细胞增多症
中耳炎	脱水热	结核
鼻窦炎	精神性发热	少年型类风湿关节炎
免疫不全综合征	幼儿急疹	恶性肿瘤（包括白血病）
2. 消化系统症状	猩红热	8. 肝脾大
肠道感染	病毒性感染（如手足口病）	败血症
口腔炎	沙门菌感染	沙门菌感染
脑膜炎	败血症	结核
病毒性肝炎	风湿热	传染性单核细胞增多症
尿路感染	少年型类风湿关节炎	恶性肿瘤（包括白血病）
阑尾炎	全身性红斑狼疮	9. 贫血
急性腹膜炎	川崎病	恶性肿瘤（包括白血病）
急性胰腺炎	免疫不全综合征	溶血性贫血
恶性肿瘤	6. 循环系统症状	10. 肌肉、关节症状
脱水热	细菌性心内膜炎	化脓性关节炎
精神性发热	心肌炎	败血症、骨髓炎
3. 泌尿系统症状	风湿热	肌炎
尿路感染	少年型类风湿关节炎	病毒性感染症
4. 神经系统症状	川崎病	风湿热
脑膜炎	7. 淋巴结肿大	少年型类风湿关节炎
脑炎	扁桃体炎	恶性肿瘤（包括白血病）
中枢神经功能障碍	风疹	所谓"生长热"

— 3 —

表1-6 由临床检查鉴别发热病因

检查项目	病因
末梢血白细胞计数增加	细菌感染
末梢血白细胞计数降低	病毒感染症、沙门菌感染、结缔组织病、粒细胞减少症
嗜酸性粒细胞计数增加	寄生虫病、药物过敏、结核、白血病、结缔组织病
淋巴细胞比例增高	病毒性感染、恶性肿瘤（包括白血病）
贫血相关检查提示贫血	恶性肿瘤、慢性感染
红细胞沉降率增加、CRP（+）	感染、风湿病、恶性肿瘤、川崎病
红细胞沉降率增加、CRP（-）	感染恢复期
ASO↑、CRP（+）	风湿热
RA（+）	风湿病、肝脏病、结核病、恶性肿瘤
血清蛋白电泳γ球蛋白↑	风湿病、慢性感染、恶性肿瘤、肝脏疾病
ALT、AST、LDH↑	肝脏疾病、肌炎、恶性肿瘤
血培养（+）	败血症、骨髓炎
尿沉渣白细胞计数↑	尿路感染
脑脊液蛋白、细胞数增加	脑膜炎
胸部X线片阳性征象	肺炎、肺结核
骨髓穿刺提示恶性肿瘤骨髓象	恶性肿瘤（包括白血病）
鼓膜充血	中耳炎

（王　禹）

第二节　青紫

因血液中还原血红蛋白或异常血红蛋白增高，并达到一定程度时，使皮肤和黏膜呈青紫色，称为青紫（发绀）。青紫一般在口唇、颊黏膜、鼻尖、鼻唇间区、耳郭、甲床、指尖等毛细血管丰富的部位，皮肤、黏膜较薄的部位尤为明显。

一、病因

1. 还原性血红蛋白增多　具体如下。

（1）中心性青紫：系心肺疾病所致，动脉血SaO_2、PaO_2降低。

1）肺源性青紫：①各种原因引起的呼吸道梗阻：如分娩时羊水吸入、先天性呼吸道畸形、咽后壁脓肿和各种原因的喉梗阻、急性末梢细支气管炎等。②肺和胸腔疾病：如肺炎、肺水肿、先天性肺囊肿、膈疝、脓胸、呼吸肌麻痹等。③肺血管疾病：如先天性肺静-动脉瘘等。

2）心源性青紫：伴有右向左分流的先天性心脏病，如法洛三联症及大血管易位、艾森门格综合征、法洛四联症、单心房、单心室等。

（2）周围性青紫：可见于全身性或局部性病变，动脉血SaO_2、PaO_2均正常。

1）全身性疾病：如心功能不全、慢性缩窄性心包炎、休克等。

2）局部血流障碍：如上腔静脉梗阻、肢端动脉痉挛症（雷诺病）及肢端动脉痉挛现象。

2. 异常血红蛋白增多　如先天性高铁血红蛋白血症、血红蛋白M病、后天性高铁血红蛋白血症（药物或食物所致）。

二、诊断

1. 病史　仔细询问病儿有可能引起青紫的常见疾病史，如心血管或呼吸系统疾病，青紫出现的年龄及伴随情况，药物及食物史。

2. 体征　注意病儿面容，面颊颜色，青紫分布特征，坐卧姿态，颈静脉是否充盈，有无胸廓畸形、杵状指（趾），应仔细检查心肺特征性体征。

3. 辅助检查　①动脉血气分析（pH、PaO_2、$PaCO_2$、SaO_2），新生儿应做血糖、血钙测定和血培养检查。②疑有心源性青紫，应作心脏 X 线摄片、心电图、超声心动图检查，必要时作心导管及选择性心血管造影予以确诊。③疑为肺源性青紫，应行胸部 X 线摄片，必要时做支气管镜或支气管造影检查。④疑为血红蛋白异常引起的青紫，可抽静脉血，装于容器内振荡，使之与空气接触。正常者变红色，异常者则不变色，进一步可做血液光谱分析及血红蛋白电泳检查。

三、鉴别诊断

如图 1 - 1 所示。

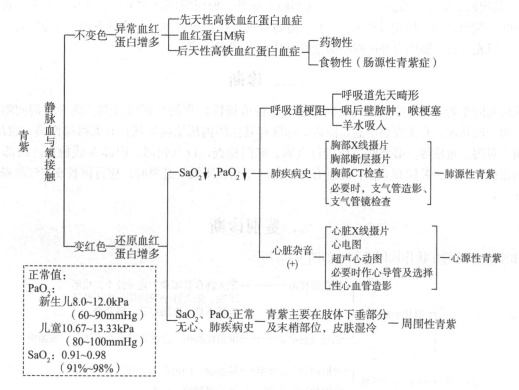

图 1 - 1　青紫的分类和鉴别

（王　禹）

第三节　呕吐

呕吐是小儿常见症状之一，虽可单独发生，但常随原发病而伴有其他症状及体征。引起呕吐的病因很多，故对呕吐病儿应仔细分析病史，尤其需注意呕吐与饮食的关系、起病的急缓、发病年龄，以及伴随的症状与体征。必要时，应进行 X 线等进一步检查，以明确诊断。

一、病因

1. 新生儿期　具体如下。

（1）非器质性疾病：早期贲门发育不成熟、空气咽下症、新生儿假性肠梗阻、溢乳等。

（2）器质性疾病：消化道梗阻（食管闭锁、肠狭窄、肠梗阻、肠旋转不良、胎粪性肠梗阻）、感染（败血症、脑膜炎等）、中枢神经系统疾病（硬膜下血肿、颅内出血、脑水肿）、胆红素脑病、代谢性疾病（苯丙酮尿症、肾上腺 - 性腺综合征、乳糖不耐受综合征、高氨血症）、肾脏疾病（肾积水、尿路畸形）、贲门食管弛缓症、特发性胃穿孔等。

2. 婴儿期　具体如下。

（1）非器质性疾病：见于溢乳、空气咽下症等。

（2）器质性疾病：见于先天性肥厚性幽门狭窄、肠套叠、感染（尤其是尿路感染及胃肠道感染）、裂孔疝、贲门食管弛缓症、代谢性疾病（高氨血症、肾上腺 - 性腺综合征）、阑尾炎、腹膜炎、心脏病、肾脏病（急性肾功能不全、溶血尿毒症综合征）、颅内出血、药物中毒、嵌顿疝、脑病合并内脏脂肪变性（Reye 综合征）等。

3. 幼儿 - 学龄期儿童　具体如下。

（1）非器质性疾病：周期性呕吐，神经精神性呕吐等。

（2）器质性疾病：感染症（扁桃体炎、中耳炎、脑膜炎、脑炎、胃肠道感染、阑尾炎、肠系膜淋巴结炎）、肠梗阻、肠寄生虫症、脑肿瘤、硬脑膜下血肿、糖尿病酮性酸中毒、肾功能不全、自主神经发作性呕吐（腹型癫痫、周期性呕吐）、十二指肠溃疡；药物所致呕吐、毒物误服、嵌顿疝、裂孔疝、代谢异常、屈光不正、脑病合并内脏脂肪变性（Reye 综合征）等。

二、诊断

可从病儿的年龄、呕吐物性状和发病经过（急性或慢性）作初步病因分类。应详细询问呕吐以外的症状，如一般状况；有无发热、意识障碍、惊厥和其他颅内压增高症状；有无腹部饱满、腹部肿块；有无腹痛、腹泻、血便等。必要时，应进行直肠、肛门检查，以及胸部、腹部 X 线检查。腹部 X 线检查应包括正位、侧位、卧位和立位，注意有无消化道穿孔或闭锁。必要时，应行钡餐或空气灌肠胃肠道造影检查。

三、鉴别诊断

1. 由呕吐伴随的症状作病因鉴别　如图 1 - 2 所示。

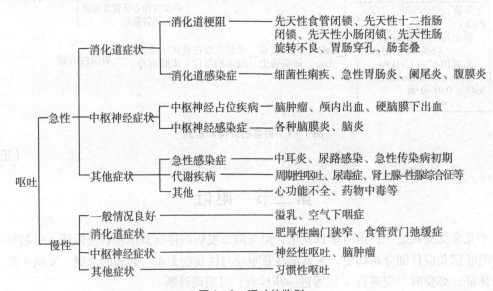

图 1 - 2　呕吐的鉴别

2. 呕吐的诊断步骤　如图 1-3 所示。

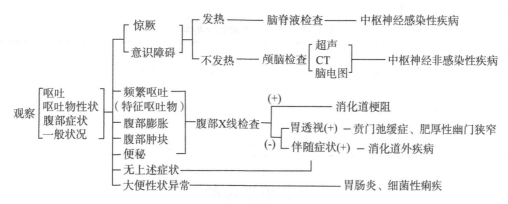

图 1-3　呕吐诊断步骤

四、处理

伴呕吐的婴幼儿期疾病，不论急性或慢性，常伴有脱水和电解质紊乱，故应输液和纠正电解质紊乱。消化道梗阻性疾病，应力求及早诊断和外科紧急处理。伴呕吐的消化道感染或其他感染，除应及时纠正水、电解质紊乱外，应及早选用有效抗生素。对中枢神经系统感染，呕吐多因颅内压增高所致，故除应用抗生素外，还需使用脱水剂，以降低颅内压。对食物中毒、药物中毒等中毒性呕吐，应洗胃并输液，以促进毒物排出和减少毒物吸收。

（王　禹）

第四节　腹痛

腹痛是小儿常见症状之一，引起腹痛的原因很多，因幼儿多数不能准确地表达疼痛的感觉、性质及部位，常仅能以哭闹来表示，造成诊断上的困难。

一、病因

1. 急性腹痛　具体如下。

（1）婴儿期：①多见的病因：如肠绞痛、急性胃肠炎。②常见的病因：如肠套叠、急性阑尾炎、肠管闭锁或狭窄（多见于小肠）、裂孔疝、睾丸或卵巢扭转、肠扭转、外伤等。③较少见的病因：如牛乳蛋白过敏症、消化性溃疡、中毒（铅、铁）、肿瘤等。

（2）幼儿期及学龄前期：①常见的病因：如急性胃肠炎、肠寄生虫病、肾盂肾炎、外伤、急性阑尾炎、Meckel 憩室等。②较常见病因：如肺炎、风湿热、中毒、急性或慢性胰腺炎、胆囊炎、肝炎等。③少见的病因：如肝脓肿、肿瘤、结核病（腹腔或肠道）等。

（3）学龄期（6~14 岁）：①常见的病因：如急性胃肠炎、外伤、肾盂肾炎、急性阑尾炎、肠寄生虫病等。②较常见的病因：如肠道炎症性疾病、消化性溃疡、肺炎、风湿热、胆囊炎、中毒等。③少见的病因：如结缔组织病、盆腔内炎症性疾病等。

2. 反复性腹痛　具体如下。

（1）腹部疾病：①消化道疾病：见于胃或十二指肠溃疡、溃疡性结肠炎、慢性便秘、过敏性紫癜、结核病、肠套叠、肿瘤等。②肾、尿路疾病：如肾盂肾炎、肾积水、尿路结石等。

（2）腹外疾病：如癫痫、风湿病、心源性腹痛。

二、诊断

应注意发病年龄，并详细询问腹痛发作情况、性质、部位和伴发症状（如呕吐、便秘、便血、皮疹、尿痛、血尿、咳嗽及大便性状等）。由于引起腹痛的病因不一定在腹部，故应作全面体检。腹部体检时尤应注意触诊（表1-7）。

表1-7　腹痛的腹部触诊要点

腹部柔软度	部位、抵抗、紧张度及反跳痛
肿块	部位、形状、数量、大小、硬度、压痛、表面光滑度、波动感、移动性
腹部胀满	是全腹还是局部，有无波动感及肿块
腹部脏器	肝、脾、肾的位置、大小、硬度，有无膀胱尿潴留
腹股沟部肿块	精索水肿、疝
压痛	最后检查，注意部位、最痛点及其他处压痛点，压痛与肿块的关系，由于体位改变所致压痛的变化

三、鉴别诊断

如表1-8所述。

表1-8　小儿急性腹痛的鉴别

病名	症状	腹部表现	其他检查
急性阑尾炎	上腹痛转移至右下腹痛，呕吐，有时发热	麦氏点压痛、反跳痛、局部肌紧张	白细胞增多
胃、十二指肠溃疡	有时上腹痛，有时吐血、便血	上腹部压痛点，穿孔时上腹部胀满	大便隐血试验阳性，缺铁性贫血，消化道钡餐造影及消化内镜检查阳性，穿孔时膈下游离气体
细菌性胃肠炎	发热、呕吐、腹痛、腹泻	沿结肠压痛	大便中查见脓血，大便培养阳性
蛔虫性肠梗阻	腹痛、呕吐、便秘，持续腹痛、阵发加剧	腹部多柔软，可触及条索状团块，多位于脐周，一般无压痛	X线腹部检查可见部分性肠梗阻
急性肠系膜淋巴结炎	常有呼吸道感染，腹痛在右下腹、脐间，偶有呕吐、腹泻	无腹肌紧张，压痛部位不固定，反跳痛不明显	常有末梢血白细胞增多
胆道蛔虫症	有肠道蛔虫病史，右上腹痛，甚至可吐出蛔虫及胆汁	右上腹有局限性压痛，上腹部轻度肌紧张	大便蛔虫卵阳性
急性胆囊炎	较少见，起病急，伴恶心、呕吐	右上腹压痛、肌紧张	末梢血白细胞增多
胆石症	发热、腹胀，腹痛以右上腹为主		
急性肝炎	发热、食欲不振、恶心、呕吐，部分可有黄疸	肝大	ALT、LDH升高，甲型肝炎TTT、IgM升高，乙型肝炎HBsAg阳性
尿路感染	伴发热、呕吐等症状，2岁以下男孩多，年长儿女性多，并有膀胱刺激征尿频、尿急	腹部无定位体征	尿检白细胞增多，尿培养阳性，菌落>1×10⁵/mL
尿路结石	输尿管结石有绞痛，肾盂结石为钝痛或无痛，膀胱结石有膀胱刺激征，尿道结石除排尿困难外常有血尿	肾区肌紧张及压痛	尿检查有血尿，部分病例X线摄片可见结石阴影，静脉肾盂造影可确诊
过敏性紫癜	腹部剧痛、血便，皮肤尤其四肢末端及臀部对称性紫癜	腹部无定位压痛	血便，出凝血时间及血小板正常
急性胰腺炎	上、中腹部剧痛，恶心、呕吐、发热	上腹、周压痛及肌紧张	血、尿中淀粉酶上升

（王　禹）

第五节　便秘

在儿科临床实践中，以便秘为主诉来诊者较常见，多数虽不是病态，但应妥善处理。母乳喂养儿，在新生儿期排便每日2~4次。出生2个月后，逐渐减少为每日1~2次。但以牛乳或其他代乳品喂养者，大便次数较少，每日1次或2~3日1次。母乳不足可使婴儿大便次数减少而被误认为便秘，对此应添加母乳，而不是灌肠通便。

对便秘儿童，应首先区分是否应立即给予处理。若进食、全身状态以及体重的增加等均无异常，则一般不予处理，继续观察。但若大便干燥、量少又难排出，虽一日排便2~3次，但其总量比平时1次的量还少，则仍应视为便秘。特别是同时伴有食欲减退、腹部胀满，尤其伴腹痛、呕吐、血便者，则应立即寻找原因，妥善处理。

一、病因

可分为食物性便秘、习惯性便秘、肠管功能紊乱性便秘，以及由肠管、肛门器质性病变所引起的便秘四类。

1. 食物性便秘原因有　①食物摄入不足。②摄入食物纤维素及水分不足。③偏食。
2. 习惯性便秘　①不规则排便习惯。②滥用泻剂或灌肠。
3. 肠管功能紊乱　①先天性巨结肠。②由各种慢性疾病引起的生活能力低下。③肌肉神经疾病。④脊髓病变（脊柱裂或隐性脊柱裂、脊髓髓膜瘤、脊髓肿瘤、脊髓炎）。
4. 肠管、肛门器质性病变　①肛门、直肠畸形（闭锁或狭窄）。②肛裂。③结肠过长。④肠梗阻、肠套叠。

二、诊断

绝大多数新生儿在生后24~36小时内就应有胎粪排出。若无排便，就应检查有无肠道梗阻，包括肛门闭锁及狭窄。因为在梗阻以下的肠段仍可排出少量胎粪，所以即使有胎粪，也不能完全排除肠道梗阻。若便秘而同时体重不增，且常因饥饿而啼哭，则应怀疑食物摄入不足。应详细了解饮食情况、排便习惯和是否伴发其他症状，如腹痛、呕吐、腹胀等。对某些找不出便秘原因或经适当处理后仍不见效者，需用X线钡餐或钡灌肠检查，以助诊断。

三、鉴别诊断

如图1-4所示。

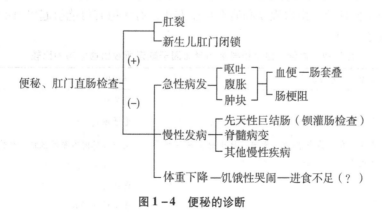

图1-4　便秘的诊断

（王　禹）

第六节 紫癜、紫斑和出血倾向

紫癜、紫斑和出血倾向大多因为血管结构或功能异常，出凝血机制障碍所引起，其轻重表现差异可以很大，轻者仅见皮肤有少量紫癜、紫斑；重者则可发生很难控制的黏膜大量渗血，甚至可因内脏出血而危及生命。

一、病因

1. 血管异常症　由血管结构或功能异常所致。

（1）过敏性紫癜：常见于幼儿、学龄儿。伴有腹痛、关节痛，可伴发紫癜性肾炎和其他合并症。

（2）小儿单纯性紫癜：紫癜仅发生于下肢，各项出凝血检查均正常，不伴其他症状。

（3）坏血病：为维生素 C 缺乏症，可伴牙龈、黏膜和肌肉内出血，婴儿并可伴骨膜下出血。

（4）症状性血小板不减少性紫癜：由感染性疾病（如流行性脑脊髓膜炎、亚急性细菌性心内膜炎等）、药物（抗生素或化学性药物）、肾上腺皮质功能亢进症等引起。

（5）遗传性疾病：如皮肤弹性过度症（Ehlers Danlos 综合征）、遗传性毛细血管扩张症（Osler 病）等。

2. 血小板异常性疾病　具体如下。

（1）血小板量的异常：特发性血小板减少性紫癜，多种原因引起的继发性血小板减少症、原发性及继发性血小板增多症等。

（2）血小板功能缺陷性疾病：如血小板无力症、血小板第Ⅲ因子活性异常症、继发性血小板功能异常（如继发于药物、肝脏疾病）等。

（3）其他：如血小板减少症伴巨大海绵状血管瘤（Kasabach Merrit 综合征），湿疹 - 血小板减少性免疫缺陷病（Wiskott Aldrich 综合征）。

3. 凝血、抗凝血功能异常　具体如下。

（1）先天性：如血友病 A（因子Ⅷ缺乏）、血友病 B（因子Ⅸ缺乏）、血友病 C（因子Ⅺ缺乏）、纤维蛋白原缺乏症等。

（2）后天性：如维生素 K 依赖性凝血因子缺乏症、新生儿出血症、各种病因引起的弥散性血管内凝血（DIC）、抗凝剂的使用、肝脏疾病等。

二、诊断

1. 病史、体征　应仔细询问发病年龄、家族史、紫癜及紫斑的出现部位、特征，有无皮下、肌肉深部出血或关节腔内出血现象，出血程度和通常止血方式，有无患有可能引起出血的原发疾病，发病前有无药物使用史等（表1-9）。

表1-9　血管、血小板异常和凝血因子缺乏所致出血倾向的比较

	血管、血小板异常	凝血因子缺乏
家族史	一般无	通常有
性别	女性多	男性多
多发部位和症状	皮肤、黏膜点状出血、紫斑、鼻出血、月经过多、消化道出血	皮下、肌肉内深部出血（血肿）、关节腔内出血
出血始发状况	突发性	迟发性
出血持续状况	短	迁延性（易再出血）
局部处理状况	压迫止血有效	止血困难，多数再发

2. **实验室检查** 实验室检查对出血性疾病的诊断有重要意义，一般先做一些简易的检查项目以进行初步鉴别，包括出血时间、凝血时间、血块退缩试验、血小板计数及毛细血管脆性试验。如仅有毛细血管脆性增加，其余4项均正常，提示毛细血管异常；如出血时间延长、毛细血管脆性正常或增加，血块收缩完全或不良，提示血小板异常，其中血小板数减少者可能为血小板减少性紫癜，血小板数正常者则可能为血小板功能异常；如出血时间正常、凝血时间延长或正常，毛细血管脆性试验正常，血小板计数正常，血块退缩完全，则可能为凝血障碍或抗凝物质增多，应进一步检测白陶土部分凝血活酶时间（KPTT）、凝血酶原时间（PT）、凝血时间（TT），以作凝血性疾病的过筛试验，进一步明确诊断（图1-5）。

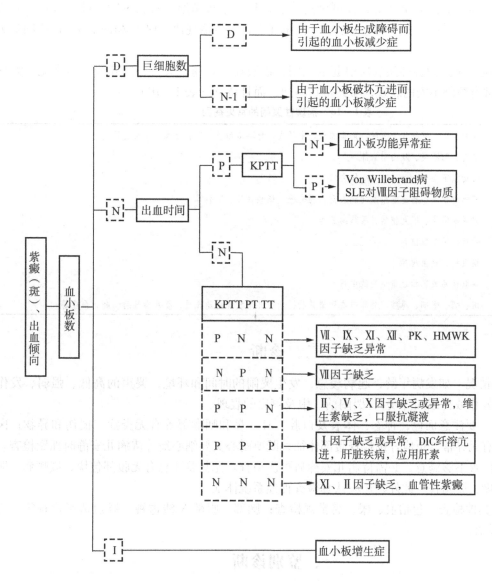

图1-5 出血倾向主要病因的鉴别诊断
D：减少；N：正常；I：增加；P：延长

（王 禹）

第七节 婴儿哭闹

哭闹是婴儿对体内或体外刺激不适的一种反应，也就是婴儿表达要求和痛苦的一种方式。

一、病因

哭闹可分为非病理性和病理性两类。

1. 非病理性哭闹 哭声有力，除哭闹外无其他异常表现。主要原因为饥饿、口渴、鼻塞、哺乳不当致使咽下气体过多、欲排大小便等；亦可因过冷、过热、尿布潮湿、衣服过紧、被褥过量、光线过强、痛、痒、虫叮咬等所致；也可能是由于婴儿尚未建立正常生活规律，白天睡眠过多，而夜间啼哭不眠的夜啼哭。

2. 病理性哭闹 是指因各种疾病所引起的哭闹，以腹痛、耳痛、头痛、口腔痛最为常见。病理性哭闹在发生前期常有烦躁不安的表现，啼哭常较剧烈，而且持续（表1-10）。

表1-10　病理性哭闹的常见病因

头、面部疾病	颅骨骨折、硬脑膜下血肿、角膜擦伤、中耳炎、外耳道疖肿、口腔炎或口腔溃疡等
神经系统疾病	脑炎、脑膜炎、颅内出血等
心血管疾病	心功能不全、心动过速或心律失常等
胃肠道疾病	胃肠道积气、肠道感染或功能紊乱、肠套叠、嵌顿性疝、肛裂等
泌尿系统疾病	泌尿道感染、睾丸扭转、尿路结石等
骨骼、关节损伤	骨折、关节脱位等
肠寄生虫病	蛔虫病、蛲虫病等
药物中毒	误服药品或药物过量造成的中毒
其他	眼、咽、喉部、鼻腔、外耳道或阴道异物，新生儿甲状腺功能亢进，婴儿脚气病、高钙血症等

二、诊断

1. 注意发病情况 如发病年龄，起病缓急，发生哭闹的时间和环境，哭声的高低、强弱、发作特点（持续或反复发作或持续加阵发），哭闹前、中及停后的表现。

2. 体格检查 要注意面色，神态，体表及口腔、耳、鼻和咽喉部等有无炎症、损伤和异物；囟门有无膨隆；心肺有无异常。更应仔细检查腹部体征，既要耐心又要细心地等待病儿安静时抓紧检查。若因病儿哭闹一时检查不够满意，必需待病儿安静后再次检查。尤其要注意有无腹部包块、嵌顿疝、明显压痛点，必要时做直肠指检。此外，还应认真检查神经系统体征。

3. 实验室及其他检查 包括血、尿、粪常规检查；胸部、腹部X线透视、肠道造影检查等。必要时进行头颅CT检查。

三、鉴别诊断

如图1-6所示。

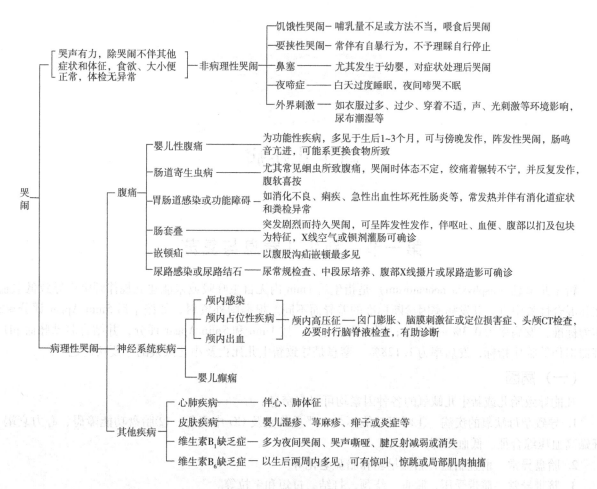

图 1-6　婴儿哭闹的鉴别

（王　禹）

第二章

新生儿疾病

第一节 新生儿窒息与复苏

新生儿窒息（asphyxia neonatorum）是指生后 1min 内无自主呼吸或未能建立规律呼吸而导致低氧血症和混合性酸中毒。其发病率因诊断标准的差异而不同。根据国外资料，如按生后 5min Apgar 评分≤3 作为标准，发病率为 0.3% ~ 0.9%；国内资料显示：按 1min 和 5min Apgar 评分，并结合脐动脉血 pH、脏器损伤等临床指标，发病率为 1.128%。窒息是导致新生儿死亡及小儿致残的主要疾病之一。

（一）病因

凡能导致胎儿或新生儿缺氧的各种因素均可引起窒息。

1. 导致孕母缺氧的疾病　①呼吸功能不全、严重贫血及 CO 中毒等；②胎盘功能障碍、心力衰竭、妊娠高血压综合征、低血压等。

2. 胎盘异常　前置胎盘、胎盘早剥和胎盘老化等。

3. 脐带异常　脐带受压、脱垂、绕颈、打结、过短和牵拉等。

4. 胎儿因素　贫血、宫内感染、心肌病、胎儿水肿、严重的心脏和循环功能不全等。

5. 分娩因素　难产、高位产钳、胎头吸引、臀位；产程中麻醉药、镇痛药及药使用不当等。

（二）病理生理

1. 窒息的发展过程

（1）原发性呼吸暂停（primary apnea）：缺氧初期，机体出现代偿性血液重新分配。由于儿茶酚胺分泌增加和其选择性血管收缩作用，使肺、肾、消化道、肌肉及皮肤等血流量减少，而脑、心及肾上腺的血流量增加。此时由于缺氧而导致的呼吸停止，即原发性呼吸暂停。表现为肌张力存在，心率先增快后减慢，血压升高，伴有发绀。若病因解除，经清理呼吸道和物理刺激即可恢复自主呼吸。

（2）继发性呼吸暂停（secondary apnea）：若缺氧持续存在，在原发性呼吸暂停后出现几次喘息样呼吸，继而出现呼吸停止，即继发性呼吸暂停。此时表现为肌张力消失，周身皮肤苍白，心率和血压持续下降，此阶段已对清理呼吸道和物理刺激无反应，需正压通气方可恢复自主呼吸。

2. 病理生理变化　由于脑血流自动调节功能的丧失，脑血流灌注随血压而被动变化；缺氧首先是线粒体内氧化磷酸化发生障碍，ATP 产生减少甚至停止，从而使葡萄糖无氧酵解增强、细胞毒性水肿及细胞内钙超载发生。由于氧化磷酸化和 ATP 产生减少，影响离子泵功能，使细胞内 Na^+、Cl^-，Ca^{2+} 和水潴留，细胞外 K^+ 和兴奋性氨基酸积聚。氧化磷酸化损伤可发生在窒息初期，也可发生在窒息后 6 ~ 24h；细胞损伤可以在急性期，也可呈迟发性，其损伤形式可以坏死，也可以是凋亡。

（三）临床表现

1. 胎儿宫内窘迫　早期有胎动增加，胎心率≥160/min；晚期则胎动减少（<20/12h），甚至消失，胎心率 <100/min；羊水混有胎粪。

2. 窒息程度判定　Apgar 评分是临床评价出生窒息程度的经典而简易方法是 20 世纪 50 年代美国人

Virginia Apgar 发明的，故称 Apgar 评分。评价标准：每项 0～2 分，总共 10 分。1min Apgar 评分 8～10 为正常（国外将 7～10 分视为正常）；Apgar 评分除反映窒息严重程度外，还可反映窒息复苏的效果及帮助判断预后。应客观、快速及准确进行 Apgar 评估；胎龄小的早产儿成熟度低，虽无窒息，但评分较低；孕母应用镇静药等，评分可较实际的低；故单纯依靠 Apgar 评分作为新生儿窒息诊断是不够全面的。

3. 并发症 由于窒息程度不同，发生器官损害的种类及严重程度各异。常见并发症有如下几种：①中枢神经系统：缺氧缺血性脑病和颅内出血；②呼吸系统：胎粪吸入综合征、呼吸窘迫综合征及肺出血等；③心血管系统：缺氧缺血性心肌损害、持续性肺动脉高压等；④泌尿系统：急性肾小管坏死（ATN），肾功能不全及肾静脉血栓形成等；⑤代谢方面：低血糖或高血糖，低钙及低钠血症等；⑥消化系统：应激性溃疡和坏死性小肠结肠炎等。

（四）辅助检查

对宫内缺氧胎儿，胎头露出宫口时取头皮血进行血气分析，或在生后测定脐动脉血 pH 可以估计宫内缺氧或窒息的程度；检测血糖、电解质、肝肾功能等指标有助于对代谢和脏器损害程度的判断。

（五）治疗与预防

复苏（resuscitation）必须分秒必争，由产、儿科医生合作进行。

1. 复苏方案 采用国际公认的 ABCDE 复苏方案。①A（airway）清理呼吸道；②B（breathing）建立呼吸；③C（circulation）恢复循环；④D（drugs）药物治疗；⑤E（evaluation and environment）评估和环境（保温）。其中评估和保温（E）贯穿于整个复苏过程中。

新生儿窒息复苏可分为 4 个步骤：

（1）基本步骤：包括快速评估、初步复苏及评估。

（2）人工呼吸：包括面罩或气管插管正压人工呼吸。

（3）胸外按压。

（4）给予药物或扩容输液。

2. 具体复苏步骤 复苏时将新生儿放在辐射保暖台上或因地制宜采取保温措施，如用预热的毯子裹住新生儿以减少热量散失等。

（1）清理呼吸道（A）

1）体位：置新生儿头轻度仰伸位（鼻吸气位）。

2）吸引：在肩娩出前助产者用手将新生儿的口咽、鼻中的分泌物挤出。娩出后，用吸球或吸管先口咽后鼻清理分泌物。

3）羊水胎粪污染时的处理：当羊水有胎粪污染时，无论胎粪是稠是稀，初生儿一娩出先评估新生儿有无活力。新生儿有活力时，继续初步复苏；如无活力，采用胎粪吸引管进行气管内吸引。

（2）建立呼吸（B）

1）擦干：快速擦干全身。

2）刺激：用手拍打或手指轻弹患儿的足底或摩擦背部 2 次以诱发自主呼吸，如这些努力无效表明新生儿处于继发性呼吸暂停，需要正压人工呼吸。有关用氧的推荐：一般采用 100% 氧进行复苏。近年来有临床或实验资料显示采用空气（21% 氧浓度）复苏；其结果与 100% 氧同样有效，甚至更为安全或有效。采用空－氧混合器混合后的不同氧浓度或空气（21% 氧浓度）可能是今后新生儿复苏的趋势。

3）气囊－面罩正压人工呼吸：指征为呼吸暂停或抽泣样呼吸；心率 <100/min 和持续的中心性发绀。方法：正压呼吸需要 20～25cmH$_2$O，少数病情严重的患儿用 30～40cmH$_2$O 压力，频率 40～60/min（胸外按压时为 30/min）；以心率迅速增快、胸廓起伏、呼吸音及肤色来评价；经 30s 后有自主呼吸，且心率 ≥100/min，可逐步减少并停止正压人工呼吸。如自主呼吸不充分，或心率 <100/min，须继续用气囊面罩或气管导管施行人工呼吸。如心率 <60/min，继续正压人工呼吸并开始胸外按压。

（3）恢复循环（C）：即胸外心脏按压。如气管插管正压通气 30s 后，心率 <60/min，应在继续正压通气的条件下，同时进行胸外心脏按压。通常采用双拇指或中示指按压胸骨体下 1/3 处，按压深度为

胸廓前后径的 1/3；胸外按压和人工呼吸的比例应为 3：1，即 90/min 按压和 30/min 呼吸，达到每分钟约 120 个动作，3 次胸外按压 1 次正压呼吸。30s 后重新评估心率，如心率仍 <60/min，除继续胸外按压外，考虑使用肾上腺素。

（4）药物治疗（D）：在新生儿窒息复苏时，很少需要用药。

1）肾上腺素：①指征：心搏停止或在 30s 正压人工呼吸和胸外按压后，心率持续 <60/min。②剂量：静脉或气管 0.1~0.3mL/kg 的 1：10 000 溶液；气管注入 0.3~1mL/kg 的 1：10 000 溶液，需要时 3~5min 重复 1 次。③用药方法：首选脐静脉导管或脐静脉注入；脐静脉插管操作过程尚未完成时，可气管内注入肾上腺素。

2）扩容剂：①指征：有低血容量，怀疑失血或休克的新生儿在对其他复苏措施无反应时考虑扩充血容量。②扩容剂的选择：可选用等渗晶体溶液，推荐生理盐水。③方法：首次剂量为 10mL/kg，经外周静脉或脐静脉（>10min）缓慢推入。

（5）复苏后监护（E）：复苏后的新生儿可能有多器官损害的危险，应继续监护，包括以下几点。

1）体温管理。

2）生命体征监测。

3）早期发现并发症：继续监测维持内环境稳定，包括：氧饱和度、心率、血压、血细胞比容、血糖、血气分析及血电解质等。复苏后立即进行血气分析有助于评估窒息的程度。及时对脑、心、肺、肾及胃肠等器官功能进行监测，早期发现异常并适当干预，以减少窒息导致的死亡和伤残。

（王　禹）

第二节　新生儿肺炎

一、概述

新生儿肺炎（neonatal pneumonia）是新生儿期最常见的疾病之一，也是新生儿死亡的重要原因。新生儿肺炎可分吸入性和感染性肺炎两大类。吸入性肺炎又可分为羊水、胎粪和乳汁吸入性肺炎，其中尤以胎粪吸入性肺炎为重，病死率高达 25% 以上。胎粪吸入性肺炎多见于严重宫内窘迫的婴儿，胎儿因缺氧排出胎粪，污染羊水，吸入后而发生肺炎。以足月小样儿和过期产儿多见。临床上常见为出生后不久或复苏后立即出现呼吸困难，表现为气促、呻吟、发绀和三四征。重者可引起多种并发症包括呼吸衰竭、持续性肺动脉高压、急性呼吸窘迫综合征、气漏等。感染性肺炎可分为出生前、出生时和出生后感染，由细菌、病毒或其他病原体引起的肺部感染性疾病。出生前、出生时感染是通过血行传播或羊水感染所致。出生后感染是通过呼吸道途径或医源性传播所致。NICU 中肺炎的发生率常高达 10%。

二、诊断思路

（一）病史要点

1. 胎粪吸入性肺炎

（1）病史：常见于足月儿和过期产儿，多有胎儿宫内窘迫、羊水胎粪污染及出生窒息史。

（2）发病情况和症状：因产前或产时发生缺氧，刺激副交感神经引起胎儿排便，污染羊水，缺氧又刺激胎儿呼吸中枢，诱发喘息，胎儿吸入胎粪污染的羊水。临床表现主要为患儿出生后不久或复苏后即出现呼吸困难、呼吸急促，伴呻吟、三四征，青紫明显，重者发展至呼吸衰竭。重症患儿因严重缺氧酸中毒发生肺动脉高压，持续胎儿循环，吸氧不能改善。如病情突然恶化、呼吸困难和青紫加重，提示并发气漏。本病常继发细菌感染。

2. 感染性肺炎

（1）病史：出生前感染可有孕妇妊娠晚期感染或胎膜早破史；出生时感染可有产程中吸入被病原菌污染的产道分泌物或断脐不洁史；出生后感染多因密切接触者有呼吸道感染史，或患儿有其他部位感染史及接受过侵入性操作史。

（2）致病因素

1）出生前感染性肺炎：病毒为最常见的病原体，如 TORCH 感染，细菌感染中以大肠埃希菌、克雷白菌、利斯特菌感染、B 族链球菌、金黄色葡萄球菌等常见。肺炎常为宫内全身感染表现的一部分。

2）出生时感染性肺炎：病原体与宫内吸入污染羊水所致肺炎相仿，细菌感染以革兰阴性杆菌多见，其他还有 B 族链球菌、巨细胞病毒、沙眼衣原体、解脲衣原体等。多见于发热、患绒毛膜羊膜炎孕妇娩出的新生儿。

3）出生后感染性肺炎：病原体以细菌为主，致病菌种类多，以金黄色葡萄球菌、大肠埃希菌、深部真菌感染多见，但如克雷白菌、假单胞菌、表皮葡萄球菌等机会致病菌感染增多，呼吸道合胞病毒、流感病毒、肠道病毒等病毒感染也常见。

（3）发病情况和症状：宫内感染性肺炎通常在生后 3 天内起病，而分娩时或出生后感染要有一定潜伏期才出现症状。临床表现有体温不升或发热、反应低下、拒奶、气急、呻吟、发绀、呼吸暂停及进行性呼吸困难等。宫内感染患儿同时伴有全身感染症状，肺部体征出现较晚。产后感染性肺炎多以呼吸道症状首发。

（二）查体要点

1. 胎粪吸入性肺炎　患儿可有气促、呻吟、鼻翼翕动、皮肤发绀和三凹征现象，胸廓隆起，两肺呼吸音减低，可闻及湿啰音。脐带、皮肤、指趾甲被胎粪所黄染。重者可并发气漏或持续性肺动脉高压（PPHN）。

2. 感染性肺炎　患儿可有呼吸频率增快、呼吸困难或呼吸暂停、鼻扇、面色青紫、口吐白沫、严重者伴有吸气三凹征、黄疸、肝脾大、抽搐、昏迷等。听诊两肺呼吸音改变，可闻及干啰音、水泡音。

（三）辅助检查

1. 常规检查

（1）胎粪吸入性肺炎

1）血常规中白细胞增高提示并发细菌感染。

2）血生化及电解质紊乱提示病情严重。

3）血气分析可有不同程度的低氧血症、酸中毒（呼吸性、代谢性或混合性）。

4）X 线检查表现多样化，肺野密度增高，可见粗颗粒或片状、团块状、云絮状阴影，或呈节段性肺不张，伴肺气肿。重者可发生纵隔积气或气胸。

（2）感染性肺炎

1）外周血白细胞计数升高，中性粒细胞比例升高，血沉增快提示细菌感染，沙眼衣原体感染者嗜酸粒细胞增多，弓形虫、部分巨细胞病毒感染者红细胞与血小板可降低。

2）C 反应蛋白（CRP）升高提示细菌感染。

3）有时气道吸出物涂片及培养或血培养可明确病原菌。

4）严重病例血气分析血 pH 下降、PaO_2 降低、$PaCO_2$ 升高。

5）血生化和电解质可异常。

6）血中可检出病原体特异性 IgM 或抗原。

7）细菌性肺炎者胸部 X 线片以支气管肺炎为主，可见两肺纹理增粗，边缘模糊，有斑片状或斑点状阴影，以两下肺多见。病毒性肺炎者胸片以间质性肺炎为主，肺纹理增多增粗，有网状阴影与小结节状阴影，可伴有肺气肿等。

2. 其他检查

（1）超声波检查：心脏彩色多普勒超声可确定 PPHN 的存在。

（2）有条件时可作病毒或病原体分离、用对流免疫电泳、乳胶凝集试验、酶联免疫吸附测定、放射免疫测定、聚合酶链反应等等方法快速正确作出病原学诊断。

（四）诊断标准

1. 胎粪吸入性肺炎

（1）病史中多有宫内窘迫史和羊水胎粪污染史，常为足月产儿或过期产儿。

（2）皮肤、指（趾）甲常被胎粪所污染，出生后不久或复苏后立即出现呼吸困难，表现为气促、呻吟、发绀和三凹征。重者发展至呼吸衰竭。

（3）体检胸廓隆起，呼吸音减低或有湿啰音，重者可并发气漏或持续性肺动脉高压（PPHN）。

（4）X线表现为肺气肿、肺不张和斑片状的实变阴影或弥散性渗出影，10%~20%可出现气胸、纵隔积气。

（5）血气分析可有低氧血症、酸中毒（呼吸性、代谢性或混合性）。

2. 感染性肺炎

（1）母亲有妊娠晚期感染史和（或）有羊膜早破史，患儿有吸入污染羊水、脐带或皮肤等感染史，或有感染接触史。

（2）体温不升或发热、反应低下、拒奶、气急、口吐白沫、鼻翼扇动、呻吟、发绀、呼吸暂停及进行性呼吸困难等。

（3）肺部闻及干、湿啰音，这在疾病早期可以阴性，常生后12~48小时后开始出现。

（4）宫内和分娩过程中感染发生的肺炎，胸部X线检查在出生后第1天表现可不明显，第2天或第3天才出现明显改变。X线表现以支气管肺炎为主，呈点状或斑片状渗出阴影，大小不等，以两下肺、心膈角、左心后区多见。少数严重病例X线表现的小片状阴影可融合成大片状阴影，并可合并肺不张及肺气肿。

（5）白细胞计数和分类、血沉、CRP等对评价新生儿感染性肺炎病原学有参考价值，如沙眼衣原体感染可有嗜酸粒细胞升高，细菌感染者白细胞、中性粒细胞、CRP升高。

（6）气道吸出物培养或血培养阳性，病原体抗原或特异性IgM阳性。

3. 分型诊断

（1）产前感染性肺炎：出生后24小时内发病，多有窒息史，窒息复苏后可见呼吸快、呻吟、反应差、体温不稳定，逐渐出现肺部湿啰音等表现。血行感染者缺乏肺部体征。血白细胞计数多正常。母有产前发热、胎膜早破等史。

（2）产时感染性肺炎：出生后数日至数周后发病，临床表现因感染的病原体不同而差别较大，且容易发生全身感染。脐血特异性IgM增高，或胃液及气管分泌物涂片、培养可阳性。

（3）产后感染性肺炎：起病较缓慢，常先有上呼吸道感染症状，继之出现呼吸急促、鼻翕、口吐白沫、发热、肺部湿啰音等表现。鼻咽分泌物培养、病毒分离或抗原检查可阳性，血特异性IgM可阳性。胸部X线表现为局灶性或弥漫性炎症。

（五）诊断步骤

诊断步骤见图2-1。

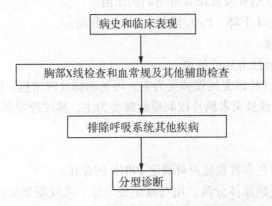

图2-1 新生儿肺炎诊断流程图

（六）鉴别诊断

1. **新生儿呼吸窘迫综合征**　以早产儿多见，无明显的羊水或胎粪污染史及吸入史。胸部 X 线呈肺野透亮度减低及支气管充气征象，无肺气肿表现。

2. **新生儿湿肺**　无羊水污染史及吸入史。症状轻，胸部 X 线片显示肺泡、叶间或胸膜腔积液。

3. **胎粪吸入综合征**　常与产时感染性肺炎合并存在，两者不易严格区别。前者有宫内窘迫、羊水污染史，出生后即出现呼吸困难。胸部 X 线片表现肺纹理增粗、斑点状阴影或肺气肿。后者可有体温波动，气道分泌物培养阳性，胸部 X 线呈小灶性或斑片状阴影。

4. **先天性心脏病**　孕母常有妊娠期病毒感染史。体检心前区可闻及收缩期或（和）舒张期杂音。二维超声心动图可明确诊断。

5. **膈疝**　出生后即出现阵发性呼吸急促及发绀。但腹部凹陷，患侧胸部呼吸音减弱甚至消失，闻及肠鸣音，胸部 X 线见患侧胸部有充气的肠曲或胃泡影及肺不张时明确诊断。

三、治疗措施

（一）经典治疗

1. 胎粪吸入性肺炎

（1）清理呼吸道，保持气道通畅：见到胎粪污染羊水时，应在胎头刚娩出而肩尚未娩出时，迅速吸净口腔、鼻咽部分泌物，并立即评价新生儿有无活力，有活力（心率 >100 次/min、哭声响亮、肤色红润，肌张力好）者先观察，必要时复苏，若无活力者，胎儿娩出后不要急于刺激呼吸，助手应双手限制胸廓，不使之呼吸，抢救者迅速行直接喉镜行气管内吸引，深入地吸出气管内分泌物，直到吸清为止。在气道未吸清之前，切勿做正压通气，以免将胎粪污染物压向肺内。

（2）氧疗及机械通气：根据血气分析供氧，轻症者清理呼吸道后经面罩吸氧或用持续气道正压通气（CPAP）治疗数天可恢复。严重病例须机械通气，并根据胸片情况调节呼吸机参数，如胸片以肺不张为主，血气分析 PaO_2 明显降低时，选较高的最大吸气压力（PIP）25 ~ 30cmH$_2$O，呼气末正压（PEEP）不超过 5cmH$_2$O；如胸片以肺气肿为主或血气分析以 $PaCO_2$ 增高为主，则 PIP 应稍降低至 20 ~ 25cmH$_2$O，PEEP 为 3cmH$_2$O，呼吸频率稍快，40 ~ 50 次/min，并适当延长呼气时间，以维持 PaO_2 60 ~ 80mmHg 或 $TcSO_2$ 90% ~ 95%。少数重度患儿常频通气无效或已发生气漏时，可改用高频通气有效。

（3）抗生素治疗：继发感染时，可根据气道吸出物、血培养结果选用有效抗生素治疗。

（4）对症治疗

1）肺表面活性物质（PS）应用：肺内胎粪抑制 PS 合成，在生后 6 小时内气道内注入 PS，每次 150mg/kg，每 6 ~ 12 小时 1 次，可用 3 ~ 4 次。大量胎粪吸入者可用生理盐水肺灌洗，然后用 PS 治疗。

2）纠正酸中毒：改善通气后，用碳酸氢钠纠正酸中毒。碳酸氢钠 mL 数 = − BE×体重×0.5。轻度酸中毒时可通过改善循环加以纠正。

3）PPHN 治疗：可用酚妥拉明，首剂 1 ~ 2mg/kg 静脉滴注，然后以每小时 0.5 ~ 1mg/kg 维持。前列环素每分钟 20ng/kg 静脉滴注维持，如无效可逐渐增至每分钟 60ng/kg。也可氧化亚氮（NO）吸入，先用 $5×10^{-6}$ppm，如疗效不好可逐渐增至（10 ~ 20）$×10^{-6}$ppm，然后逐渐减少，维持 3 ~ 4 天。也可应用硫酸镁，浓度 5%，首剂 200mg/kg，在 30 分钟内静脉滴注，然后以每小时 20 ~ 50mg/kg 维持，注意心率、呼吸、血压。另外，机械通气的快频率可使血 pH 值升高，用于降低肺动脉高压，治疗 PPHN。对机械通气失败者国外应用高频震荡通气（HFOV）体外膜肺（ECMO）或液体通气（LV）等治疗。

4）护理：注意保暖，供给营养和液量，水的需要量约 80 ~ 100mL/（kg·d），保证内环境稳定。不能经口喂养者可鼻饲或静脉滴注营养液，维持血压、血糖、血气正常。严密观察病情进展。

5）并发气胸或纵隔积气时，轻者可等待其自然吸收，重者应立即穿刺抽气或胸腔插管闭式引流。

2. 感染性肺炎

（1）呼吸道管理：气管分泌物多时给予雾化吸入、吸痰、定期翻身拍背等胸部物理治疗，保持呼吸道通畅。

（2）供氧：有低氧血症时可根据病情选择不同方式给氧，呼吸衰竭时行机械通气，使 PaO_2 维持在 $50\sim80mmHg$。

（3）抗病原体治疗：应及时做痰培养，根据药敏选用抗生素。宫内或分娩过程中感染的肺炎，多为大肠杆菌等感染所致，选用针对革兰阴性杆菌的抗生素，如氨苄西林、头孢噻肟等。产后感染者多为金黄色葡萄球菌、大肠杆菌等所致，选用广谱抗生素如头孢呋辛、头孢曲松。获得药敏试验结果后可进行调整。医院内感染者耐药菌株较多，应根据药敏试验结果选用。沙眼衣原体或解脲支原体肺炎可用大环内酯类抗生素。病毒感染者可用抗病毒药物，如利巴韦林雾化吸入，或 α 干扰素 20 万～100 万 U/d，肌内注射，连用 5～7 日。

（4）对症治疗

1）注意保暖，合理喂养，供给足够的营养与液体，常用血浆、氨基酸、脂肪乳等供应热量及营养，总液量控制在每日 $60\sim100mL/kg$，保持水、电解质及酸碱平衡。有酸中毒时须测血气分析，予以监控。呼吸性酸中毒在供氧后可以纠正，代谢性酸中毒须补充碳酸氢钠予以纠正。

2）免疫疗法：重症肺炎及极低出生体重儿可辅以免疫疗法，如静脉滴注免疫球蛋白 $400mg/$（kg·d），连用 3～5 日，或应用重组粒细胞集落刺激因子，提高患儿的抗病能力。

3）出现胸腔积液、脓气胸时可立即行闭式引流、抽气排脓等。

（二）治疗措施

1. 胎粪吸入性肺炎　治疗措施见图 2-2。

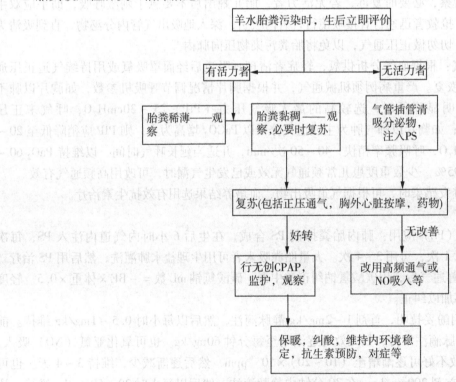

图 2-2　胎粪吸入性肺炎治疗流程图

2. 感染性肺炎　治疗措施见图 2 - 3。

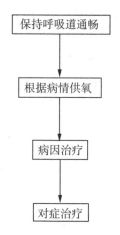

图 2 - 3　感染性肺炎治疗流程图

四、预后

新生儿肺炎目前根据临床实践，将其分为吸入性肺炎和感染性肺炎两大类，两类肺炎可独立存在，也可先后发生或同时并存。在吸入性肺炎中，以胎粪吸入性肺炎为重，预后差。其预后与出生时窒息程度、复苏措施是否得当、吸入胎粪的多少、有否发生大量气胸和纵隔气肿，以及炎症及肺不张范围的大小、治疗措施是否得当有力有关。国内报道胎粪吸入性肺炎发病率为 0.2% ~ 2.2%，病死率 7% ~ 15.2%，国外报道发病率为 1% ~ 9.2%，病死率 4.2% ~ 28%。感染性肺炎，其疾病严重程度与感染的时间有关，感染时间越早，预后越差。出生前感染性肺炎比较严重，有的出生时即为死胎。出生后感染性肺炎发生率在新生儿肺炎中却最高，亦是新生儿死亡的重要原因。据统计，围生期感染性肺炎病死率约为 5% ~ 20%。

（王　禹）

第三节　新生儿胎粪吸入综合征

胎粪吸入综合征（meconium aspiration syndrome，MAS）据统计占活产新生儿的 1.2% ~ 1.6%，本病发生于足月儿、小于胎龄儿及过期产儿；早产儿（尤其胎龄 < 34 周者）虽有严重窒息，在宫内也不排胎粪。此类婴儿病史中，常有围生期窒息史，母亲常有产科并发症，分娩时常有产程延长及羊水胎粪污染史，如在妊娠末期或产时能作好胎心监护，产房能作好吸引，常可避免大量胎粪吸入，急慢性缺氧（或）感染均可造成宫内排出胎粪，在应激状态下宫内产生喘气可吸入大量胎粪污染羊水。

一、病因及发病机制

急、慢性宫内缺氧可导致肠系膜血管收缩，肠道缺血，肠蠕动亢进，肛门括约肌松弛而引起宫内排胎粪，宫内缺氧胎儿呼吸时可吸入已被胎粪污染的羊水，婴儿前几次呼吸可将在上呼吸道含胎粪小颗粒的羊水吸入细支气管，产生小节段性肺不张，局限性阻塞性肺气肿及化学性肺炎，使肺的通气、血流比例失调，影响气体交换，造成严重呼吸窘迫，甚或并发气胸及持续肺动脉高压，胎粪吸入综合征患儿约有 1/3 并发肺动脉高压，在宫内脐带长时间受压可导致肺血管重构造成持续肺动脉高压（图 2 - 4）。

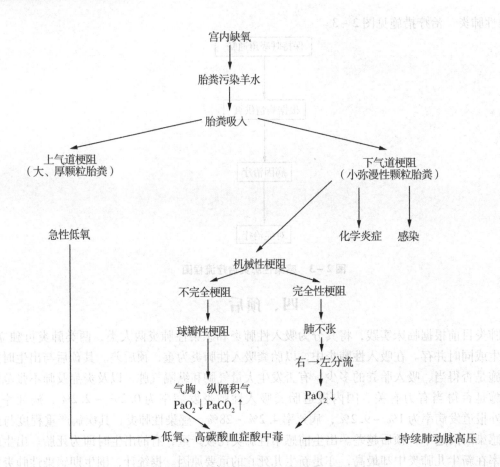

图 2-4　胎粪吸入综合征的病理生理

二、临床表现

　　婴儿出生时皮肤常覆盖胎粪，指、趾甲及脐带为胎粪污染呈黄、绿色，经复苏，建立自主呼吸后不久即出现呼吸困难、青紫。当气体滞留于肺部时，因肺部过度扩张可见胸廓前、后径增宽呈桶状，听诊可闻粗大啰音及细小捻发音；出生时有严重窒息者可有苍白和肌张力低下，由于严重缺氧可造成心功能不全、心率减慢，末梢循环灌注不足及休克表现。10%~20%可伴有气胸及纵隔积气，严重病例当并发持续胎儿循环时呈严重青紫。多数病例于7~10天恢复。

三、X 线表现

　　1. 轻型　肺纹理增粗，呈轻度肺气肿，横膈轻度下降，诊断需结合病史及临床，常仅需吸入低于40%氧，吸氧时间＜48 小时。

　　2. 中型　肺野有密度增加的粗颗粒或片状、团块状、云絮状阴影；或有节段肺不张及透亮充气区，心影常缩小，常需吸入＞40%氧，持续吸氧时间＞48 小时，但无气漏发生。

　　3. 重型　两肺有广泛粗颗粒阴影或斑片云絮状阴影及肺气肿现象，有时可见肺不张和炎症融合形成大片状阴影，常并发气胸或纵隔积气，需机械通气治疗，持续通气时间常超过48 小时，常伴肺动脉高压。

四、治疗

　　1. 清理呼吸道　见到胎粪污染羊水时，于婴儿胸部娩出前清理口、鼻、咽分泌物，用大口径吸管吸出含胎粪的黏液、羊水，窒息如无活力婴儿出生时立即在喉镜下用胎粪吸引管作气管内吸引，然后再按复苏步骤处理，必要时需再次气管插管吸引。如自主呼吸有力可拔除气管插管，继续观察呼吸症状，同时摄胸片了解肺部吸入情况。生后的头 2 小时内，每 30 分钟行胸部物理治疗及吸引一次，如有呼吸道症状出现，胸部 X 线片有斑片阴影时，以后每隔 3 ~ 4 小时作胸部物理治疗及吸引一次。

2. 一般处理及监护　应注意保温，需将患儿置于合适的中性环境温度中；有呼吸系统症状者应进行血氧监测，可作血气或以经皮测氧仪或脉搏血氧饱和度仪监测氧合状态，及时处理低氧血症，如有严重低氧血症疑并发持续肺动脉高压时，如条件许可应作脐动脉插管。严重窒息者应每隔 2 小时监测血压 1 次，当有低血压，灌流不足及心搏出量不足表现时，可输入生理盐水，必要时可考虑血浆或 5% 白蛋白；对于严重窒息患儿尚需精确记录尿量，为防止脑水肿及肾衰竭，需限制液体，生后第 1 天给液量为 60mL/kg，第 2 天根据尿量可增加至 60 ~ 80mL/kg，有代谢性酸中毒者应以碳酸氢钠纠正。此外尚需监测血糖及血钙，发现异常均应及时纠正。

3. 氧疗　物理治疗过程中需同时供氧，证实有低氧血症时应给予头罩湿化、加湿吸氧，随时调整吸入氧浓度，使血氧分压保持在 6.65kPa 以上，因持续低氧会造成肺血管痉挛并发持续肺动脉高压。

4. 机械通气　严重病例当吸入氧浓度增加至 60%，而 $PaO_2 < 6.65kPa$ 或 $PaCO_2 > 7.98kPa$ 时需机械通气治疗，呼吸机应用参数各家报道并不完全一致，但为防止空气进一步滞留于肺内不能用太高呼气末正压，推荐用 0.196 ~ 0.39kPa（2 ~ 4cmH_2O，$1cmH_2O = 0.098kPa$），有人认为可用较高吸气峰压 2.94 ~ 3.43kPa（30 ~ 35cmH_2O），呼吸频率 20 ~ 25 次/分，吸气时间 0.4 ~ 0.5 秒，应有足够呼气时间；也有人认为开始呼吸机设置可为：吸入氧浓度 0.8，呼吸频率 60 次/分，吸气峰压 2.45kPa，呼气末正压 0.29kPa。某些患儿对较快的通气频率及较短的吸气时间（每次 0.2 秒）反应良好，常规呼吸机治疗失败或并发气漏时，改用高频振荡通气常能取得良好效果。呼吸机应用过程中如有躁动需同时用镇静剂或肌肉松弛剂，胎粪吸入综合征患儿在机械通气时，随时应警惕气胸之发生，需准备好抽气注射器及排气设备。

5. 药物治疗　胎粪会加速细菌生长，故当 X 线胸片显示肺部有浸润变化时应常规给予广谱抗生素治疗，必要时作气管分泌物细菌培养。

6. 严重低氧血症病例　经上述处理不能使低氧改善时，常并发持续肺动脉高压。

五、预防

对于有胎盘功能不良的孕妇如妊娠毒血症或高血压等，或已确诊为小于胎龄儿及过期产儿时，在妊娠末近分娩期应做胎心监护，发现胎粪污染羊水时，应作好吸引胎粪及复苏准备，力争建立第 1 次自主呼吸前，吸出咽喉部及气管内胎粪。

（王　禹）

第四节　新生儿呼吸窘迫综合征

一、概述

新生儿呼吸窘迫综合征（neonatal respiratory distress syndrome，NRDS）又称为新生儿肺透明膜病（hyaline membrane disease，HMD），是由于肺表面活性物质不足而引起的新生儿疾病，在我国其发病率约为 1%，较欧美国家低。本病多发生在胎龄小于 35 周的早产儿，尤以胎龄小于 32 周、出生体重低于 1 500g 者为多见，病死率可达 25%。胎龄越小发病率越高。近年来由于诊断技术的进步、表面活性物质替代物质的应用，病死率已逐年下降。其发病是由于早产、缺氧、低体重、孕妇患糖尿病等多种因素造成肺表面活性物质不足，加之低氧血症造成血管痉挛，使肺血液灌注量不足，血管通透性增加，最终促使肺透明膜形成所致。而低体重儿由于其肺的成熟度差，母亲糖尿病时其血中高浓度胰岛素能拮抗肾上腺皮质激素的，可延迟胎儿的肺成熟，造成表面活性物质不足而引起本病。其发病率比正常高 5 ~ 6 倍。

二、诊断思路

（一）病史要点

1. 出生史　肺表面活性物质在胎龄 20 ~ 24 周时初现，35 周后始迅速增加，故本病多见于早产儿，出生时胎龄越小，发病率越高。在围生期窒息，急性产科出血如前置胎盘、胎盘早剥、双胎第二婴和母亲低血压时，肺透明膜病的发生率均显著增高。糖尿病母亲，婴儿由于胰岛素拮抗肾上腺皮质激素对卵磷脂的合成作用，肺成熟延迟，其肺透明膜病的发生率可增加 5 ~ 6 倍。剖宫产婴儿因减除了正常分娩时子宫收缩使肾上腺皮质激素分泌增加而促进肺成熟的作用，故肺透明膜病的发生率亦明显高于正常产者。

2. 发病情况与症状　NRDS 患儿出生时或生后不久（4 ~ 6 小时内）即出现呼吸急促（呼吸频率 > 60 次/min）、呼气呻吟声、鼻扇和吸气性三凹征等典型体征；由于低氧血症，表现为发绀，严重时面色青灰，并常伴有四肢松弛；心音由强转弱，有时在胸骨左缘可听到收缩期杂音；肝可增大；肺部听诊早期多无阳性发现，以后可闻及细湿啰音。

（二）查体要点

（1）出生时哭声正常，约 4 ~ 6 小时后出现呼吸频率增快（> 60 次/min）、呼气性呻吟、吸气性三凹征、鼻翼扇动、青紫及呼吸不规则，并呈进行性加重。两肺呼吸音减低，四肢肌张力降低。

（2）常伴有四肢松弛。

（3）心音由强转弱，有时在胸骨左缘可听到收缩期杂音。

（4）肺部听诊早期多无阳性发现，以后可闻细湿啰音。

（5）肝脏可增大。

（三）辅助检查

1. 常规检查

（1）血常规检查。

（2）血气分析：PaO_2 下降，$PaCO_2$ 升高，酸中毒时碱剩余（BE）减少。

（3）X 线检查：两侧肺野普遍性透光度下降，呈毛玻璃状（称为"白肺"），有支气管充气征。

2. 其他检查　胃液振荡试验：患儿检查结果为阴性，提示肺表面活性物质缺乏。

（四）诊断标准

根据生后 24 小时胸片特点即可诊断，必要时可做胃液振荡试验。还应注意可能有肺部感染同时存在。出生后 12 小时候开始出现呼吸困难者一般不考虑本病；但轻症患儿也可较晚起病，有迟至 24 ~ 48 小时者。

具有下述第（1）、（2）、（3）、（4）项，伴或不伴第（5）项，可诊断为新生儿呼吸窘迫综合征。

（1）多见于早产儿、剖宫产儿、窒息新生儿、低体重儿或母亲为糖尿病的新生儿。

（2）出生时正常，约 4 ~ 6 小时后出现呼吸频率增快（> 60 次/min），出现呼气性呻吟、吸气性三凹征、鼻翼扇动、青紫及呼吸不规则，并呈进行性加重；两肺呼吸音减低，四肢肌张力降低。

（3）血气分析 PaO_2 下降，$PaCO_2$ 升高，酸中毒时碱剩余（BE）减少。胃液振荡试验阴性。

（4）X 线检查两侧肺野普遍性透光度下降，呈毛玻璃状，有支气管充气征。

（5）排除其他原因或疾病引起的新生儿呼吸增快或不规则，如新生儿湿肺、肺炎等。

（五）诊断步骤

诊断步骤见图 2 - 5。

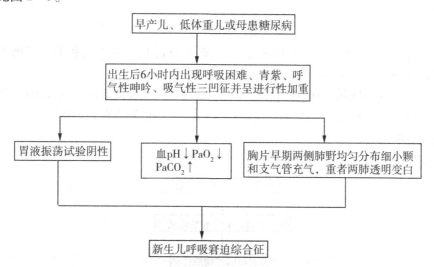

图 2 - 5　新生儿呼吸窘迫综合征诊断流程图

（六）鉴别诊断

1. 湿肺　多见于足月儿或剖宫产儿，其症状轻、病程短、预后好，胃液振荡试验阳性，胸片无肺透明膜病的表现，肺瘀血和叶间积液较常见。

2. 颅内出血　缺氧引起者多见于早产儿，产伤引起者多见于足月儿，表现为呼吸抑制或不规则，神经系统症状抑制或兴奋。头颅 CT 检查可确诊。

3. B 族 β 溶血性链球菌感染　本病极似呼吸窘迫综合征，但本病患儿有胎膜早破或产程延长史，或妊娠后期母亲有感染史，母亲宫颈拭子培养示 B 族 β 溶血性链球菌阳性。只要及时做血培养、患儿胃液或气管分泌物镜检或培养，可发现链状排列的革兰阳性球菌。

4. 胎粪吸入性肺炎　多见于足月儿和过期产儿，有窒息史和胎粪吸入史，胃液振荡试验阳性，胸片有不规则的斑片状阴影，肺气肿明显。

三、治疗措施

应及早治疗，进行呼吸支持以纠正低氧血症，同时纠正酸碱平衡紊乱，保证营养的供给，使用肺泡表面活性物质，保证患儿安全度过 72 小时危险阶段。

（一）经典治疗

1. 一般治疗　注意保暖与能量供应，应行静脉营养。

2. 基本治疗

（1）呼吸支持：患儿在出生后不久出现呼吸困难与呼吸性呻吟时，常可发展为呼吸衰竭，为此须进行呼吸支持。

1）持续气道正压呼吸（CPAP）给氧：一旦发生呼吸性呻吟应给予 CPAP，CPAP 可使肺泡在呼气末保持一定的压力，以增加功能残气量，防止肺泡萎缩，增加肺泡气体交换面积，减少肺内分流，从而改善缺氧状态。

2）机械通气：对反复性呼吸暂停、自主呼吸较表浅、CPAP 压力超过 7cmH_2O 仍无效或 PaCO_2 仍升高者，应及时使用机械通气。

（2）表面活性物质（PS）替代治疗：表面活性物质一般每次用 100 ~ 200mg/kg，早期给药是治疗成功的关键，约需使用 2 次，间隔时间为 10 ~ 12 小时。将表面活性物质经气管插管注入肺内，分仰卧、左侧位和右侧位等不同体位均等注入。

（3）抗生素治疗：若与肺部 B 族 β 溶血性链球菌感染不易鉴别时可加用青霉素治疗。

（4）保持内环境稳定：由于本病均存在严重缺氧、高碳酸血症等因素，可引起水、电解质紊乱和酸碱平衡失调，应及时纠正，纠正代谢性酸中毒可给予5%碳酸氢钠溶液，所需量（mL）= BE（负值）×体重（kg）×0.5。

（5）并发症的治疗

1）动脉导管未闭：可用吲哚美辛（消炎痛），首剂0.2mg/kg，第2剂和第3剂则改为0.1mg/kg，每剂间隔12小时，静脉滴注或栓剂塞肛。

2）持续肺动脉高压：可用酚妥拉明、妥拉唑林、前列环素及吸入氧化亚氮（NO）等治疗。

3）低血压、少尿：可静脉滴注多巴胺每分钟3~5μg/kg，或多巴酚丁胺每分钟8~10μg/kg维持。

（二）治疗措施

治疗措施见图2-6。

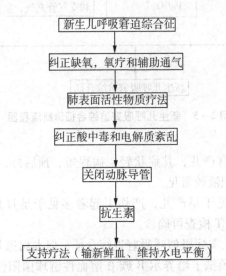

图2-6　新生儿呼吸窘迫综合征治疗流程图

四、预后

新生儿呼吸窘迫综合征的病情重，病死率较高。近年来由于机械通气技术的改善，加上PS、NO吸入以及ECMO、LV等技术的应用，发达国家新生儿呼吸窘迫综合征的病死率已明显下降，一般为20%~30%，国内病死率较前也有所下降，但仍达50%~60%。如机械通气技术使用得当，使患儿能度过呼吸衰竭关，则病死率可明显下降。X线胸片提示病变为Ⅰ~Ⅱ级即给予积极治疗，则预后较好，如果已发生严重的呼吸衰竭，且X线胸片提示为"白肺"方开始治疗，则病死率很高。

（吕爱婷）

第五节　新生儿持续肺动脉高压

出生后胎儿心血管系统必须很快适应宫外生活的新需求，其循环的转换（circulation transition）障碍在新生儿肺动脉高压的发生中起重要作用。如果不能顺利实现出生后肺血管阻力（pulmonary vascular resistance，PVR）的持续下降，可引起持续肺动脉高压（persistent pulmonary hypertension of the newborn，PPHN）。PPHN指生后肺血管阻力持续性增高，肺动脉压超过体循环动脉压，使由胎儿型循环过渡至正常"成年人"型循环发生障碍，而引起的心房和（或）动脉导管水平血液的右向左分流，临床出现严重低氧血症等症状。PPHN多见于足月儿、近足月或过期产儿，但是早产儿亦可出现肺血管阻力的异常增高。该病已成为新生儿监护病房（NICU）的重要临床问题，可出现多种并发症，包括死亡、神经发育损伤和其他问题。

一、生后循环转换的生理

生后循环转换指生后数分钟至数小时的循环调整，也是生后生理变化最明显的时期。当肺血管阻力（pulmonary vascular resistance，PVR）由胎儿时期的高水平降至生后的低水平时，肺血流可增加 8 ~ 10 倍，以利于肺气体交换。相关促进生后肺阻力降低的事件包括：

（1）肺的通气扩张。

（2）氧的作用：生后血氧分压的增加可进一步降低肺血管阻力。

（3）脐带的结扎：脐带结扎使新生儿脱离了低血管阻力的胎盘，使体循环阻力增加。

二、病因

1. 宫内慢性缺氧或围生期窒息　是最常见的相关发病因素；慢性缺氧可致肺小动脉的重塑和异常机化；生后急性缺氧可致缩血管介质的释放以对抗生后肺血管的扩张。

2. 肺实质性疾病　常见有呼吸窘迫综合征（RDS）、胎粪吸入综合征（MAS）和肺炎等，它们可因低氧而出现肺血管收缩、肺动脉高压。

3. 肺发育不良　包括肺实质及肺血管发育不良，如肺泡毛细血管发育不良（alveolar capillary dysplasia）、肺实质发育低下和先天性膈疝。

4. 心功能不全　病因包括围生期窒息、代谢紊乱、宫内动脉导管关闭等；母亲在产前接受非类固醇类抗感染药物如布洛芬、吲哚美辛和阿司匹林等，使宫内动脉导管过早关闭，致外周肺动脉的结构重塑，肺动脉肌化（muscularization）、肺血管阻力增高。

5. 肺炎或败血症　由于细菌或病毒、内毒素等引起的心脏收缩功能抑制、内源性 NO 的抑制、血栓素和白细胞三烯的释放、肺微血管血栓，血液黏滞度增高，肺血管痉挛等。

6. 其他　遗传因素、母亲在孕期使用选择性 5 羟色胺再摄取抑制药、孕妇甲状腺功能亢进等。

三、病理

1. 肺血管适应不良（maladaptation）　指肺血管阻力在生后不能迅速下降，而其肺小动脉数量及肌层的解剖结构正常。肺血管阻力的异常增加是由于肺实质性疾病如胎粪吸入综合征（MAS）、RDS、围生期应激、如酸中毒、低温、低氧、高碳酸血症等引起；这些患者占 PPHN 的大多数，其改变是可逆的，对药物治疗常有反应。

2. 肺血管发育不良（maldevelopment）　慢性宫内缺氧可引起肺血管重塑（remodeling）和中层肌肥厚；宫内胎儿动脉导管早期关闭（如母亲应用阿司匹林、吲哚美辛等）可继发肺血管增生；对于这些患者，治疗效果较差。

3. 肺血管发育不全（underdevelopment）　指呼吸道、肺泡及相关的动脉数减少，血管面积减小，使肺血管阻力增加。该型 PPHN 的病理改变可见于先天性膈疝、肺发育不良等，其治疗效果最差。

四、临床表现

患者多为足月儿或过期产儿，可有羊水被胎粪污染、围生期窒息、胎粪吸入等病史。生后除短期内有窘迫外，在生后 24h 内可发现有发绀，如有肺部原发性疾病，患儿可出现气急、三凹征或呻吟，动脉血气显示严重低氧，二氧化碳分压相对正常。应强调在适当通气情况下，任何新生儿早期表现为严重的低氧血症与肺实质疾病的严重程度或胸部 X 线表现不成比例、并除外气胸及先天性心脏病时均应考虑 PPHN 的可能。

PPHN 患儿常表现为明显发绀，一般吸氧不能缓解；通过心脏听诊可在左或右下胸骨缘闻及三尖瓣反流所致的收缩期杂音。因肺动脉压力增高而出现第二心音增强。

当新生儿在人工呼吸机应用时，呼吸机参数未变而血氧分压不稳定（libility of oxygenation）应考虑有 PPHN 可能。

五、诊断

1. 诊断试验

(1) 高氧试验：新生儿发绀可由多种原因引起。高氧吸入试验的目的是将 PPHN 或发绀型先天性心脏病与肺部疾病所致的发绀进行鉴别。肺部疾病所出现的发绀在高氧浓度（如100%）吸入后可出现血氧分压的显著上升。如缺氧无改善提示存在 PPHN 或发绀型心脏病所致的右向左血液分流。如血氧分压大于 150mmHg，则可排除大多数发绀型先天性心脏病。

(2) 高氧高通气试验：PPHN 或发绀型先天型心脏病在一般吸氧后血氧分压常无明显改善。在 PPHN，如能使肺血管阻力暂时下降则右向左分流可显著减少，血氧改善；而在发绀性先天性心脏病，血氧分压不会改善。高氧高通气试验的具体方法是：对高氧试验后仍发绀者在气管插管或面罩下行皮囊通气，频率为 100~150/min，持续 5~10min，使血二氧化碳分压下降至"临界点"（30~20mmHg），此时血氧分压可显著上升，可大于 100mmHg，而发绀型心脏病患者血氧分压增加不明显。

2. 辅助检查

(1) 动脉导管开口前后血氧分压差：PPHN 患者的右向左分流可出现在心房卵圆孔水平或动脉导管水平，或两者均有。当存在动脉导管水平的右向左分流，动脉导管开口前的血氧分压高于开口后的血氧分压（图 2-7）。可同时检查动脉导管开口前（常取右桡动脉）及动脉导管开口后的动脉（常为左桡动脉、脐动脉或下肢动脉）血氧分压，当两者差值大于 15~20mmHg 或两处的经皮血氧饱和度差 >5%~10%，又同时能排除先天性心脏病时，提示存在动脉导管水平的右向左分流。当只存在心房水平的右向左分流时，上述试验的血氧差别可不出现，但此时也不能排除 PPHN 可能。

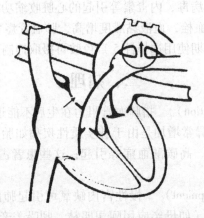

图 2-7 PPHN 心房和动脉导管水平的分流

(2) 胸部 X 线片：常为正常或与肺部原发疾病有关。心胸比例可稍增大，肺血流减少或正常。

(3) 心电图：可见右心室占优势，也可出现心肌缺血表现。

(4) 超声多普勒检查：该项检查已作为 PPHN 诊断和评估的主要手段。可排除先天性心脏病的存在；证实心房或动脉导管水平右向左分流；提供肺动脉高压程度的定性和定量证据。

常利用肺动脉高压患者的三尖瓣反流，以连续多普勒测定反流速度，以简化柏努利（Bernoulli）方程，计算肺动脉压：肺动脉收缩压 $= 4 \times$ 反流血流速度^2 + CVP（假设 CVP 为 5mmHg）。当肺动脉收缩压 $\geq$ 75% 体循环收缩压时，可诊断为肺动脉高压。

六、治疗

1. 一般治疗　包括治疗原发病，给予镇静、必要时用肌松药等。

2. 人工呼吸机治疗　气管插管人工呼吸机进行高通气以降低肺动脉压力一直是治疗 PPHN 的主要方法之一。通过机械通气使血氧分压维持正常或偏高，同时使血二氧化碳分压降低，以利于肺血管扩张和肺动脉压的下降。

高通气治疗：将 PaO_2 维持在大于 80mmHg，$PaCO_2$ 30～35mmHg。但近年来也有采用较温和的通气治疗方式，将 PaO_2 维持在正常范围，将 $PaCO_2$ 维持在 35～45mmHg。当有肺实质性疾病时，可试用高频震荡人工呼吸机。

3. 纠正酸中毒及碱化血液　可通过高通气、改善外周循环及使用碳酸氢钠方法，使血 pH 增高达 7.45～7.55。但近年来也有采用较温和的方式，将 pH 维持在 7.35～7.45。

4. 维持体循环压力　当有容量丢失或因血管扩张药应用后血压降低时，可用5%的白蛋白、血浆、输血或生理盐水补充容量；也可使用正性肌力药物，如多巴胺 2～10μg/（kg·min），或多巴酚丁胺 2～10μg/（kg·min）。

5. 扩血管药物　除吸入一氧化氮外，至今尚无十分理想的选择性扩张肺血管的药物。近年来5-型磷酸二酯酶抑制药（phosphodiesterase inhibitor）西地那非被试用于新生儿 PPHN，且显示出能较选择性地降低肺血动脉压力。西地那非口服参考剂量为 0.3～1mg/kg，每 6～12h 1 次。其他药物如前列腺素 E_1、前列环素（prostacyclin）等也有试用于 PPHN。

6. 一氧化氮吸入（inhaled nitric oxide，iNO）　一氧化氮吸入是目前唯一的高度选择性的肺血管扩张药。NO 通过激活鸟苷酸环化酶，使 cGMP 产生增加，后者可能通过抑制细胞内钙激活的机制，使血管平滑肌舒张。

常用治疗 PPHN 的 iNO 剂量开始用 20ppm 浓度，可在 4h 后降为 5～6ppm 维持；一般持续 24h，也可以用数天或更长。

（吕爱婷）

第六节　新生儿惊厥

新生儿惊厥是中枢神经系统疾病或功能失常的一种临床表现，是新生儿期常见急症之一，常提示存在严重的原发病，需要迅速的诊断和处理。足月儿中新生儿惊厥的发生率为 2%～3%，早产儿中为 10%～15%。新生儿惊厥的病因复杂，临床表现多样，其诊断和治疗大不一样，预后也各异。

一、诊断

1. 病因诊断　新生儿惊厥的病因广泛、复杂，且多种病因同时存在，以围生期并发症如缺氧缺血性脑病、脑损伤、颅内出血、脑积水，各种病原体所致的脑炎、脑膜炎、感染中毒性脑病、破伤风，代谢异常如低血钙、低血镁、低血钠、高血钠、低血糖、碱中毒、核黄疸、甲状旁腺功能低下、维生素 B_6 缺乏症及各种心肺疾病、红细胞增多症所致的脑缺氧为最常见。颅脑异常、先天性酶缺陷、基因缺陷，及一些药物如呼吸兴奋剂、氨茶碱、异烟肼局麻药、有机磷的撤药综合征等都可引起新生儿惊厥。值得注意的是同一惊厥患儿可以有多种病因，如缺氧缺血性脑病可同时有低血钙、低血镁、低血钠、低血糖，败血症患儿可并发脑膜炎、中毒性脑病、低血糖，在有电解质和酸碱失衡、血糖异常的惊厥患儿中绝大部分存在更主要的病因。

（1）应着重询问以下病史：惊厥家族史和父母是否近亲婚配，有助评估先天性或遗传性疾病可能性；母药瘾史或吸毒史有助诊断撤药综合征；母亲孕期妊高征、胎儿宫内窘迫、产程延长、难产、羊水胎粪污染、产伤、产时窒息史，对判断缺氧缺血性脑病和颅内出血极为重要；有旧法接生史要警惕破伤风；喂养史有助于判断低血糖、电解质紊乱；母儿感染史和胎膜早破史有助于判断颅内感染、败血症等。出生 3 日内出现惊厥，最常见的病因是缺氧缺血性脑病、颅内出血，可并发低血糖、低血钙、低血钠；先天性弓形体、TORCH 感染，维生素 B_6 依赖症也可在出生后不久发生惊厥；出生 4 日后出现的惊厥，以脑膜炎、败血症、破伤风和低血钙、低血镁较多见。

（2）体检：除全面体检外，应着重以下检查：①精神、意识：嗜睡、昏迷常提示大脑受损；②四肢运动和肌张力异常：提示中枢神经系统损害；③原始反射：如吸吮、觅食、拥抱、握持等反射异常，表明脑干受损；④囟门和颅缝：增宽和饱满示颅内压增高；⑤瞳孔：应注意瞳孔大小、两侧是否对称和

— 29 —

对光反应；⑥皮肤和脐部：皮肤重度黄染注意核黄疸，肤色深红注意红细胞增多症，严重发绀需考虑脑缺氧，皮肤和脐部的感染需警惕败血症、脑膜炎，脐部不洁加旧法接生史应警惕破伤风；⑦抽血部位不易止血：注意弥漫性血管内凝血致颅内出血；⑧心肺情况和血压：有助判断是否脑缺氧；⑨体温：新生儿发热、早产儿可表现为体温不升，多由感染引起；⑩特殊气味：伴呕吐、进行性神志障碍，应想到先天性代谢缺陷病。

（3）辅助检查：是确定新生儿惊厥的重要手段。新生儿惊厥病因多，给临床病因诊断带来困难，应有选择有步骤地进行。寻找病因的一个逻辑顺序：血氧、血糖、血清钙钠镁、血 pH 值、脑脊液、血培养、母亲和新生儿的宫内感染、头颅 B 超、MRI 或计算机体层扫描（CT）、脑电图（EEG）、尿液有机酸、血清和脑脊液的氨基酸等检查。若仍未找到明显病因，可考虑试验性吡哆醇治疗等。

（4）特别注意的是以前认为新生儿脑梗死是少见的致病因素，但近来发现新生儿脑梗死的发生率约为 1/4 000 活产足月新生儿。本病临床表现多变，体征不明显，易漏诊，因此对有高危因素的新生儿应高度警惕脑梗死的发生。对临床出现神经系统异常表现者，无论其表现程度是否严重均应常规作进一步的影像学检查。头颅 B 超筛查脑梗死有效、方便、经济。弥散加权和磁共振成像（DW - MRI）诊断脑梗死敏感且快速，可在发病后数小时以内明确诊断。联合应用超声和磁共振血管（MRA），发现 12% 的脑梗死病灶局限在左大脑中动脉。

（5）良性家族性新生儿惊厥（benign familial neonatal convulsions, BFNC）：较罕见，国外发病率约为 1/10 万，是常染色体显性遗传病。近年对该病研究较深入，研究显示 BFNC 是由于钾离子通道基因 KCNQ2 和 KCNQ3 突变引起的，常表现为先前正常的新生儿，出生后 2 ~ 3 天出现强直性和阵挛性惊厥，几周后自行停止，预后好。对 BFNC 家系的基因诊断显示 KCNQ2 基因突变为 1931delG。

2. 新生儿惊厥发作的临床表现形式和分类　新生儿惊厥发作的临床表现不典型，发作症状往往是片段性的，且常与正常活动不易区分，因此新生儿惊厥发作难以诊断和分类。根据临床表现分以下几种。

（1）轻微性发作（微小型）：是新生儿期最常见的惊厥表现形式：早产儿多见，临床表现为：①面、口、舌的异常运动：眼皮颤动，反复眨眼，皱眉，面肌抽动，咀嚼，吸吮，咂嘴，伸舌，吞咽，打哈欠等动作。②眼部异常运动：凝视，眼球上翻，眼球偏向一侧，眼球颤动。③四肢的异常运动：上肢划船样、击鼓样、游泳样动作，下肢踏步样、蹬车样动作，肢体的旋转运动。④自主神经性发作：呼吸暂停，屏气，呼吸增强，鼾样呼吸，心率增快，血压升高，阵发性面红或苍白，流涎，出汗，瞳孔扩大或缩小。足月儿和早产儿均常见的临床表现为眼部表现，足月儿为持续的水平斜视，早产儿为无反应的持续睁眼伴眼球固定。微小型常见缺氧缺血性脑病、严重颅内出血和感染患儿。在新生儿缺氧缺血性脑病的研究中，数字视频脑电图（video electroencephalogram, VEEG）监测发现轻微性发作有 3 多种形式的皮层脑电变化，可以出现节律性的脑电发作活动。呼吸暂停作为一种发作形式需要特别注意，在未成熟新生儿，呼吸暂停很少是癫痫发作症状，这些新生儿呼吸暂停的病因主要是发育未成熟、脓毒症和呼吸疾病。在晚期新生儿中，发作性呼吸暂停常常与其他轻微性发作表现相联系，如眼球震颤、咀嚼或睁眼动作。

（2）局灶阵挛发作：表现为一个肌肉群阵发性节律性的抽动，常见于单个肢体或一侧面部，有时可扩散到同侧的其他部位。通常神志清醒。此型大部分伴有大脑皮质的异常放电，主要脑电图表现为局灶性尖波通常包括棘波，有时可扩散到整个半球。常提示脑局部损伤如出血或梗死，蛛网膜下隙出血，以及代谢异常。

（3）多灶阵挛发作：表现为多个肌肉群阵发性节律性的抽动，常见多个肢体或多个部位同时或先后交替地抽动，常伴有意识障碍，脑电图表现为多灶性地尖波或慢节律电波由皮层的一个区游走到另一个区。本型常见于缺氧缺血性脑病、颅内出血和感染。

（4）强直发作：表现为单个肢体或四肢强直性伸展，或双下肢强直而双上肢屈曲，全身强直型可有躯干的后仰或俯屈，常伴有眼球偏移和呼吸暂停，除破伤风外一般神志不清。脑电图主要为高幅慢波，有时出现在暴发抑制的背景上。常见于早产儿脑室内出血、破伤风、核黄疸等。

（5）肌阵挛发作：表现为肢体或某个孤立的部位 1 次或多次短促的屈曲性制动，也可涉及双上肢或双下肢。全身性肌阵挛型四肢和躯干均可同样痉挛，类似婴儿痉挛症。脑电图常见暴发抑制。常示存在明显的脑损害。足月儿和早产儿均可见，局灶和多灶性发作与 EEG 多不一致，全身性发作多与 EEG 一致。一些缺氧缺血性损害的新生儿出现肌阵挛发作时，提示脑干受损。

3. 脑电图诊断　脑电图（EEG）可记录脑细胞群的自发性、节律性电活动，是新生儿惊厥的重要辅助检查。惊厥的婴儿大多数有着严重的异常电背景活动。足月儿和早产儿最常见的惊厥发作部位在颞叶。足月儿在发作的起始阶段通常有棘波、尖波、尖慢波和棘慢波，早产儿中 delta 节律最多见。早产儿或足月儿放电发作的形式和胎龄有联系，并且 EEG 的阳性率随着胎龄的增加而增加。但是新生儿惊厥的临床表现与脑电图之间的联系少，特别是应用抗癫痫药物后。因此并不是所有的发作都能通过 EEG 显示，特别是一些轻微发作、大多数的一般强直发作、局灶性及多灶性肌阵挛发作。新生儿发作可表现为几种不同性质的电 - 临床分离，根据临床惊厥和脑电信号之间的关系分以下三类：第一，临床惊厥发作伴皮质异常放电，包括局灶阵挛型、局灶强直型、肌阵挛型和呼吸暂停。第二，临床惊厥发作不伴皮质异常放电，包括肌阵挛型，全身强直型，不自主动作如口 - 颊 - 舌部的异常动作、眼部征象等，复杂的无目的动作和自主神经性发作。第三，有皮质异常放电，无临床惊厥发作，包括皮质异常放电未达到引起临床发作的阈值，用抗惊厥药后临床惊厥停止而皮质异常放电存在和用肌肉松弛剂后惊厥动作消失皮质异常放电。

二、新生儿惊厥的治疗

1. 病因治疗　依原发病而异。有些病因如低血钙、低血糖、维生素 B_6 缺乏、急性脑缺氧、高热、高血压等，重点是处理病因。如情况紧急，应立即给氧，在抽血备检后，先静脉缓慢注射 25% 葡萄糖和 10% 葡萄糖酸钙各 2mL/kg，对维生素 B_6 依赖症家族史者，可加用维生素 B_6 100mg，如惊厥未控制，立即使用抗惊厥药。

2. 控制惊厥

（1）苯巴比妥：苯巴比妥是治疗新生儿惊厥的一线药物。苯巴比妥负荷剂量 20～40mg/kg，它可以在很短的时间内达到血浆中的治疗浓度（20～40mol/L，注意监测血压和呼吸）。分次给予，首次量 10～15mg/kg 静脉注射，如未控制惊厥，每隔 10 分钟加注 5mg/kg，直至惊厥停止，24 小时后改用维持量 3～5mg/（kg·d），静脉或口服，可一次给予。如累积负荷剂量达 30～40mg/kg 仍未控制惊厥，可改用苯妥英钠。苯巴比妥仅对 1/3～1/2 的新生儿惊厥有效。

（2）苯妥英钠：苯妥英钠作为治疗新生儿惊厥的二线药物，推荐负荷剂量是 15～20mg/kg，以每分钟不超过 1mg/kg 的速度静脉注射（注意监测心率和心律）。首次 10mg/kg 静脉注射，如未控制惊厥，每隔 10 分钟加注 5mg/kg，直至惊厥停止，维持量 5mg/（kg·d）（常改为苯巴比妥维持）。如累积负荷剂量达 20mg/kg 仍未控制惊厥，可改用地西泮。有人研究在以苯巴比妥作为一线药物治疗的 29 例新生儿中，13 例有效。然而以苯妥英钠为二线药物治疗的 15 例新生儿中，只有 4 例有效。且苯妥英钠对缺血缺氧性脑病伴隐匿性心肌受损的患儿可造成低血压和心律失常等。

（3）苯二氮䓬类药物：地西泮在体内的半衰期接近 30～75 小时，由于药物的蓄积作用可发生呼吸抑制，不适合长期静脉应用，可以 1 次以 0.3～1mg/kg 静脉注射，止住惊厥后，可用苯巴比妥维持。对于破伤风引起的惊厥，地西泮为首选药，且需较大剂量。劳拉西泮在新生儿体内的半衰期较长，接近 40 小时，作用时间为 4～6 小时，静脉用量为 0.05～0.15mg/kg，其不良反应为明显的呼吸抑制，在新生儿中应用的报道较少。氯硝西泮也常静脉给予，剂量以 100μg/（kg·d）较合适，但常引新生儿多涎和支气管分泌物增加。咪达唑仑是新型的苯二氮䓬类药物，是治疗儿童癫痫持续状态的安全有效药物。但目前发现应用咪达唑仑治疗新生儿惊厥的不良反应较多，可导致新生儿脑电图出现暴发抑制现象；用于早产儿镇静时，可导致肌阵挛性痉挛和强直姿势，多不主张应用。

（4）利多卡因：利多卡因的治疗范围很窄，静脉输液必须限制在 48 小时内。

（5）其他药物：副醛（三聚乙醛）治疗新生儿惊厥的不良反应多，已很少应用于新生儿。丙戊酸钠对苯巴比妥无效的新生儿惊厥可能有效，但由于其严重的肝脏损害也很少用于新生儿。拉莫三嗪对于1岁以下的顽固性部分性发作和婴儿痉挛有效，对新生儿应用的报道还很少，在新生儿应用受到限制是由于它需要缓慢滴注，如快速静滴导致变态反应性皮疹。氨己烯酸不能静脉应用，而且它可以导致婴儿期不能被监测到的复视等不良反应。托吡酯和唑尼沙胺是需要继续临床试验的新药物。托吡酯的肝代谢率很快，新生儿需要的剂量达到 $30\sim40\text{mg}/（\text{kg}\cdot\text{d}）$，每日3次，但在新生儿中的有效性和安全性尚未证实。唑尼沙胺在日本应用15年，证实了在新生儿的安全性。

（吕爱婷）

第三章

呼吸系统疾病

第一节　急性上呼吸道感染

急性上呼吸道感染即普通感冒，是指喉部以上呼吸道的鼻和咽部的急性感染，国际上通称急性鼻咽炎，俗称伤风或感冒，是小儿时期最常见的疾病，有一定的传染性，主要是鼻咽部黏膜炎的局部症状及全身感染症状。婴幼儿患感冒后，往往全身症状重而局部症状轻，炎症易向邻近器官扩散而引起中耳炎、肺炎等并发症，故需及早诊治。

一、病因

1. 常见病原体　各种病毒和细菌均可引起，但90%以上为病毒，主要有鼻病毒、RSV、FluV、para FluV、ADV 等。病毒感染后易继发溶血性链球菌、肺炎链球菌、流感杆菌等细菌感染。近年来 MP 亦不少见。

2. 诱因　过敏体质、先天性免疫缺陷或后天性免疫功能低下及受凉、过度疲劳、居室拥挤、大气污染、直接或间接吸入烟雾、呼吸道黏膜的局部防御能力降低时容易发病。婴幼儿时期由于上呼吸道的解剖和免疫特点而易患本病。营养不良性疾病，如维生素 D 缺乏性佝偻病、亚临床维生素 A、锌或铁缺乏症等，或护理不当，气候改变和环境不良等因素则易发生反复上呼吸道感染或使病程迁延。

二、临床表现

由于年龄大小、体质强弱及病变部位的不同，病情的缓急、轻重程度也不同。一般年长儿症状较轻，婴幼儿重症较多。轻者只有鼻部症状，如流涕、鼻塞、喷嚏等，也可有流泪、轻咳、咽部不适，可在 3~4 天内自然痊愈。如炎症涉及鼻咽部，常有发热（持续 3~7 天），咽部肿痛，扁桃体、颌下或颈部淋巴结肿大，恶心、呕吐、腹泻等。重者可突然高热达 39~40℃ 或以上，发冷、头痛、全身乏力、精神不振、食欲减退、睡眠不安、咳嗽频繁、咽部红肿或有疱疹及溃疡。有的扁桃体肿大，出现滤泡和脓性渗出，咽痛和全身症状均加重，鼻咽分泌物由稀薄变黏稠。热重者可出现惊厥等。临床上可见两种特殊类型：①疱疹性咽峡炎：病原体为柯萨奇 A 组病毒。好发于夏秋季。起病急骤，临床表现为高热、咽痛、流涎、厌食、呕吐等。体检可发现咽部充血，在咽腭弓、软腭、腭垂的黏膜上可见数个至十数个 2~4mm 大小灰白色的疱疹，周围有红晕，1~2 天后破溃形成小溃疡。疱疹也可发生于口腔的其他部位。病程为 1 周左右。②结合膜热：以发热、咽炎、结膜炎为特征。病原体为腺病毒 3、7 型。好发于春夏季，散发或发生小流行。临床表现为高热、咽痛、流泪、眼部刺痛，有时伴消化道症状。体检发现咽部充血，可见白色点块状分泌物，周边无红晕，易于剥离。一侧或双侧滤泡性眼结合膜炎，可伴球结合膜出血，颈及耳后淋巴结增大。病程 1~2 周。

三、诊断与鉴别诊断

（一）实验室检查

病毒感染者白细胞计数正常或减少，中性粒细胞减少，淋巴细胞计数相对增多。病毒分离和血清学检查可明确病因，近年来免疫荧光、免疫酶学及分子生物学技术可做出早期诊断。细菌感染者白细胞总数、中性粒细胞增多，CRP阳性。在使用抗菌药物前行咽拭子培养可发现致病菌。链球菌引起者于2~3周后ASO效价可增高。

（二）鉴别诊断

根据临床表现一般不难诊断，但应尽量判明是病毒性或细菌性，以便指导治疗。常需与以下疾病鉴别。

1. 流行性感冒　由FluV、para FluV引起。有明显的流行病史，局部症状较轻，全身症状较重。常有高热、头痛、四肢肌肉酸痛等，病程较长，并发症较多。

2. 急性传染病早期　上感常为各种传染病的前驱表现，如麻疹、流脑、百日咳、猩红热等。应结合流行病史、临床表现及实验室资料等综合分析，并观察病情演变加以鉴别。

3. 消化道疾病　婴幼儿感冒往往有呕吐、腹痛、腹泻等消化系统症状，可误诊为胃肠道疾病，必须慎重鉴别。伴腹痛者应注意与急性阑尾炎鉴别。后者腹痛常先于发热，腹痛部位以右下腹为主，呈持续性，有固定压痛点、反跳痛及腹肌紧张、腰大肌试验阳性等，白细胞及中性粒细胞增多。

4. 过敏性鼻炎　常打喷嚏、流清涕，但不发热，咽常痒而不痛，鼻黏膜苍白水肿，鼻腔分泌物涂片示嗜酸性粒细胞增多，支持过敏性鼻炎的诊断。

四、治疗

1. 一般治疗　病毒性上感，应告诉患者该病的自限性和治疗的目的；防止交叉感染及并发症。注意休息，给予有营养而易消化的食物，多饮水和补充大量维生素C，保持室内空气新鲜和适当的温度与湿度等。

2. 抗感染治疗　①抗病毒药物：大多数上呼吸道感染由病毒引起，可试用利巴韦林（病毒唑）10~1.5mg/（kg·d），口服或静脉滴注；或20mg含服，每2小时/1次，3~5天为一疗程。亦可试用双嘧达莫5mg/（kg·d），分2~3次口服，3天为一疗程，或用麻甘颗粒、金振口服液、清热解毒软胶囊、黄栀花口服液或正柴胡饮等治疗；②抗生素类药物：细菌性上感或病毒性上感继发细菌感染者可选用抗生素治疗。小婴儿、持续高热、中毒症状明显者指征可以放宽。常选用青霉素类、第1、第2代头孢、复方甲基异噁唑及大环内酯类抗生素等。咽拭子培养阳性结果有助于指导抗菌治疗。若证实为链球菌感染，或既往有风湿热、肾炎病史者，青霉素疗程应为10~14天。

3. 对症治疗　①发热：体温38℃以内，一般可不处理。高热或有热惊厥史者应积极降温。可以乙醇擦浴，头部冷敷，冷水灌肠，推拿按摩。高热时可口服泰诺、托恩、巴米尔或来比林等注射、安乃近滴鼻、小儿解热栓肛门塞入，均有良好的降温作用。一般不常规用激素类药物治疗；②镇静止痉：发生高热惊厥者可予以镇静、止惊等处理；烦躁时苯巴比妥每次2~3mg/kg，口服，或异丙嗪每次0.5~1mg/kg，口服或肌内注射；抽搐时可用10%水合氯醛每次40~60mg/kg灌肠，或苯巴比妥钠每次5~8mg/kg，肌内注射；③鼻塞：轻者不必处理，影响哺乳时，可于授乳前用稀释后0.5%麻黄碱1~2滴滴鼻；④止咳化痰：可用小儿伤风止咳糖浆、复方甘草合剂、金振口服液、消积止咳口服液、肺热咳喘口服液、强力枇杷露、百部止咳糖浆、止咳桃花散、蛇胆川贝液、急支糖浆、鲜竹沥、枇杷露等口服；咽痛可含服银黄含片、含碘喉片等；⑤中药：辨证施治，疗效可靠。风寒感冒：多见于较大儿童的感冒初期。证见恶寒、发热、无汗、鼻流清涕、全身疼痛、咳嗽有痰、舌质淡红、舌苔薄白、脉浮紧等。宜辛温解表。用藿香9g、菊花9g、苏梗6g、荆芥穗6g、连翘9g、生石膏15g，水煎服，或用小青龙汤、清热解毒口服液、麻甘颗粒等。风热感冒：多见于婴幼儿，发热重，出汗而热不退，鼻塞、流黄涕、面红、咽肿、咳嗽有痰，舌苔薄白或黄白，脉浮数或滑数。宜辛凉解表、清热解毒。表热重者用双花9个、连翘9g、薄荷6g、板蓝根9g、牛蒡子9g、生石膏15g；里热重者用双花9g、连翘9g、菊花9g、青黛3g、地骨皮9g、白薇9g、生地9g、板蓝根9g、生石膏15g。水煎后分2~3次口服，服药困难者可鼻饲，亦可直肠灌注，每日3次，每次30~40mL。轻症可用银翘散，复方犀羚解毒片、维C银翘片、桑菊感冒片、板蓝根冲剂、金振口服液、肺热咳喘口服液、清热解毒口服液等中成药。

五、预防

①加强体育锻炼，多做户外活动，保持室内空气新鲜，增强身体抵抗力，防止病原体入侵；②根据气候适当增减衣服，加强护理，合理喂养，积极治疗佝偻病和营养不良；③感冒流行时不带孩子去公共场所。托儿所或家中，可用食醋5~10mL/m³加水1~2倍，加热熏蒸至全部气化，每日一次，连续5~7天；④药物：感冒流行期或接触感冒患者后可用病毒唑滴鼻或/和口服大青叶合剂、返魂草、犀羚解毒片等预防。平时应用免疫调节剂提高机体抗病能力。

（戴庆妍）

第二节　急性感染性喉炎

一、概述

急性感染性喉炎（acute infectious laryngitis）为喉部黏膜急性弥漫性炎症。可发生于任何季节，以冬春季为多。常见于婴幼儿，多为急性上呼吸道病毒或细菌感染的一部分，或为麻疹、猩红热及肺炎等的前驱症或并发症。病原多为病毒感染，细菌感染常为继发感染。多见于6个月至4岁小儿。由于小儿喉腔狭小，软骨支架柔软，会厌软骨窄而卷曲，黏膜血管丰富，黏膜下组织疏松等解剖特点，所以炎症时局部易充血水肿，易引起不同程度的喉梗阻；部分患儿因神经敏感，可因喉炎刺激出现喉痉挛。严重喉梗阻如处理不当，可造成窒息死亡，故医生及家长必须对小儿喉炎引起重视。

二、诊断

（一）病史要点

有无发热，咳嗽是否有犬吠样声音，有无声音嘶哑，有无吸气性喉鸣、呼吸困难及青紫等。有无异物吸入。有无佝偻病史，有无反复咳喘病史，有无支气管异物史。有无先天性喉喘鸣（喉软骨软化病），询问生长发育情况，是否接种过白喉疫苗。父母有无急慢性传染病史，有无过敏性疾病家族史。

（二）查体要点

检查咽喉部是否有明显充血，有无白膜覆盖。注意呼吸情况，有无吸气性呼吸困难、三凹征、鼻翼扇动、发绀，有无心率加快。肺部听诊可闻及吸气性喉鸣声，但重度梗阻时呼吸音几乎消失。检查有无先天性喉喘鸣的表现，先天性喉喘鸣的患儿吸气时喉软骨下陷，导致吸气性呼吸困难及喉鸣声，在感染时症状加重，可伴有颅骨软化等佝偻病的表现。

（三）辅助检查

1. 常规检查　血常规中白细胞计数可正常或偏低，CRP正常。细菌感染者血白细胞升高，中性粒细胞比例升高，CRP升高。咽拭子或喉气管吸出物做细菌培养可阳性。

2. 其他检查　间接喉镜检查可见声带肿胀，声门下黏膜呈梭形肿胀。

（四）诊断标准

（1）发热、声嘶、犬吠样咳嗽，重者可致失音和吸气时喉鸣。体检可见咽喉部充血，严重者有面色苍白、发绀、烦躁不安或嗜睡、鼻翼翕动、心率加快、三凹征，呈吸气性呼吸困难，咳出喉部分泌物后可稍见缓解。

（2）排除白喉、喉痉挛、急性喉气管支气管炎、支气管异物等所致的喉梗阻。

（3）间接喉镜下可见声带肿胀，声门下黏膜呈梭形肿胀。

（4）细菌感染者咽拭子或喉气管吸出物做细菌培养可阳性。

具有上述第（1）、（2）项可临床诊断为急性感染性喉炎，如同时具有第（3）项可确诊，如同时具有第（4）项可做病原学诊断。

（5）喉梗阻分度诊断标准

Ⅰ度：患者安静时无症状体征，仅于活动后才出现吸气性喉鸣及呼吸困难，肺呼吸音清晰，心率无改变。三凹征可不明显。

Ⅱ度：患儿在安静时出现喉鸣及吸气性呼吸困难，肺部听诊可闻喉传导音或管状呼吸音，心率较快120～140次/分。三凹征明显。

Ⅲ度：除Ⅱ度喉梗阻症状外，患儿因缺氧而出现阵发性烦躁不安、口周和指端发绀或苍白、双眼圆睁、惊恐万状、头面出汗。肺部听诊呼吸音明显降低或听不到，心音较钝，心率加快140～160次/分以上，三凹征显著。血气分析有低氧血症、二氧化碳潴留。

Ⅳ度：经过对呼吸困难的挣扎后，患儿极度衰弱，呈昏睡状或进入昏迷。由于无力呼吸，表现呼吸浅促、暂时安静、三凹征反而不明显，面色苍白或青灰，肺部听诊呼吸音几乎消失，仅有气管传导音。心音微弱、心率或快或慢或不规律。血气分析有低氧血症、二氧化碳潴留。

（五）诊断步骤

诊断步骤：犬吠样咳嗽等临床症状→询问病史：有无发热、声音嘶哑、异物吸入、哮喘史→体格检查：吸气性三凹征、表紫等症状→辅助检查：血常规、CRP、喉镜→确诊急性喉炎。

（六）鉴别诊断

根据病史、体征排除白喉、喉痉挛、急性喉气管支气管炎、支气管异物等所致的喉梗阻。

三、治疗

（一）经典治疗

1. 一般治疗　保持安静及呼吸道通畅，轻者进半流质或流质饮食，严重者可暂停饮食。缺氧者吸氧。保证足量液体和营养，注意水电解质平衡，保护心功能，避免发生急性心力衰竭。

2. 药物治疗　如下所述。

（1）对症治疗：每2～4小时做1次雾化吸入，雾化液中加入1%麻黄碱10mL、庆大霉素4万U、地塞米松2～5mg、盐酸氨溴素15mg。也可雾化吸入布地奈德2～4mg、肾上腺素4mg。痰黏稠者可服用或静脉滴注化痰药物如沐舒坦。高热者予以降温。烦躁不安者宜用镇静剂如苯巴比妥、水合氯醛、地西泮、异丙嗪等。异丙嗪不仅有镇静作用，还有减轻喉头水肿的作用，氯丙嗪则使喉肌松弛，加重呼吸困难，不宜使用。

（2）控制感染：对起病急，病情进展快，难以判断系病毒感染或细菌感染者，一般给予全身抗生素治疗，如青霉素类、头孢菌素类、大环内酯类抗生素等。

（3）糖皮质激素：宜与抗生素联合使用。Ⅰ度喉梗阻可口服泼尼松，每次1～2mg/kg，每4～6h 1次，呼吸困难缓解即可停药。＞Ⅱ度喉梗阻用地塞米松，起初每次2～5mg，静脉推注，继之按每日1mg/kg静脉滴注，2～3日后症状缓解即停。也可用氢化可的松，每次5～10mg/kg静脉滴注。

3. 手术治疗　对经上述处理仍有严重缺氧征象，有＞Ⅲ度喉梗阻者，应及时做气管切开术。

（二）治疗步骤

治疗步骤：保证呼吸道畅通→吸氧→激素吸入或静脉使用抗感染→气管切开。

四、预后评价

多数患儿预后良好，病情严重、抢救不及时者，可造成窒息死亡。

五、最新进展与展望

近年来，随着儿科气管插管机械通气技术的成熟，气管插管机械通气也渐成为治疗该病的一个手段。儿科气管术前准备简单，便于急诊室或病房操作，操作时间短、创伤小、不留瘢痕。

（戴庆妍）

第三节　毛细支气管炎

毛细支气管炎是一种婴儿期常见的下呼吸道疾病，好发于 2 岁以内，尤其是 6 个月内的婴儿。致病原主要是呼吸道合胞病毒，其他为副流感病毒、腺病毒、呼肠病毒等，亦可由肺炎支原体引起。以喘憋为主要临床特征，好发于冬春两季。

一、诊断步骤

（一）病史采集要点

1. 起病情况　起病急，在 2~3 天内达高峰。在起病初期常有上呼吸道感染症状。
2. 主要临床表现　剧咳，轻~中度发热，发作性呼吸困难，阵发性喘憋。
3. 既往病史　既往是否有喘息病史。此外，为判断以后是否会发展为哮喘，应询问患儿有无湿疹、过敏性鼻炎病史；家族中有无哮喘、过敏性鼻炎患者。

（二）体格检查要点

1. 一般情况　可有烦躁不安。
2. 呼吸困难情况　呼吸快而浅，有明显鼻翕及三凹征，严重病例出现苍白或发绀。
3. 肺部特征　叩诊呈过清音，听诊呼气延长，可闻及哮鸣音。喘憋时常听不到湿啰音，趋于缓解时可闻中、小水泡音、捻发音。严重时，毛细支气管接近完全梗阻，呼吸音明显减低甚至听不到。
4. 其他　由于过度换气引起不显性失水增加及液体摄入不足，可伴脱水，酸中毒。严重病例可并发心力衰竭、脑水肿、呼吸暂停及窒息。

（三）门诊资料分析

血常规：白细胞总数及分类大多在正常范围内。

（四）进一步检查项目

1. 病原学检查　采集鼻咽拭子或分泌物，使用免疫荧光技术、ELISA 等检测病毒抗原。肺炎支原体可通过检测血肺炎支原体 – IgM 确定。
2. CRP　通常在正常范围。
3. 胸部 X 线检查　可见不同程度肺气肿或肺不张，支气管周围炎及肺纹理增粗。
4. 血总 IgE 及特异性 IgE 检查　了解患儿是否为特应性体质。
5. 辅助检查　如 PPD 皮试、血生化检查等，以利于鉴别诊断和了解是否存在电解质、酸碱平衡紊乱。
6. 血气分析　对存在呼吸困难患儿应行血气分析以了解有无呼吸功能障碍及有无呼吸性/代谢性酸中毒等情况。

二、诊断对策

（一）诊断要点

根据患儿主要为小婴儿，冬春季节发病，具有典型的喘憋及呼气相哮鸣音，呼气延长，可考虑诊断。

（二）鉴别诊断要点

1. 支气管哮喘　哮喘患儿常有反复喘息发作，发作前可无前驱感染，对支气管扩张剂反应好，血嗜酸性粒细胞增高。此外，多有哮喘家族史。

2. 呼吸道异物　有异物吸入史及呛咳史。必要时经胸部 CT 及支气管纤维镜检查可确定。

3. 粟粒型肺结核　可有结核中毒症状，PPD 试验阳性，结合胸部 X 线检查可以鉴别。

4. 其他疾病　如充血性心力衰竭、心内膜弹力纤维增生症等，应结合病史、体征及必要的检查做出鉴别。

三、治疗对策

（一）治疗原则

①对症支持治疗。②控制喘憋。③控制感染。

（二）治疗计划

1. 一般治疗　如下所述。

（1）环境及体位：增加环境空气湿度极为重要，一般保持在 55%～60%。对喘憋较重者应抬高头部及胸部，以减轻呼吸困难。

（2）吸氧：轻症患儿可以不吸氧，有缺氧表现时，可采用鼻导管、面罩或氧帐等方式给氧。

（3）液体疗法：一般先予口服补液，不足时可以静脉补充 1/5 张液体。有代谢性酸中毒时，可以根据血气检查结果补碱。

2. 药物治疗　如下所述。

（1）镇静：由于镇静剂有呼吸抑制作用，是否使用有争议。

（2）平喘：可用异丙嗪，1mg/（kg·次），肌内注射或口服，具有止喘、镇咳和镇静作用，但少数患儿可有烦躁、面部潮红等不良反应。沙丁胺醇加溴化异丙托品气雾吸入治疗也常常使用，对是否有效有不同看法，如果试用后病情改善，则应继续使用。糖皮质激素用于严重的喘憋发作或其他治疗不能控制者，可采用甲基泼尼松龙 1～2mg/（kg·d）或琥珀酸氢化可的松 5～10mg/（kg·d），加入 10% GS 中静脉滴注。但有人认为激素对治疗毛细支气管炎无效。

（3）抗病毒治疗：较重者可用利巴韦林、阿昔洛韦等雾化吸入治疗，也有采用雾化吸入 α-干扰素，但疗效均不肯定。

（4）免疫治疗：对于重症病毒感染可考虑应用静脉注射免疫球蛋白（IVIG），400mg/（kg·d），连用 3～5d。静脉注射抗合胞病毒免疫球蛋白（RSV-IVIG），一般用于 RSV 感染的高危人群。预防方法为在 RSV 流行季节，每月 RSV-IVIG 750mg/kg，约 3～5 次；治疗方法为每次 1 500mg/kg。最近生产的抗 RSV 单克隆抗体（Palivizumab）多用于高危婴儿（早产儿、支气管肺发育不良、先天性心脏病、免疫缺陷），并对毛细支气管炎后反复喘息发作预防效果确切。用法是每月肌内注射 1 次，每次 15mg/kg，用于 RSV 可能流行的季节。

3. 机械通气　对个别极严重病例，经以上方法处理仍不能纠正呼吸衰竭时，可行机械通气。

四、病程观察及处理

（一）病情观察要点

①密切观察呼吸、心率、鼻翕、三凹征及发绀情况。②观察双肺喘鸣音的变化。③记录经皮测血氧饱和度（TaO₂）的变化。④对病情危重者，应监测血气分析。

（二）疗效判断与处理

1. 疗效判断　如下所述。

（1）治愈：症状体征全部消失，胸部 X 线检查正常。

（2）好转：体温降低，咳嗽、肺部啰音减轻。

（3）未愈：症状体征及 X 线检查无好转或加重者。

2. 处理　如下所述。

（1）有效者应继续按原方案治疗，直至缓解或治愈。

（2）病情无变化或加重应调整治疗方案，必要时采用 IVIG 400mg/（kg·d），连用3～5 天。

五、预后

病程一般为 5～10 天，平均为 10 天。近期预后多数良好。但是，22.1%～53.2% 毛细支气管炎患儿以后会发展为哮喘。影响因素包括：婴儿早期严重 RSV 感染、母亲患哮喘、母亲吸烟。

六、随访

①出院时带药 LP、Meptin 等。②定期呼吸专科门诊随诊。③出院应当注意的问题：避免呼吸道感染，观察日后是否反复喘息发作。

附：闭塞性细支气管炎

闭塞性细支气管炎（BO）是临床上较少见的与小气道炎症性损伤相关的慢性气流阻塞综合征。其病理类型主要分为缩窄性细支气管炎和增殖性细支气管炎两种。

（一）病因与发病机制

BO 可由多种原因引起，包括感染、异体骨髓或心肺移植、吸入有毒气体、自身免疫性疾病和药物不良反应等，也有部分 BO 为特发性。目前认为致 BO 病原体的靶点为呼吸道纤毛细胞，由于免疫反应介导，上皮细胞在修复过程中发生炎症反应和纤维化，从而导致 BO。已有研究发现，BO 与患儿年龄、性别、被动吸烟等因素无关。

1. 感染　BO 通常继发于下呼吸道感染，病毒感染最多见。腺病毒是 BO 的主要病原，病毒（腺病毒3、7、21 型，呼吸道合胞病毒，副流感染病毒2 和3 型，流感病毒 A 和 B 型及麻疹病毒等），细菌（如百日咳杆菌、B 族链球菌和流感嗜血杆菌），支原体均有报道，病毒感染多见，其中腺病毒最常见。

2. 组织器官移植　BO 的发生与异体骨髓、心肺移植有很强相关性。急性移植物抗宿主反应是移植后 BO 发生的高危因素。免疫抑制剂的应用也参与 BO 的形成。

3. 吸入因素　有毒气体（包括氨、氯、氟化氢、硫化氢、二氧化硫等）、异物、胃食管反流等均可损伤气道黏膜，导致慢性气道阻塞性损伤，发展成 BO。

4. 结缔组织疾病　类风湿性关节炎、渗出性多型性红斑（Stevens - Johnson 综合征，SJS）、系统性红斑狼疮、皮肌炎等也与 BO 有关。

有研究发现，1/3 的 SJS 患儿有气道上皮受损，可进一步发展成 BO。

（二）目前 BO 的诊断主要依赖于临床表现、肺功能和 HRCT 改变

1. 临床诊断 BO 的条件　如下所述。

（1）急性感染或急性肺损伤后 6 周以上的反复或持续气促，喘息或咳嗽、喘鸣，对支气管扩张剂无反应。

（2）临床表现与 X 线胸片轻重程度不符，临床症状重，X 线胸片多为过度通气。

（3）胸部 HRCT 显示支气管壁增厚、支气管扩张、肺不张、马赛克灌注征。

（4）肺功能示阻塞性通气功能障碍。

（5）X 线胸片为单侧透明肺。

（6）排除其他阻塞性疾病，如哮喘、先天纤毛运动功能障碍、囊性纤维化、异物吸入、先天发育异常、结核、艾滋病和其他免疫功能缺陷等。

2. 临床诊断 BO 条件 如下所述。

（1）急性感染或急性肺损伤后 6 周以上的反复或持续气促、喘息、咳嗽，喘鸣对支气管扩张剂无反应。

（2）肺内可闻及喘鸣音和（或）湿啰音。

（3）临床表现重，胸部 X 线仅表现为过度通气和（或）单侧透明肺，症状与影像表现不符。

（4）肺 CT 示双肺通气不均，支气管壁增厚，支气管扩张，肺不张，马赛克灌注征。

（5）肺 X 线片为单侧透明肺。

（6）肺功能示阻塞性通气功能障碍，可逆试验为阴性。

（7）排除其他阻塞性疾病如先天性纤毛运动不良、哮喘、免疫功能缺陷、胰腺纤维囊性变。

（三）临床表现

BO 为亚急性或慢性起病，进展可迅速，依据细支气管及肺损伤的严重度、广泛度和疾病病程表现各异，病情轻重不一，临床症状和体征呈非特异性，临床表现可从轻微哮喘样症状到快速进行性恶化、死亡。患儿常在急性感染后持续出现慢性咳嗽、喘息和运动不耐受，达数月或数年，逐渐进展，并可因其后的呼吸道感染而加重，重者可在 1～2 年内死于呼吸衰竭。

（四）影像学及其他实验室检查

1. 胸部 X 线 BO X 线胸片表现无特异性，对诊断 BO 不敏感，40% BO 患儿 X 胸片正常。部分患儿 X 线胸片表现有肺透亮度增加，磨玻璃样改变，可有弥漫的结节状或网状结节状阴影，无浸润影。X 线胸片表现常与临床不符。

2. 高分辨率 CT（HRCT） HRCT 的应用提高了儿童 BO 诊断的能力。HRCT 在各种原因引起的 BO 诊断中均有非常重要意义，具有特征性改变，可显示直接征象和间接征象。直接征象为外周细支气管壁增厚，细支气管扩张伴分泌物滞留，表现为小叶中心性支气管结节影；间接征象为外周细支气管扩张、肺膨胀不全、肺密度明显不均匀，高通气与低通气区混合（称马赛克灌注征）、气体滞留征。这些改变主要在双下肺和胸膜下。马赛克征（mosaic 征），即肺密度降低区与密度增高区镶嵌分布，是小气道损伤的最重要征象。马赛克征的出现高度提示 BO 的可能，但马赛克灌注并无特异性，在多种完全不同的弥漫肺部疾病中都是首要的异常征象。CT 呼气相上的气体滞留征诊断 BO 的敏感性及准确率最高，文献报道几乎 100% BO 患者有此征象。有报道，儿童患者可采用侧卧等方式代替动态 CT 扫描。

3. 肺功能 特异性表现为不可逆的阻塞性通气功能障碍，即呼气流量明显降低。气流受限是早期变化，用力肺活量 25%～75% 水平的平均呼气流量（FEF 25%～75%）在检测早期气道阻塞方面比第一秒用力呼气容积（FEV_1）更敏感，在 BO 患儿显示明显降低，可小于 30% 预计值。

4. 支气管激发试验 BO 与哮喘一样存在气道高反应性，但二者对醋甲胆碱和腺苷 - 磷酸（AMP）支气管激发试验的反应不同。哮喘对直接刺激剂醋甲胆碱、间接刺激剂 AMP 均阳性，而 BO 对醋甲胆碱只有部分阳性，而且是短暂的，对 AMP 呈阴性反应。

5. 动脉血气 严重者出现低氧血症，血气可用来评估病情的严重程度。

6. 肺通气灌注扫描 BO 患儿肺通气灌注扫描显示斑块状分布的通气、血流灌注减少。王维等对 11 例患儿进行肺通气灌注扫描显示，双肺多发性通气血流灌注受限，以通气功能受限为著，其结果与患儿肺 CT 的马赛克灌注征相对应，且较 CT 敏感，认为该测定是一项对 BO 诊断及病情评估有帮助的检查。

7. 纤维支气管镜及肺泡灌洗液细胞学分析 可利用纤维支气管镜检查除外气道发育畸形，也可进行支气管黏膜活检。有研究提示，BO 与肺泡灌洗液中性粒细胞升高相关，也有学者认为灌洗液中性粒细胞的增加为 BO 的早期标志，但还不能用于诊断 BO。

8. 肺活检 是 BO 诊断金标准，但由于病变呈斑片状分布，肺活检不但有创而且不一定取到病变部位，故其儿科应用受到限制。

（五）鉴别诊断

1. 哮喘 BO 和哮喘均有喘息表现，且 BO 胸片多无明显异常，易误诊为哮喘。哮喘患儿胸部

HRCT 可出现轻微的磨玻璃样影或马赛克征，易误诊为 BO，故可根据喘息对支气管扩张剂和激素的治疗反应、过敏性疾病史或家族史、HRCT 的表现等对这两种疾病进行综合判断鉴别。

2. 弥漫性泛细支气管炎　绝大多数该病患儿有鼻窦炎，胸部 HRCT 显示双肺弥漫性小叶中心性结节状和支气管扩张，而非马赛克征和气体闭陷征。

3. 特发性肺纤维化　特发性肺纤维化又称 Hamman – Rich 综合征。起病隐匿，多呈慢性经过，临床以呼吸困难、发绀、干咳较为常见，多有杵状指（趾）。X 线胸片呈广泛的颗粒或网点状阴影改变，肺功能为限制性通气障碍伴肺容量减少。

（六）治疗

目前还没有公认的 BO 治疗准则，缺乏特效治疗，主要是对症支持。

1. 糖皮质激素　对激素应用剂量、疗程和方式仍然存在争议。未及时使用激素的 BO 病例几乎均遗留肺过度充气、肺膨胀不全和支气管扩张，并且肺功能逐渐恶化。吸入激素可降低气道高反应，避免全身用药的副反应，但实际上如果出现了严重呼吸道阻塞，则气溶胶无法到达肺周围组织，故有人提议加大吸入剂量（二丙酸倍氯米松 >1 500g），但缺乏安全性依据。针对严重 BO 患儿，有研究静脉应用甲泼尼龙 30mg/（kg·d），连用 3 天，每月 1 次，可减少长期全身用药的副反应。9 例骨髓移植后 BO 患儿接受大剂量甲泼尼龙冲击治疗 10mg/（kg·d），连用 3 天，每月 1 次（平均 4 个月），辅以吸入激素治疗，临床症状消失，肺功能稳定。有学者建议口服泼尼松 1～2mg/（kg·d），1～3 个月后逐渐减量，以最小有效量维持治疗；病情较重者在治疗初期予甲泼尼龙 1～2mg/（kg·d）静脉滴注，3～5 天后改为口服；同时采用布地奈德雾化液 0.5～1.0mg/次，每日 2 次，或布地奈德气雾剂 200～400r/d 吸入治疗。

2. 支气管扩张剂　随 BO 病情进展，肺功能可由阻塞性通气功能障碍变为限制性或混合性通气功能障碍，对合并限制性通气功能障碍患儿，支气管扩张剂可部分减少阻塞症状，对肺功能试验有反应和（或）临床评估有反应患儿可应用。长效 β_2 受体激动剂可作为减少吸入或全身激素用量的联合用药，不单独使用。文献提出，对支气管扩张剂有反应是长期应用激素的指标。

3. 其他　如下所述。

（1）抗生素：BO 患儿易合并呼吸道细菌感染，应针对病原选择抗生素。对于伴广泛支气管扩张的 BO 患儿更需要抗生素治疗。大环内酯类抗生素，特别是阿奇霉素在抗菌活性之外，还有抗炎特性，对部分 BO 患者有效，可改善肺功能。

（2）氧疗：吸氧浓度要使氧饱和度维持在 0.94 以上（氧合指数 0.25～0.40）。

（3）纤支镜灌洗：有研究观察了 8 例 BO 患儿纤支镜灌洗效果，提出纤支镜灌洗对 BO 病情的恢复无帮助。

（4）肺部理疗：主要适应证是支气管扩张和肺不张，可降低支气管扩张相关问题的发生率，避免反复细菌感染。

（5）外科治疗：①肺或肺叶切除：对于伴局部支气管扩张或慢性肺叶萎陷的 BO 患儿，受累肺叶切除可避免肺部感染的频发和加重。文献报道 1 例累及单侧肺的 BO 患儿，在保守治疗无效后行单侧肺切除后效果较好。②肺移植：肺移植为处于终末阶段的 BO 患儿提供了长期存活的机会。持续存在的严重气流阻塞，伴有肺功能降低和越来越需要氧气支持的 BO 患儿可考虑肺移植。

（6）营养支持：提供足够热量和能量的支持疗法，尽可能让患儿身高、体重达到同年龄儿童的水平。

4. 纤支镜灌洗　有人观察了 8 例 130 患儿纤支镜灌洗的效果，提出纤支镜灌洗对 BO 病情的恢复没有帮助。

5. 肺部理疗　肺部理疗对于 BO 患儿主要的适应证是针对支气管扩张和肺不张的治疗。目的是为了减少支气管扩张相关问题的发生率和避免反复的细菌感染。

6. 外科治疗　如下所述。

（1）肺或肺叶切除：对于伴有局部支气管扩张或慢性肺叶萎陷的患儿，受累肺叶切除可避免肺部感染的频发和加重，减少理疗的需求。文献报道 1 例累及单侧肺的 BO，在保守治疗无效后行单侧肺切除后效果较好。

（2）肺移植：儿科肺移植的发展给一些处于终末阶段的肺疾病（包括 BO 在内）患儿提供了长期存活的机会。持续存在的严重的气流阻塞状态，伴有肺功能降低和越来越需要氧气支持的 BO 患儿可考虑肺移植。

（戴庆妍）

第四节　支气管哮喘

支气管哮喘（简称哮喘）是一种常见的全球性小儿呼吸道变态反应性疾病，近年来对其病因、发病机制、病理改变及防治等方面的研究，都取得了较大进展，尤其 GINA 的制定和推广，使哮喘防治进一步规范化，并已见显著成效。但发病率仍呈上升趋势，全球已有 3 亿人患哮喘，死亡率徘徊不降，给儿童健康和社会造成严重危害和负担，成为全球威胁人类健康最常见的慢性肺部疾患之一，已引起社会各界关注。

哮喘是一种以嗜酸性粒细胞、肥大细胞等多种炎症细胞和细胞因子、炎性介质共同参与形成的气道慢性变应性炎症，对易感者，此类炎症使之对各种刺激物具有高度反应性，并可引起气道平滑肌功能障碍，从而出现广泛的不同程度的气流受限。临床表现为反复发作性喘息、呼吸困难、咳嗽、胸闷等，有的以咳嗽为主要或唯一表现，这些症状常在夜间或晨起发生或加剧。可经治疗缓解或自行缓解。

由于地区和年龄的不同及调查方法和诊断标准的差异，世界各地哮喘患病率相差甚大，如新几内亚高原几乎无哮喘，而特里斯坦 - 达库尼亚岛上的居民则高达 50%。从总体患病率来看，发达国家（如欧、美、澳等）患病率高于发展中国家（如中国、印度等）。一般在 0.1% ~ 14% 之间。据美国心肺血液研究所报道，1987 年哮喘的人群患病率较 1980 年上升了 29%，该时期以哮喘为第一诊断的病死率增加了 31%。国内 20 世纪 50 年代上海和北京的哮喘患病率分别为 0.46% 和 4.59%，至 80 年代分别增至 0.69% 和 5.29%。90 年代初期全国 27 省市 0 ~ 14 岁儿童哮喘患病率情况抽样调查结果，患病率为 0.11% ~ 2.03%，平均 1.0%。10 年后累计患病率达 1.96%（0.5% ~ 3.33%）增加 1 倍。山东省调查不同地理环境中 984 131 名城乡人群，儿童患病率为 0.80%，明显高于成人（0.49%），均为农村高于城市，丘陵地区 > 内陆平原 > 沿海地区，并绘出了山东省哮喘病地图。但 10 年后济南、青岛两市调查结果显示，患病率也升高 1 倍多。性别方面，儿童期男 > 女，成人则相反。年龄患病率 3 岁内最高，随年龄增长逐渐降低。首次起病在 3 岁之内者达 75.69%。呼吸道感染是首次发病和复发的第一位原因。

一、病因

哮喘的病因复杂，发病机制迄今未全阐明，不同病因引起哮喘的机制不尽一致，现介绍如下。

（一）内因

哮喘患者多属过敏性体质（旧称泥膏样或渗出性素质），即特应性体质，存在气道高反应性，其特点是：体态肥胖，易患湿疹、过敏性皮炎和药物、食物过敏，婴儿期 IgA 较低，易患呼吸道感染或顽固性腹泻。血清 IgE 升高，嗜酸性粒细胞等有较多 IgE 受体。机体免疫功能，尤其是细胞免疫障碍，Ts 细胞减少，Th 细胞增多，尤其 Th_2 类细胞因子亢进。抗体水平失衡。微量元素失调，主要是 Zn 降低，使免疫功能下降。A 型血哮喘患儿明显高于其他型血者，乃由于其气道含较多 ABH 血型物质，易发生 I 型变态反应。此外哮喘患儿内分泌失调，雌二醇升高，皮质醇、黄体酮水平下降。有较高的阳性家族过敏史和过敏源皮试阳性率，迷走神经功能亢进，β_2 受体反应性下降，数量减少，β/α 比例紊乱等，这些内因是可以遗传的，其遗传因素在第 6 对染色体的 HLA 附近。近年研究发现尚与其他多种染色体有关。这是发生哮喘的先决条件。有人对 985 例哮喘儿童进行家系调查，64.68% 的患儿有湿疹等变应性疾病史；42.15% 有哮喘家族史，而且亲代愈近，患病率愈高，有家族聚集现象，属于多基因遗传病，遗传度 80%。此外早期喘息与肺发育较小、肺功能差等有关。

（二）外因

也是哮喘发生的必备条件。

1. 变应原　变态反应学说认为，哮喘是由 IgE 介导的 I 型变态反应性疾病。变应原作用于机体后，使机体致敏，并产生 IgE，当再次接触相应抗原后，便与肥大细胞上的 IgE 结合，通过"桥联作用"，Ca^{2+} 流入细胞内，激活细胞内的酶，溶酶体膜溶解，使其脱颗粒，释放出组胺等过敏介质，发生哮喘。引起哮喘的变应原种类繁多，大体可分为吸入性、食物性和药物性等三类，如屋尘、螨、花粉、真菌、垫料、羽毛等吸入性变应原和奶、鱼、肉、蛋、瓜果、蔬菜等食物性过敏源及阿司匹林类解热镇痛药、青霉素类等药物，此外 SO_2、DDV、油漆、烟雾、环氧树脂等亦可诱发哮喘。近年房屋装修，甲醛、油漆等有害物质致空气污染，已成为哮喘发生的又一常见原因。饮食结构的变化、工业污染、汽车废气及生态环境的变化等与哮喘患病率增加也均有关系。

2. 呼吸道感染　是哮喘的又一重要原因，其发病机制复杂，病原体本身就是一种变应原，并且感染可以因为气道黏膜损伤，免疫功能低下，气道反复感染，形成恶性循环，导致气道反应性增高。据有学者对 2 534 例哮喘的调查，91.91% 的首次病因和 74.29% 的复发诱因是感染，尤其是呼吸道病毒感染。近年研究业已证明 RSV 毛支炎患儿，鼻咽部 RSV - IgE 和组胺水平及嗜碱性粒细胞脱颗粒阳性率均增高，其他如腺病毒、hMPV、麻疹病毒、副流感病毒、百日咳杆菌、肺炎支原体、衣原体、曲菌等真菌感染均可引起哮喘，鼻窦炎与哮喘关系也非常密切。

3. 其他　运动约 90% 的哮喘患儿由运动而激发，这可能系气道冷却或纤毛周围呈现暂时性高渗状态，促使炎症细胞产生并释放过敏性介质所致。大哭、大笑等剧烈情绪波动，精神过度紧张（如考试）或创伤及冷空气刺激、气候骤变、气压降低等及咸、甜饮食均可诱发哮喘。胃 - 食管反流是夜间哮喘发作的主要原因之一。

二、临床表现

轻重悬殊。夜间或晨起发作较多或加重。轻者仅咳嗽、喷嚏、流涕，年长儿可诉胸闷。重者则喘息，严重呼气性呼吸困难（婴幼儿呼气相延长可不明显）和哮鸣音。有的只有顽固性咳嗽，久治不愈。并发感染时可有发热，肺部水泡音（但咳黄痰不一定都是细菌感染）。喘息程度与气道梗阻程度并不平行，当严重气道狭窄时，因气流量减少，喘鸣及呼吸音反减弱，此乃危笃征兆，有时易被误认为减轻。哮喘可分为急性发作期、慢性持续期（指虽无急性发作，但在较长时间内总是不同频度和程度地反复出现喘息、咳嗽、胸闷等症状的状态）和缓解期（即症状体征消失，肺功能正常并维持 4 周以上）。

1. 典型哮喘　可分为三期。第一期为发作性刺激性干咳，颇似异物所致的咳嗽，但气道内已有黏液分泌物，可闻少量哮鸣音；第二期可见咳出白色胶状黏痰（亦可略稀带泡沫），患儿烦躁不安，面色苍白，大汗淋漓，可有发绀，气喘加重，呼气延长，哮鸣音多，可掩盖心音，远处可闻，三凹征（＋）。婴儿喜伏于家长肩头，儿童多喜端坐，胸廓膨满，叩诊过清音，膈肌下降，心浊音界不清；第三期呼吸困难更严重，呼吸运动弱，有奇脉、肝大、水肿，终致急性呼吸衰竭或窒息，甚至猝死，但绝大多数患儿上述三期表现是可逆的。

2. 病情严重程度分级　我们将国内标准略加补充更切实可行，即轻症：仅有哮鸣音且呼吸困难轻，每月发作 <1 次，摒除变应原或其他激发因素后，喘息可被一般支扩剂控制，不影响正常生活；中症：呼吸困难较重，一月发作 1 次左右；或轻度发作，但次数较频（几乎每天发作），排除变应原及其他激发因素后，用一般支扩剂喘息部分缓解，活动受限，有时需用激素改善症状；重症：呼吸困难严重，每月发作 1 次以上，或反复频繁的中度呼吸困难，排除变应原和其他激发因素后，哮喘无明显改善，一般支扩剂无效，严重影响正常生活，需经常住院或使用激素控制症状；危急：哮鸣音明显减少或消失，血压降低，奇脉，意识模糊，精神错乱，体力明显耗竭，有呼酸并代酸，心电图示电轴右偏或 P 波高尖，需要进行急救治疗。此外，无论发作次数多少，凡依赖激素改善症状者，均为中、重度，每日需泼尼松 10mg 以上的激素依赖者或发作时有意识障碍者均为重症。

三、诊断与鉴别诊断

（一）诊断

详尽的病史及典型症状不难诊断。轻症及不典型病例，可借助辅助检查确诊。

1. 病史采集 ①询问是否有过典型哮喘表现，并除外其他喘息性疾患；问明首次发病的年龄、病情、持续时间、每次复发的诱因和居住环境是否阴暗、潮湿、空气污浊及生活习惯；家中是否养猫、狗、鸟等；发病先兆、起病缓急、持续时间、有无受凉、发热等上感表现；常用治疗措施及缓解方法；②特应症病史及Ⅰ、Ⅱ级亲属中过敏史：如湿疹、皮炎、过敏性鼻炎、咽炎、结膜炎、药物、食物过敏，反复呼吸道感染及慢性腹泻史；家族中有无上述疾病史和哮喘、气管炎史等；③发病诱因：何时、何种环境下发病，寻找环境中可疑变应原；与运动、情绪、劳累、冷空气、烟尘、DDV、油漆、食物及上感等的关系等。

2. 辅助检查 ①血液：外源性哮喘血嗜酸性粒细胞数升高，常 $> 0.3 \times 10^9/L$，嗜碱性粒细胞 $> 0.033 \times 10^9/L$，嗜碱性粒细胞脱颗粒试验阳性，并发感染时可见中性粒细胞数升高。血电解质一般无异常；②痰液及鼻分泌物：多呈白色泡沫状稀黏痰或胶冻状痰，嗜酸性粒细胞明显增多，并发感染时痰成黄或绿色，中性粒细胞为主，大量嗜酸性粒细胞可使痰变棕黄色。显微镜下可见库什曼螺旋体和夏科-雷登晶体；③X线胸片检查：少数可正常，多有肺纹理粗乱、肺门阴影紊乱、模糊，发作期可有肺不张、肺气肿、右心肥大等表现，并感染时可有点片状阴影；④肺功能：缓解期以小气道病变常见，发作期可见阻塞性通气功能障碍。肺活量降低，残气量增加等。峰流速仪测定 PEER 简单易行，实用价值大，可估计病情，判定疗效，自我监测，诊断轻型和不典型哮喘。正常或轻症的 PEF 应 >预计值或本人最佳值的80%，24h 变异率 <20%；其 PEF 为预计值的60%~80%，变异率为20%~30%为中症；PEF 和 FEV_1 有高度相关性，可代替后者；⑤血气分析：对估计气道梗阻程度及病情、指导治疗均有重大意义。轻度哮喘：血气正常，每分通气量稍增加（Ⅰ级），或 $PaCO_2$ 轻度下降，血 pH 轻度升高，每分通气量增加（Ⅱ级）；中度哮喘（Ⅲ级）：V/Q 比例失调，PaO_2 下降，$PaCO_2$ 仍略低；严重哮喘（Ⅳ级）：PaO_2 进一步下降，$PaCO_2$ "正常或略升高"，提示气道阻塞严重，易误认为病情好转；晚期哮喘（Ⅴ级）：出现Ⅱ型呼衰的血气表现和酸中毒。pH <7.25 表示病情危笃，预后不良；⑥支气管激发或扩张试验或运动激发试验的测定；⑦变应原测定；⑧免疫功能检查示总 IgE 升高或特异性 IgE 升高；⑨其他：还可根据条件及病情测 ECP 等炎性介质及 CKs、IL-4、IL-5、β_2 受体功能、内分泌功能、血清前列腺素水平、微量元素及 cAMP/cGMP 等。

3. 诊断标准

（1）儿童哮喘：①反复发作喘息、气促、胸闷或咳嗽，多与接触变应原、冷空气、物理或化学刺激、呼吸道感染、运动及甜、咸食物等有关；②发作时双肺闻及弥漫或散在哮鸣音，呼气多延长；③支气管扩张剂有显著疗效；④除外其他引起喘息、胸闷和咳嗽的疾病。

需要说明的是：①喘息是婴幼儿期的一个常见症状，故婴幼儿期是哮喘诊治的重点。但并非婴幼儿喘息都是哮喘。有特应质（如湿疹、过敏性鼻炎等）及家族过敏史阳性的高危喘息儿童，气道已出现变应性炎症，其喘息常持续至整个儿童期，甚至延续到成年后。但是无高危因素者其喘息多与 ARI 有关，且多在学龄前期消失；②不能确诊的可行：哮喘药物的试验性治疗，这是最可靠的方法；可用运动激发试验，如阳性，支持哮喘诊断；对于无其他健康方面问题的儿童出现夜间反复咳嗽或患儿感冒"反复发展到肺"或持续10天以上或按哮喘药物治疗有效者应考虑哮喘的诊断，而不用其他术语，这种可能的"过度"治疗远比反复或长期应用抗生素好；更要注意病史和 X 线排除其他原因的喘息，如异物、先天畸形、CHD、囊性纤维性变、先天免疫缺陷、反复牛奶吸入等。

（2）咳嗽变异性哮喘：即没有喘鸣的哮喘：①咳嗽持续或反复发作 >1 月，常于夜间或清晨发作，运动、遇冷空气或特殊气味后加重，痰少；临床无感染征象或经较长期抗感染治疗无效；②平喘药可使咳嗽缓解；③有个人或家族过敏史或变应原试验阳性；④气道有高反应性（激发试验阳性）；⑤排除其他引起慢性咳嗽的疾病。

（二）鉴别诊断

1. **毛细支气管炎** 又称喘憋性肺炎，是喘息常见病因，可散发或大流行，多见于 1 岁内尤其 2～6 个月小儿，系 RSV 等病毒引起的首次哮喘发作，中毒症状和喘憋重，易并发心衰、呼衰等，对支扩剂反应差，可资鉴别。但在特应质、病理改变及临床表现方面与哮喘相似，且有 30% 以上发展为哮喘。我们曾长期随访 RSV 毛支炎，约 70% 发展为喘支，25%～50% 变为哮喘，其高危因素为：较强的过敏体质和家族过敏史，血清 IgE 升高，变应原皮试阳性，细胞免疫低下和反复呼吸道感染等。

2. **喘息性支气管炎** 国外多认为喘支属于哮喘范围。其特点是：多见于 1～4 岁儿童，是有喘息表现的气道感染，有发热等表现，抗感染治疗有效，病情较轻，无明显呼吸困难，预后良好，多于 4～5 岁后发作减少，症状减轻而愈。因此与过敏性哮喘有显著区别。但在临床症状、气道高反应性、特应性及病理变化等多方面与哮喘，尤其感染性哮喘有共同之处，且有 40% 以上的患儿移行为哮喘。新近有人指出：3 岁内小儿感染后喘息，排除其他原因的喘息后，就是哮喘，是同一疾病在不同年龄阶段的表现形式。

3. **心源性哮喘** 小儿较少见。常有心脏病史，除哮鸣音外，双肺大量水泡音，咳出泡沫样血痰及心脏病体征，平喘药效果差，吗啡、哌替啶治疗有效。心电图、心脏彩色多普勒超声检查有的发现心脏异常。当鉴别困难时可试用氨茶碱治疗，禁用肾上腺素和吗啡等。

4. **支气管狭窄或软化** 多为先天性，常为出生后出现症状，持续存在，每于感冒后加重，喘鸣为双相性。CT、气道造影或纤支镜检查有助诊断。

5. **异物吸入** 好发于幼儿或学龄前儿童，无反复喘息史，有吸入史；呛咳重，亦可无，有持续或阵发性哮喘样呼吸困难，随体位而变化，以吸气困难和吸气性喘鸣为主。多为右侧，可听到拍击音，X 线可见纵隔摆动或肺气肿、肺不张等，若阴性可行纤支镜检查确诊。

6. **先天性喉喘鸣** 系喉软骨软化所致。生后 7～14 天出现症状，哭闹或呼吸道感染时加重，俯卧或抱起时可减轻或消失，随年龄增大而减轻，一般 2 岁左右消失。

7. **其他** 凡由支气管内阻塞或气管外压迫致气道狭窄者，均可引起喘鸣，如支气管淋巴结核、支气管内膜结核、胃食管反流、囊性纤维性变、肺嗜酸细胞浸润症、嗜酸细胞性支气管炎、原发性纤毛运动障碍综合征、支气管肺曲菌病、肉芽肿性肺疾病、气管食管瘘、原发免疫缺陷病、纵隔或肺内肿瘤、肿大淋巴结、血管环等。可通过病史、X 线、CT 等检查予以鉴别。

四、治疗

（1）治疗目的：缓解症状，改善生活质量，保证儿童正常身心发育，防止并发症，避免治疗后的不良反应。

（2）防治原则：去除诱（病）因，控制急性发作，预防复发，防止并发症和药物不良反应以及早诊断和规范治疗等。

（3）治疗目标：①尽可能控制哮喘症状（包括夜间症状）；②使哮喘发作次数减少，甚至不发作；③维持肺功能正常或接近正常；④β_2 受体激动剂用量减至最少，乃至不用；⑤药物不良反应减至最少，甚至没有；⑥能参加正常活动，包括体育锻炼；⑦预防发展为不可逆气道阻塞；⑧预防哮喘引起的死亡。因此哮喘治疗必须坚持"长期、持续、规范和个体化"原则。

（一）急性发作期的治疗

主要是抗感染治疗和控制症状。

1. **治疗目标** ①尽快缓解气道阻塞；②纠正低氧血症；③合适的通气量；④恢复肺功能，达到完全缓解；⑤预防进一步恶化和再次发作；⑥防止并发症；⑦制定长期系统的治疗方案，达到长期控制。

2. **治疗措施**

（1）一般措施：①保持气道通畅，湿化气道，吸氧使 SaO_2 达 92% 以上，纠正低氧血症；②补液：糖皮质激素和 β_2 受体激动剂均可致使低钾，不能进食可致酸中毒、脱水等，是哮喘发作不缓解的重要原因，必须及时补充和纠正。

（2）迅速缓解气道痉挛：①首选氧或压缩空气驱动的雾化吸入，0.5%万托林每次0.5~1mL/kg（特布他林每次300μg/kg），每次最高量可达5mg和10mg。加生理盐水至3mL，初30min~1h 1次，病情改善后改为q6h。无此条件的可用定量气雾剂加储雾罐代替，每次2喷，每日3~4次。亦可用呼吸机的雾化装置。无储雾罐时可用一次性纸杯代替；②当病情危重，呼吸浅慢，甚至昏迷，呼吸心跳微弱或骤停时或雾化吸入足量β₂受体激动剂+抗胆碱能药物+全身用皮质激素未控制喘息时，可静滴沙丁胺醇 [0.1~0.2μg/（kg·min）]，或用异丙肾 ivdrip 代替；③全身用激素：应用指征是中、重度哮喘发作，对吸入β₂激动剂反应欠佳；长期吸激素患者病情恶化或有因哮喘发作致呼衰或为口服激素者，应及时、足量、短期用，一般3~4天，不超过7天，至病情稳定后以吸入激素维持；④中重度哮喘：用β₂激动剂+0.025%的异丙托品（每次<4岁0.5mL，≥4岁1.0mL），q4~6h；⑤氨茶碱，3~4mg/kg，≯每次250mg，加入10%葡萄糖中缓慢静脉注射（≮20min），以0.5~1mg/（kg·h）的速度维持，每天≯24mg/kg，亦可将总量分4次，q6h，静脉注射，应注意既往用药史，最好检测血药浓度，以策安全；⑥还可用MgSO₄、维生素K₁、雾化吸入呋塞米、利多卡因、普鲁卡因、硝普钠等治疗。

（3）人工通气。

（4）其他：①抗感染药仅在有感染证据时用；②及时发现和治疗呼衰、心衰等并发症；③慎用或禁用镇静剂；④抗组胺药及祛痰药无确切疗效。

（5）中医药：可配合中医辨证论治，如射干麻黄汤、麻地定喘汤等加减或用蛤蚧定喘汤、桂龙咳喘宁等。

（二）慢性持续期的治疗

按 GINA 治疗方案进行。①首先根据病情判定患者所处的级别，选用哪级治疗；②各级均应按需吸入速效 β₂ 受体激动剂；③表中 ICS 量为每日 BDP 量，与其他 ICS 的等效剂量为：BDP250μg ≈ BUD200μg ≈ FP125μg；④起始 ICS 剂量宜偏大些；⑤每级、每期都要重视避免变应原等诱因。

（1）升级：如按某级治疗中遇变应原或呼吸道感染等原因，病情加重或恶化，经积极治疗病因，仍不见轻时，应立即升级至相应级别治疗。

（2）降级：如按某级治疗后病情减轻达到轻的一级时要经至少3个月维持并评估后（一般4~6个月），再降为轻一级的治疗。

（三）缓解期的防治（预防发作）

1. 避免接触变应原和刺激因素　对空气和食物中的变应原和刺激因素，一旦明确应尽力避免接触，如对屋尘过敏时可认真清理环境，避开有尘土的环境，忌食某些过敏的食物。对螨过敏者除注意卫生清扫外，可用杀螨剂、防螨床罩或威他霉素喷洒居室。阿司匹林等药物过敏者可用其他药物代替。对猫、狗、鸟等宠物或花草、家具过敏的，可将其移开或异地治疗。

2. 保护性措施　患儿应生活有规律，避免过劳、精神紧张和剧烈活动，进行三浴锻炼，尤其耐寒锻炼，积极防治呼吸道感染，游泳、哮喘体操、跳绳、散步等运动有利于增强体质和哮喘的康复，但运动量以不引起咳、喘为限，循序渐进，持之以恒。

3. 提高机体免疫力　根据免疫功能检查结果选用增强细胞、体液和非特异性免疫功能的药物，如普利莫（即万适宁）、斯奇康、乌体林斯、气管炎菌苗片、静注用丙种球蛋白、转移因子、胸腺素、核酪、多抗甲素、复合蛋白锌等锌剂、胎盘脂多糖及玉屏风颗粒、黄芪颗粒、还尔金、儿康宁、固本咳喘片、组胺球蛋白（亦称抗过敏球蛋白）等。

4. 减敏疗法

（1）特异减敏疗法：旧称脱敏疗法，通过小剂量抗原反复注射而使机体对变应原的敏感性降低。需先进行皮试，根据阳性抗原种类及强度确定减敏液起始浓度。该疗法疗效肯定，但影响因素较多，且疗效长，痛苦大，有时难以坚持到底。目前已有进口皮试抗原和脱敏液，安全、有效可应用，但价格较贵。新近还从国外引进百康生物共振变应原检测治疗仪，对哮喘等过敏性疾病有良好疗效。

（2）非特异减敏疗法：所用方法不针对某些具体抗原，但起到抗炎和改善过敏体质作用，常用的如细胞膜稳定剂色甘酸钠、尼多酸钠、曲尼斯特及抗组胺药氯雷他定（开瑞坦）、西替利嗪（仙特明）、阿伐斯汀（新敏乐）等及酮替芬、赛庚啶、特非那定等。甲氨蝶呤、雷公藤多苷、环胞素 A 对防治哮喘亦有较好效果，但因不良反应大，不常规应用。最重要和最常用的药物当属肾上腺皮质激素。主要是吸入给药。

五、预后

多数患儿经正规合理治疗可完全控制，像健康儿童一样生活。大部分婴幼儿哮喘随年龄增长逐渐减轻，至 4 ~ 5 岁后不再发作，其他患儿在青春期前后随着内分泌的剧烈变化，呈现一种易愈倾向，尤以男孩为著，故至成人期，两性差异不大或女多于男，因此总的预后是好的，但仍有部分患儿治疗无效或死亡。其病死率在日本为 1.3% ~ 6.5%，美国儿童哮喘的死亡率为 1.1/10 万（1972 年），国内 10 年住院儿童哮喘病死率为 0.13% ~ 0.44%。山东省儿童哮喘死亡率为 0.33/10 万。治疗失败的原因为：①医生及家长对哮喘的严重性估计不足，缺乏有效的监测措施；②肾上腺皮质激素用量不足或应用过晚；③治疗不当，如滥用 β_2 受体激动剂等。因此死亡中的多数是可避免的。总之不积极治疗、等待自愈和悲观失望、放弃治疗的想法都是不可取的。

（马丽霞）

第五节　细菌性肺炎

一、肺炎链球菌肺炎

肺炎链球菌常引起以肺大叶或肺节段为单位的炎症，但在年幼儿童，由于免疫功能尚不成熟，病菌沿支气管播散形成以小气道周围实变为特征的病变（支气管肺炎）。

年长儿童肺炎链球菌肺炎（pneumococcal pneumonia）的临床表现与成人相似。可先有短暂轻微的上呼吸道感染症状，继而寒战、高热，伴烦躁或嗜睡、干咳、气急、发绀及鼻翼、锁骨上、肋间隙及肋弓下凹陷等。可伴有铁锈色痰。早期常缺乏体征，多在 2 ~ 3d 后出现肺部实变体征。重症患儿可并发感染性休克、中毒脑病、脑水肿甚至脑疝。

婴儿肺炎链球菌肺炎的临床表现多变。常先有鼻塞、厌食等先驱症状，数天后突然发热、烦躁不安、呼吸困难、发绀，伴气急、心动过速、三凹征等。体格检查常无特征性，实变区域可表现叩诊浊音、管性呼吸音，有时可闻啰音。肺部体征在整个病程中变化较少，但恢复期湿啰音增多。右上叶累及时可出现颈强直。

外周血白细胞计数常增高，达 $15 \times 10^9 \sim 40 \times 10^9/L$，以中性粒细胞为主。多数患儿鼻咽分泌物中可培养出肺炎链球菌，但其致病意义无法肯定。如能在抗生素应用前进行血培养或胸腔积液培养，具有一定的诊断意义。X 线改变与临床过程不一定平行，实变病灶出现较肺部体征早，但在临床缓解后数周仍未完全消散。年幼儿童实变病灶并不常见。可有胸膜反应伴渗出。

肺炎链球菌肺炎患儿 10% ~ 30% 存在菌血症，但由于抗生素的早期应用，国内血培养阳性率甚低。血清学方法，如测定患儿血清、尿液或唾液中的肺炎链球菌抗原可协助诊断，但也有研究者认为此法无法区别肺炎链球菌的感染和定植。最近有报道通过测定血清 Pneumolysin 抗体，或含有针对肺炎链球菌种特异荚膜多糖、型特异荚膜多糖复合物、蛋白抗原 Pneumolysin 抗体的循环免疫复合物进行诊断，但在婴儿，其敏感性尚嫌不足。亦可通过聚合酶链反应检测胸腔积液或血中的肺炎链球菌 DNA 协助诊断。

肺炎链球菌肺炎的临床表现无法与其他病原引起的肺炎相鉴别。此外，年长儿右下叶肺炎常由于刺激横膈引起腹痛，需与急性阑尾炎鉴别。

肺炎链球菌耐药性问题已引起普遍关注。在一些国家及我国台湾地区耐青霉素菌株已高达 50% ~ 80%。我国内陆各地区肺炎链球菌耐药情况有较大差异，2000 年监测资料表明，北京为 14%，上海

35.7%，而广州高达60%。对青霉素敏感株仍可选用青霉素 G 10 万 U/（kg·d）治疗，但青霉素低度耐药株（MIC 为 2.0~4.0μg/mL）应加大青霉素剂量至 10 万~30 万 U/（kg·d），以上治疗无效、病情危重或高度耐药者（MIC＞4.0μg/mL）应选用第三代头孢霉素，如头孢噻肟、头孢曲松或万古霉素。

二、流感嗜血杆菌肺炎

流感嗜血杆菌（Hi）肺炎（hemophilus influenzae pneumonia）常见于 5 岁以下婴儿和年幼儿童。应用特异性免疫血清可将 Hi 分为 a~f 6 型，其中以 b 型（Hib）致病力最强。由于 Hib 疫苗的接种，20 世纪 90 年代以后美国等发达国家 Hib 所致肺炎下降了 95%。近年来也有较多非 b 型 Hi 感染的报道。

本病临床表现无特异性。但起病多较缓慢，病程可长达数周之久。幼婴常伴有菌血症，易出现脓胸、心包炎等化脓性并发症。外周血白细胞计数常中度升高。多数患儿 X 线表现为大叶性或节段性病灶，下叶多受累。幼婴常伴胸膜受累。本病诊断有赖于从血、胸腔积液或肺穿刺液中分离到病菌。由于 Hi 在正常人群的咽部中有一定的携带率，托幼机构中更高，因而呼吸道标本诊断价值不大。

治疗时必须注意 Hi 的耐药问题。目前分离的 Hi 主要耐药机制是产生 β－内酰胺酶，美国、我国香港等地 Hi 菌株产酶率已高达 30% 以上。国内各地关于氨苄西林耐药率和产酶率差异较大。如对病菌不产酶，可使用氨苄西林，如不能明确其是否产酶，首选头孢噻肟、头孢曲松等。如最初反应良好，可改为口服，疗程为 10~14d。在大环内酯类中，阿奇霉素、克拉霉素对 Hi 有较好的敏感性。

三、葡萄球菌肺炎

葡萄球菌肺炎（staphylococcal pneumonia）多发生于新生儿和婴儿。Goel 等报道 100 例患儿中，1 岁以内占 78%，平均年龄 5 个月。金黄色葡萄球（金葡菌）和表皮葡萄球菌均可致病，但以前者致病最强。由于金葡菌可产生多种毒素和酶，具有高度组织破坏性和化脓趋势，因而金葡菌肺炎以广泛出血性坏死、多发性小脓肿形成特点。

临床上以起病急、发展快、变化大、化脓性并发症多为特征。一开始可有 1~2 天的上呼吸道感染症状，或皮肤疖肿史，病情迅速恶化，出现高热、咳嗽、呻吟、喘憋、气急、发绀，肺部体征出现较早。易出现脓胸、脓气胸、肺大疱等并发症。外周血白细胞计数常明显升高，以中性粒细胞为主。可伴轻至中度贫血。胸片改变特点：发展快、变化多、吸收慢。肺部病灶可在数小时内发展成为多发性小脓肿或肺大疱，并出现脓胸、脓气胸等并发。X 线改变吸收缓慢，可持续 2 个月或更久。

1 岁以下尤其是 3 月龄以内的小婴儿，如肺炎病情发展迅速，伴肺大疱、脓胸或肺脓肿形成者应高度怀疑本病。在抗生素使用前必须进行痰、鼻咽拭子、浆膜腔液、血液或肺穿刺物的培养。痰或胸腔积液涂片染色可发现中性粒细胞和革兰阳性球菌呈葡萄串链状排列。血清中磷壁酸抗体测定可作为病原学诊断的补充。

合适的抗生素治疗和脓液的引流是治疗的关键。在获取培养标本后应立即给予敏感的杀菌药物，并足量、联合、静脉用药。疗程不少于 4~6 周，有并发症者适当延长。宜首选耐青霉素酶窄谱青霉素类，如苯唑西林等，可联合头孢霉素类使用。如为耐甲氧西林金葡菌（MRSA）引起，应选用万古霉素治疗。

四、链球菌性肺炎

A 组链球菌（group A streptococcus，GAS）主要引起咽炎等上呼吸道感染，但在出疹性疾病、流感病毒感染等情况下可发生链球菌肺炎（streptococcal pneumonia），多发生于 3~5 岁的儿童。B 组链球菌（GBS）则是新生儿肺炎的主要病原。

GAS 所致肺炎与肺炎链球菌肺炎的症状体征相似。常起病突然，以高热、寒战、呼吸困难为特点，也可表现为隐袭起病，过程轻微，表现咳嗽、低热等。

外周血白细胞计数常升高，血抗 O 抗体滴度升高有助于诊断。确定诊断有赖于从胸腔积液、血或肺穿刺物中分离出链球菌。

首选青霉素 G 治疗，临床改善后改口服，疗程 2~3 周。

五、其他革兰阴性杆菌肺炎

常见的革兰阴性杆菌包括大肠埃希菌、肺炎克雷白杆菌、铜绿假单胞菌等。主要见于新生儿和小婴儿，常有以下诱因：①广谱抗生素的大量应用或联合应用；②医源性因素如气管插管、血管插管、人工呼吸机等的应用；③先天性或获得性免疫功能缺陷，如营养不良、白血病、恶性淋巴瘤、长期使用皮质激素或免疫抑制剂等。因而本病多为院内感染。

本病临床过程难以与其他细菌性肺炎鉴别。原有肺炎经适当治疗好转后又见恶化，或原发病迁延不愈，应怀疑此类肺部感染。诊断主要依靠气管吸出物、血或胸腔积液培养结果。

多数革兰阴性杆菌耐药率较高，一旦诊断此类感染，宜首选第三代头孢霉素或复合 β - 内酰胺类（含 β - 内酰胺酶抑制剂）。如致病菌株产生超广谱 β - 内酰胺酶（ESBL），应选用头孢霉素类、复合 β - 内酰胺类，严重者选用碳青霉烯类抗生素如亚胺培南。

六、沙门菌肺炎

由伤寒、副伤寒、鼠伤寒或其他非伤寒沙门菌引起，发生于沙门菌感染的病程中，较为少见。多发于幼小婴儿。

可表现为大叶性肺炎或支气管肺炎症状。较为特殊的表现为痰常呈血性或带血丝。在沙门菌感染的病程中，如发生呼吸道症状如咳嗽、气急，即使无肺部体征，也应进行摄片。如有肺炎改变应考虑为沙门菌肺炎（salmonella pneumonia）。

在美国，约 20% 沙门菌株对氨苄西林耐药。如病情严重、耐药情况不明，宜首选第三代头孢霉素，如头孢曲松、头孢噻肟等，如为敏感株感染则可用氨苄西林，或 SMZ - TMP 治疗。

七、百日咳肺炎

百日咳肺炎（pertussis pneumonia）由百日咳杆菌引起，多为间质性肺炎，亦可因继发细菌感染而引起支气管肺炎。患儿在百日咳病程中突然发热、气急，呼吸增快与体温不成比例，严重者可出现呼吸困难、发绀。肺部可闻及细湿啰音，或出现实变体征。剧烈咳嗽有时可造成肺泡破裂引起气胸、纵隔气肿或皮下气肿。

有原发病者出现肺炎症状较易诊断。继发细菌感染者应送检痰培养及血培养。

治疗首选红霉素，10~14d 为一疗程。必要时加用氨苄西林或利福平等。有报道用阿奇霉素 10mg/（kg·d）5d 或克拉霉素 10mg/（kg·d）7d 亦取得了良好疗效。百日咳高价免疫球蛋白正处于研究阶段，常规免疫球蛋白不推荐使用。

八、军团菌肺炎

军团菌病可暴发流行，散发病例则以机会感染或院内感染为主。多见于中老年人，但年幼儿也可发生。

军团菌肺炎（legionaires disease）是一种严重的多系统损害性疾病，主要表现为发热和呼吸道症状。外周血白细胞计数常明显升高，伴核左移。但由于其临床表现错综复杂，缺乏特异性，与其他肺炎难以区别。确诊必须依靠特殊的化验检查，如应用特殊培养基从呼吸道标本或血、胸腔积液中分离出病菌；应用免疫荧光或免疫酶法测定上述标本中的军团菌抗原或血清标本中的特异抗体。β - 内酰胺类抗生素治疗无效有助于本病的诊断。

首选大环内酯类，如红霉素及阿奇霉素、克拉霉素、罗红霉素等，疗程为 2~3 周。可加用利福平。喹诺酮类和氨基糖苷类虽有较好的抗菌活性，但儿童期尤其是年幼儿童禁用。

九、厌氧菌肺炎

厌氧菌肺炎（anaerobic pneumonia）主要为吸入性肺炎，多发生于小婴儿，或昏迷患者。起病大多缓慢，表现为发热，咳嗽、进行性呼吸困难、胸痛，咳恶臭痰是本病的特征。也可有寒战、消瘦、贫血、黄疸等。本病表现为坏死性肺炎，常发生肺脓肿和脓胸、脓气胸。当患儿咳恶臭痰、X线有肺炎或肺脓肿或脓胸时应考虑到本病可能。化验检查常有外周血白细胞计数和中性粒细胞比例的升高。确诊需做气管吸出物厌氧菌培养。

抗生素可选用青霉素G、克林霉素、甲硝唑等。应加强支持治疗。脓胸者需及时开放引流。

十、L型菌肺炎

L型菌肺炎是临床上难治性呼吸道感染的病原体之一。患儿常有肺炎不能解释的迁延发热，或原发病已愈，找不到继续发热的原因。病情多不重，β-内酰胺类抗生素治疗无效。外周血白细胞计数大多正常。X线改变无特异性，多呈间质性肺炎改变。普通培养阴性，L型高渗培养基上培养阳性可确诊。治疗应采用兼治原型和L型菌的抗生素，如氨苄西林或头孢霉素类加大环内酯类。一般需治疗至体温正常后10~14d，培养阴性为止。

十一、肺脓肿

肺脓肿（lung abscess）又称肺化脓症，由多种病原菌引起。常继发于细菌性肺炎，亦可为吸入性或血源性感染。由于抗生素的广泛应用，目前已较少见。

起病急剧，有畏寒、高热，伴阵咳、咳出大量脓痰，病程长者可反复咯血、贫血、消瘦等。外周血白细胞计数和中性粒细胞升高，结合X线后前位及侧位胸片，诊断多不困难。痰培养、血培养可明确病原。怀疑金葡菌者宜首选苯唑西林或万古霉素；厌氧菌感染给予青霉素G、克林霉素、哌拉西林钠、甲硝唑等。最好根据细菌培养和药物敏感试验结果选用。疗程要足，一般需1~2个月。

（马丽霞）

第六节 病毒性肺炎

一、呼吸道合胞病毒性肺炎

呼吸道合胞病毒（RSV）是婴儿下呼吸道感染的主要病原，尤其易发生于2~4月龄的小婴儿。一般以冬季多见，持续4~5个月。据观察，冬春季节RSV感染占3岁以下婴幼儿肺炎的35%左右。RSV毛细支气管炎的发病机制尚不明确，但有证据表明，免疫损伤可能参与了其发病过程。

初期上呼吸道感染症状突出，如鼻塞、流涕，继而咳嗽、低热、喘鸣。随病情进展，出现呼吸困难、鼻扇、呼气延长、呼吸时呻吟和三凹征等。易并发急性心力衰竭。年龄小于2个月的患儿、低体温、高碳酸血症者易发生呼吸暂停。初期听诊呼吸音减弱、哮鸣音为主，而后可闻细湿啰音。X线检查见肺纹理增粗或点片状阴影，部分见肺不张或以肺气肿为主要表现。外周血白细胞计数和分类一般无异常。鼻咽部脱落细胞病毒免疫荧光或免疫酶检查，均可在数小时内获得结果。急性期可有RSV特异IgM升高。年龄小、喘憋出现早是本病的特点，但确诊要靠血清学和病毒学检查。

二、腺病毒肺炎

腺病毒肺炎（adenoviral pneumonia）以腺病毒3型和7型为主。多发生于6个月至2岁的婴幼儿。近年来发病率已明显降低，病情减轻。起病大多急骤，先有上呼吸道感染症状。随后出现持续高热，咳嗽出现早，呈单声咳、频咳或阵咳，继而出现呼吸困难。肺部体征出现迟，多在高热3~4d后出现湿啰音。早期可出现中毒症状和多系统受累表现，如肝、脾肿大、嗜睡或烦躁不安，甚至中毒性脑病。外周血白细胞计数大多轻度减少。X线改变以肺实变阴影及病灶融合为特点，其范围不受肺叶的限制。约1/6的病例可有胸膜炎，病灶吸收较慢，一般要1个月或更久。

根据上述临床表现，结合X线特点，诊断不难。根据血清学和病毒学检查结果可确诊。

三、流感病毒性肺炎

流感病毒性肺炎（influenza pneumonia）大多骤起高热，伴明显咳嗽、呼吸困难，肺部可闻细湿啰音。多数患儿有呕吐、腹泻，严重者可出现胃肠道出血、腹胀、甚至神经系统症状。X 线检查肺部可有斑片状或大片状阴影。

流行性感冒流行期间，有呼吸道症状和体征；非流行期间持续高热、抗生素治疗无效的肺炎均应考虑到本病可能。确诊有赖于血清学和病毒学检查。

四、副流感病毒性肺炎

副流感病毒性肺炎（para influenza pneumonia）易感对象为 3 个月至 1 岁的婴儿。其发病率仅次于 RSV。多有 3~5d 的中等程度发热或高热及呼吸困难、哮吼样咳嗽、三凹征、肺部干湿啰音等，但多数患儿表现较轻，一般无中毒症状，病程较短。X 线检查肺野可有小片状阴影。临床上无法与其他病毒性肺炎相区别，根据血清学和病毒学检查结果确定诊断。

五、巨细胞病毒性肺炎

巨细胞病毒（CMV）感染各年龄组均可发生，但巨细胞病毒性肺炎（cytomegalovirus pneumonia）以小婴儿居多。因属全身性感染，呼吸道症状常被掩盖。临床上常以呼吸、消化和神经系统症状为主。可有发热、气急、咳喘、腹泻、拒奶、烦躁等，伴肝、脾肿大，重者及新生儿患者可有黄疸、细小出血性皮疹、溶血性贫血等表现。肺部 X 线改变以间质性和小叶性病变为主。可通过测定呼吸道标本中的 CMV、血清中的 CMV 抗原或特异 IgM 确诊。

六、麻疹病毒性肺炎

在麻疹过程中多数患儿存在不同程度的肺炎改变。可由麻疹病毒本身引起，常表现为间质性肺炎。在麻疹极期病情很快加重，出现频繁咳嗽、高热、肺部细湿啰音等。在出疹及体温下降后消退。如继发细菌感染，多表现为支气管肺炎。常见致病菌为肺炎链球菌、金黄色葡萄球菌、流感嗜血杆菌等，易并发脓胸或脓气胸。

麻疹发病初期和出疹前出现的肺炎多为麻疹病毒引起，以后则多为继发感染引起的细菌性肺炎。有报道，麻疹相关肺炎中混合感染者占 53%。麻疹流行期间，麻疹易感儿具有肺炎的症状和体征，不管有无皮疹，均应考虑到本病可能。确诊有赖于病毒分离、免疫荧光或免疫酶检测、双份血清抗体测定等方法。

七、腮腺炎病毒性肺炎

腮腺炎病毒性肺炎（mumps pneumonia）常因其呼吸道症状不明显，易为腮腺肿大及其并发症所掩盖，以及极少进行 X 线肺部检查而漏诊。临床表现大多较轻，一般无呼吸困难和发绀。肺部呈局限性呼吸音粗糙，少数可闻水泡音。外周血白细胞计数多不升高。X 线表现肺野斑片状或大片状阴影，或呈毛玻璃样改变。根据典型腮腺炎表现，加上述 X 线改变，可考虑本病。

八、EB 病毒性肺炎

3~5 岁为感染高峰年龄。EB 病毒感染后可累及全身各系统。在呼吸系统可表现为反复间质性肺炎、持续性咽峡炎等。除一般肺炎的症状和体征外，可有时隐时现的咳嗽和反复发热，常伴有肝、脾和淋巴结肿大。胸部 X 线检查以间质性病变为主。急性期外周血白细胞计数常明显增高，以淋巴细胞为主，并出现异常淋巴细胞。确诊常需依赖特异性抗体测定。

九、水痘肺炎

水痘肺炎（varicella pneumonia）由水痘-带状疱疹病毒引起，为全身性疾病，可发生支气管炎和间质性肺炎。年龄越小越易发生肺炎。多在水痘发生 1 周内，表现咳嗽，肺部有湿性啰音，X 线检查呈现双肺野结节性浸润阴影。水痘患儿如出现呼吸道症状和体征，应考虑本病。部分年幼婴儿，水痘肺炎可出现在皮疹之前，极易误诊和漏诊。因而有明确水痘接触史者，如发生肺炎，亦应考虑本病，并予以隔离。

十、肠道病毒所致下呼吸道感染

主要由柯萨奇病毒 B 组和埃可病毒引起。多见于夏秋季，呼吸道症状一般较轻，但婴幼儿肠道病毒感染大多较重，年龄愈小，病情愈重。常并发其他系统的症状，如腹泻、疱疹性咽炎、皮疹等。

十一、轮状病毒性下呼吸道感染

多见于秋冬季寒冷季节。好发于婴幼儿，其呼吸道症状体征常较轻。在轮状病毒感染流行期间，如患儿具有典型秋季腹泻特点，同时有呼吸道症状和体征，应考虑到本病可能。

十二、病毒性肺炎的药物治疗

目前尚缺乏理想的抗病毒药物。对呼吸道病毒治疗功效较肯定的仅限于流感病毒神经氨酸酶抑制剂和 M_2 蛋白抑制剂（金刚烷胺、金刚乙胺）及雾化吸入利巴韦林。

1. 利巴韦林　为广谱抗病毒剂，已广泛用于各类病毒性感染。早期应用雾化吸入或静脉给药，有一定疗效，但对重症病毒性肺炎单独使用作用尚不可靠。10～15mg/（kg·d），必要时 30～40mg/（kg·d），分 2 次静脉滴注，也可肌内注射，或 0.1% 溶液喷雾吸入，国外主要通过雾化吸入治疗严重 RSV 感染。

2. 金刚烷胺或金刚乙胺　可用于流感病毒 A 感染的防治。后者活性比前者强，呼吸道药物浓度亦较高。但由于神经系统不良反应、对 B 型流感病毒无效及耐药株的出现，限制了其在临床的应用。

3. 神经氨酸酶抑制剂　是一类新型的抗流感病毒药物。目前已用于临床的神经氨酸酶抑制剂包括扎那米韦、奥司他韦（达菲），可选择性抑制 A 型和 B 型流感病毒的神经氨酸酶活性，从而改变病毒正常的凝集和释放功能，减轻受感染的程度，缩短病程。前者只能吸入给药，因而婴幼儿患者常无法使用。奥司他韦则口服给药，每次儿童 2mg/kg，2 次/天。

4. 免疫球蛋白　近年来有报道 RSV 免疫球蛋白静脉使用可显著减轻病情、缩短住院时间，取得较好疗效。

5. 干扰素　可使受感染细胞转化为抗病毒状态，不断生成具有高度抗病毒活性的蛋白质，从而发挥抗病毒作用。可肌内注射、静脉注射或静脉滴注，也可滴鼻或喷雾吸入。

6. 阿昔洛韦（无环鸟苷）　主要适用于单纯疱疹病毒、水痘－带状疱疹病毒及 CMV 感染者。一般情况下每次 5mg/kg，静脉滴注，3 次/天，疗程 7d。

7. 更昔洛韦（丙氟鸟苷）　是抑制 CMV 作用较强的药物。诱导期 10mg/（kg·d），2 次/天，连用 14～21d，静脉滴注；维持量 5～7.5mg/（kg·d），1 次/天，每周 5～7 次，静脉滴注，或每次 5～10mg/kg，2 次/天，口服。

8. 其他　白细胞介素－2（IL－2）、胸腺素、阿糖腺苷、双嘧达莫、聚肌胞、泰瑞宁和丙基乙磺酸及中药制剂。

（马丽霞）

第七节　支原体肺炎

支原体肺炎（mycoplasmal pneumonia）由肺炎支原体（mycoplasma pneumoniae，MP）引起。多见于儿童和青少年，但近年来发现婴幼儿并非少见。全年均可发病，以秋、冬季多见。北京首都儿科研究所报道，MP 肺炎占住院儿童肺炎的 19.2%～21.9%。北美和欧洲的研究表明，MP 占肺炎的 15.0%～

34.3%，并随年龄增长而增多。

一、病因

该病病原体为 MP，它是介于细菌和病毒之间的一种微生物，能在细胞外独立生活，具有 RNA 和 DNA，但没有细胞壁。

二、临床表现

潜伏期一般为 2～3 周。一般起病较缓慢，但亦有急性起病者。患儿常有发热、畏寒、头痛、咽痛、咳嗽、全身不适、疲乏、食欲缺乏、恶心、呕吐、腹泻等症状，但鼻部卡他症状少见。体温多数在 39℃左右，热型不定。咳嗽多较严重，初为干咳，很快转为顽固性剧咳，有时表现为百日咳样咳嗽，咳少量黏痰，偶见痰中带血丝或血块。婴幼儿可表现为憋气，年长儿可感胸闷、胸痛。年长患儿肺部常无阳性体征，这是本病的特点之一。少数病例呼吸音减弱，有干、湿啰音，这些体征常在 X 线改变之后出现。此外，可发生肺脓肿、胸膜炎、肺不张、支气管扩张症、弥漫性间质性肺纤维化等。本病尚可并发神经系统、血液系统、心血管系统、皮肤、肌肉和关节等肺外并发症，如脑膜脑炎、神经根神经炎、心肌炎、心包炎、肾炎、血小板减少、溶血性贫血、噬血细胞综合征及皮疹，尤其是 Stevens - Johnson 综合征。多发生在呼吸道症状出现后 10 天左右。

三、实验室检查

X 线胸部摄片多表现为单侧病变，大多数侵犯下叶，以右下叶为多，常呈淡薄片状或云雾状浸润，从肺门延伸至肺野，呈支气管肺炎的改变。少数呈均匀的实变阴影，类似大叶性肺炎。有时两肺野可见弥漫性网状或结节样浸润阴影，呈间质性肺炎的改变。大部分患儿有肺门淋巴结肿大或肺门阴影增宽。有时伴胸腔积液。肺部 X 线变化较快也是其特点之一。

外周血白细胞计数大多正常，但也有白细胞减少或偏高者。血沉轻、中度增快。抗"O"抗体滴度正常。部分患儿血清转氨酶、乳酸脱氢酶、碱性磷酸酶增高。早期患儿可用 PCR 法检测患儿痰等分泌物中 MP – DNA，亦可从痰、鼻分泌物、咽拭子中分离培养出 MP。血清抗体可通过补体结合试验、间接血球凝集试验、酶联免疫吸附试验、间接免疫荧光试验等方法测定，或通过检测抗原得到早期诊断。冷凝集试验 >1 ∶ 32 可作为临床诊断的参考。

四、诊断与鉴别诊断

根据以下临床特征可初步诊断：①多发年龄 5～18 岁；②咳嗽突出而持久；③肺部体征少而 X 线改变出现早且严重；④用青霉素无效，红霉素治疗效果好；⑤外周血白细胞计数正常或升高；⑥血清冷凝集阳性。确诊必须靠呼吸道分泌物中检出 MP 及特异性抗体 IgM 检查阳性。早期诊断法有 ELISA 法、单克隆抗体法检测 MP 抗原，特异 IgM 及 PCR 法检测 DNA 等。

五、治疗

首选大环内酯类抗生素如红霉素，疗程一般较长，不少于 2 周，停药过早易于复发。近年来研究表明新合成的大环内酯类抗生素阿奇霉素、克拉霉素等具有与红霉素同等的抗菌活性，而且耐受性较好。

对难治性患儿应关注并发症如胸腔积液、阻塞性甚至坏死性肺炎的可能，及时进行胸腔穿刺或胸腔闭锁引流，必要时进行纤维支气管镜下支气管灌洗治疗。近年来有人认为重症 MP 肺炎的发病可能与人体免疫反应有关，因此，对急性期病情较重者，或肺部病变迁延而出现肺不张、肺间质纤维化，支气管扩张者，或有肺外并发症者，可应用肾上腺皮质激素口服或静脉用药，一般疗程为 3～5 天。

（汪忠鸿）

第四章

循环系统疾病

第一节　感染性心内膜炎

一、概述

感染性心内膜炎（infective endocarditis，IE）是由于致病微生物直接侵袭心内膜而引起的炎症性疾病，在心瓣膜表面形成的赘生物中含有病原微生物。引起心内膜感染的因素有：①病原菌侵入血流，引起菌血症、败血症或脓毒血症，并侵袭心内膜。②先天性或后天性心脏病患儿，尤其在心脏手术后，有人工瓣膜和心内膜补片者，有利于病原菌的寄居繁殖。③免疫功能低下如应用免疫抑制剂、器官移植应用细胞毒性药物者易发病。致病微生物主要为细菌，偶见霉菌、病毒、立克次体。近20年来，本病在小儿有显著增多的趋势。根据起病缓急和病情程度，本病可分2类：①急性感染性心内膜炎：原无心脏病，发生于败血症时，细菌毒力强，病程<6周。②亚急性感染性心内膜炎：在原有心脏病的基础上感染毒力较弱的细菌，病程>6周。随着抗生素的广泛应用和病原微生物的变化，前者已大为减少。

二、诊断思路

（一）病史要点

1. 现病史　询问患儿有无发热、乏力、食欲低下、全身不适、盗汗、关节痛、肌痛、皮肤瘀点、腹痛、恶心、呕吐、腰痛、血尿、便血、头痛、偏瘫、失语、抽搐、昏迷等。发病前有无扁桃体炎、龋齿、皮肤感染、败血症、拔牙等小手术、静脉插管、心内手术等。

2. 过去史　询问有无室间隔缺损、动脉导管未闭等先天性心脏病及后天性心脏病病史，有无心脏手术、人工瓣膜或心内膜补片等病史，询问患儿有无外伤史。

3. 个人史　询问出生时喂养及生长发育情况。

4. 家族史　询问家属中有无心脏病患者。

（二）查体要点

1. 一般表现　注意有无体温升高、苍白、精神不振。寻找各器官有无栓塞表现，如指、趾尖有无红色疼痛性 Osler 结，手、脚掌有无出血性红斑（Janeway 斑），有无指甲下条纹状出血，眼结膜出血，有无脾肿大及压痛等。有无杵状指、趾。有无肾区叩击痛、脑膜刺激征、偏瘫。视网膜有无卵圆形出血红斑。有无心力衰竭表现如肝大、水肿等。

2. 心脏检查　对原有先天性心脏病或风湿性心脏病等患者，听诊时注意心脏有无出现新杂音或心脏杂音性质改变。原有杂音可变响变粗，原无杂音者可出现乐鸣性杂音且易多变。

（三）辅助检查

1. 常规检查　如下所述。

（1）外周血象表现为白细胞增多、中性粒细胞升高、进行性贫血，可有血小板减少。

（2）血沉增快，CRP 升高。

（3）血培养阳性。

（4）特殊检查：原有心脏病者心电图、X 线胸片等有相应异常。超声心动图检查可确定赘生物的大小、数量、位置及心瓣膜损坏情况。

2. 其他检查　尿常规中可出现蛋白及红细胞。血清球蛋白及 γ 球蛋白可升高，循环免疫复合物、类风湿因子、抗心内膜抗体、抗核抗体可升高。

（四）诊断标准

1. 临床指标（2001 年中华儿科学会心血管组制定）　如下所述。

（1）主要指标

1）血培养阳性：分别 2 次血培养有相同的感染性心内膜炎常见的致病菌（如草绿色链球菌、金黄色葡萄球菌、肠球菌等）。

2）心内膜受累证据：应用超声心动图检查有心内膜受累证据（有以下征象之一）：①附着于心脏瓣膜或瓣膜装置、心脏、大血管内膜、置入人工材料上的赘生物。②心内脓肿。③瓣膜穿孔、人工瓣膜或缺损补片有新的部分裂开。

3）血管征象：重要动脉栓塞，脓毒性肺梗死或感染性动脉瘤。

（2）次要指标

1）易感染条件：基础心脏疾病、心脏手术、心导管术或中心静脉内插管。

2）症状：较长时间的发热（≥38℃），伴贫血。

3）心脏检查：原有心脏杂音加重，出现新的反流杂音或心功能不全。

4）血管征象：瘀斑、脾肿大、颅内出血、结膜出血，镜下血尿或 Janeway 斑（手掌和足底有直径 1～4mm 的出血红斑）。

5）免疫学征象：肾小球肾炎，Osler 结（指和趾尖豌豆大的红或紫色痛性结节），Roth 斑（视网膜的卵圆形出血红斑，中心呈白色），或类风湿因子阳性。

6）微生物学证据：血培养阳性，但未符合主要指标中的要求。

2. 病理学指标　如下所述。

（1）赘生物（包括已形成的栓塞）或心内脓肿经培养或镜检发现微生物。

（2）存在赘生物或心内脓肿，并经病理检查证实伴活动性心内膜炎。

3. 诊断依据　如下所述。

（1）具备以下①～⑤项中任何之一者可确诊为感染性心内膜炎：①符合临床指标中主要指标 2 项。②符合临床主要指标 1 项和次要指标 3 项。③有心内膜受累证据并符合临床次要指标 2 项。④符合临床次要指标 5 项。⑤符合病理学指标 1 项。

（2）有以下情况时可排除感染性心内膜炎诊断：①有明确的其他诊断可解释临床表现。②经抗生素治疗≤4 天临床表现消除。③抗生素治疗≤4 天，手术或尸检无感染性心内膜炎的病理证据。

（3）临床考虑感染性心内膜炎：但不具备确诊依据时仍应进行治疗，根据临床观察及进一步的检查结果确诊或排除感染性心内膜炎。

（五）诊断步骤

诊断步骤见图 4－1。

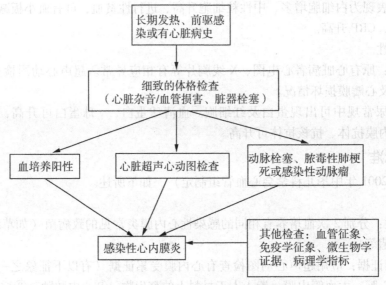

图 4－1　感染性心内膜炎诊断流程图

（六）鉴别诊断

（1）本病如以发热为主要表现者须与伤寒、败血症、结核、风湿热和系统性红斑狼疮等鉴别。

（2）本病如以心力衰竭为主要表现者须与伴有低热者的先天性或后天性心脏病并发心力衰竭者相鉴别。

（3）与活动性风湿性心脏炎的鉴别比较困难，但感染性心内膜炎有栓塞、脾大、杵状指及血培养阳性，特别是二维超声心动图检查发现较大赘生物等均可与上述诸病相鉴别。

（4）手术后感染性心内膜炎须与心包切开综合征及术后灌注综合征鉴别，后二者均为自限性疾病，经休息、服用阿司匹林或糖皮质激素治疗后可痊愈。

三、治疗措施

（一）经典治疗

1. 一般治疗　卧床休息，加强营养，维持水、电解质平衡，补充维生素及铁剂，对病情严重或一般情况较差者可输血、血浆及静脉滴注免疫球蛋白等支持治疗。

2. 药物治疗　应尽早、足量、足疗程、联合、静脉应用具有杀菌作用的抗生素，然后再根据血培养结果及药物敏感情况改用敏感而有效的抗生素，最好选用药物敏感试验阳性的两种抗生素，疗程至少 4～6 周。对伴有严重并发症或病情顽固者疗程可达 8 周。

（1）致病菌不明者：青霉素与苯唑西林及奈替米星三者联用，前二者剂量、疗程见下述，奈替米星每日 6～7.5mg/kg，每日静脉滴注 1 次，疗程为 6～8 周。根据卫生部医政司建议，<6 岁不用氨基糖苷类抗生素，≥6 岁者应用时须监测听力或测定血药浓度。

（2）草绿色链球菌：青霉素与氨基糖苷类抗生素如奈替米星等联用，青霉素每日 30 万 U/kg，每 4 小时静脉推注或静脉滴注 1 次，疗程 4～6 周。也可选用头孢菌素如头孢呋辛、头孢曲松。对青霉素耐药者应用万古霉素（或去甲万古霉素），但有较大不良反应，万古霉素剂量为每日 40mg/kg，分 2～4 次静脉滴注。替考拉宁（壁霉素）不良反应少，每次 12mg/kg，第 1 日每 12 小时 1 次，以后每次 6mg/kg，每日 1 次。

（3）葡萄球菌：对青霉素敏感者用青霉素与利福平联用，青霉素剂量、疗程同前，利福平每日 10mg/kg，分 2 次口服，疗程 6～8 周。对青霉素耐药者选用苯唑西林（新青霉素Ⅱ）或奈夫西林（新青霉素Ⅲ），均为每日 200mg/kg，分 4 ~ 6 次静脉推注或静脉滴注，疗程 4 ~ 6 周。耐甲氧西林金黄色葡萄球菌（MRSA）感染者可用万古霉素或去甲万古霉素、替考拉宁，与利福平联用。

（4）肠球菌：可应用青霉素、氨苄西林 + 舒巴坦，对青霉素耐药者选用头孢匹罗、亚胺培南、万古霉素，可与氨基糖苷类抗生素如奈替米星等联用。疗程 4 ~ 6 周。耐万古霉素肠球菌（VRE）感染者可用替考拉宁。

（5）真菌：两性霉素 B 每日 1mg/kg 静脉滴注，并用 5 - 氟胞嘧啶每日 150mg/kg，分 4 次口服，疗程 6 ~ 8 周。

3. 其他治疗　手术治疗指征：①瓣膜功能不全导致难治性心力衰竭。②主动脉瓣或二尖瓣人造瓣膜置换术后感染性心内膜炎，经内科治疗不能控制感染者，应手术切除感染的人造组织或瓣膜。③先天性心脏病患者，如动脉导管未闭、室间隔缺损等合并感染性心内膜炎经内科治疗无效者，应进行导管结扎或缺损修补术。④反复发生的严重或多发性栓塞，或巨大赘生物（直径 1cm 以上），或赘生物阻塞瓣口。⑤内科疗法不能控制的心力衰竭，或最佳抗生素治疗无效，或霉菌感染。⑥新发生的心脏传导阻滞。

（二）治疗步骤

治疗步骤见图 4 - 2。

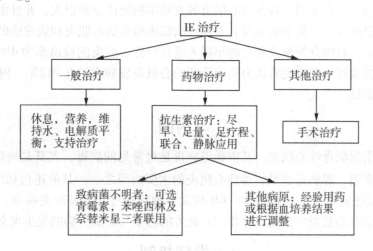

图 4 - 2　感染性心内膜炎治疗流程图

四、预后

本病小儿的病死率约为 20% ~ 40%。预后取决于下列因素：①治疗的早晚，治疗越早，治愈率越高。②致病菌的毒性及破坏性，金黄色葡萄球菌及真菌性心内膜炎的预后较差。③免疫功能低下或经治疗后免疫复合物滴度不下降者预后差。④抗生素治疗后赘生物不消失者预后差。治愈者由于心内膜瘢痕形成而造成严重的瓣膜变形和腱索增粗、缩短，可导致瓣膜狭窄和（或）关闭不全。

用药后体温逐渐降至正常，心脏杂音减弱甚至消失，栓塞征减轻或消失，血沉常在治疗后 1 个月或疗程结束时恢复正常，停药后血培养 3 次均无菌生长，临床上即达到治愈标准可给予出院，定期随访。

五、预防

本病复发率达 10%，复发与下列情况有关：①治疗前病程长。②对抗生素不敏感或疗程不足。③有严重肺、脑或心内膜的损害。复发病例再治疗时应联合用药，加大剂量和延长疗程。故需积极治疗原发病，疗程要足。必要时使用长效青霉素预防性治疗。

（汪忠鸿）

第二节 病毒性心肌炎

心肌炎（myocarditis）是指心肌局灶性或弥漫性炎性病变，其特征为间质炎性细胞浸润以及心肌细胞的变性和坏死。炎症可累及心肌细胞、间质组织、血管成分及心包。心肌炎可由多种病因引起，感染性心肌炎最常见，其中最主要的病原为病毒感染，其他如细菌、支原体、寄生虫、真菌、衣原体等病原的感染也可导致心肌炎。此外，免疫介导疾病、中毒和过敏等因素也可引起心肌炎。本章介绍病毒性心肌炎。

病毒性心肌炎（viral myocarditis）是指病毒感染心肌后，通过对心肌细胞产生直接损伤和（或）通过自身免疫反应引起的心肌细胞坏死、变性和间质炎性细胞及纤维素渗出过程。有时病变也可累及心内膜或心包。临床可呈暴发性、急性和慢性过程。大多预后良好，少数可转为慢性，发展为扩张性心肌病。

一、流行病学

儿童期病毒性心肌炎的发病率尚不确切，由于到目前为止没有统一的病毒性心肌炎临床诊断标准，而病理组织学检查敏感性又有不同，病毒性心肌炎的发病率的统计差异很大。并且由于心肌炎临床表现差异很大，许多患者隐匿起病，甚至临床没有表现，故临床检出的心肌炎和病理诊断的心肌炎发病率差异很大。国外资料显示，对因意外事故死亡的年轻人进行尸检心肌炎的检出率为4%～5%，6%～21%猝死儿童尸检有心肌炎表现。有研究者认为临床诊断的心肌炎发病率约0.012%。柯萨奇病毒感染后心肌炎在男性比女性更常见。

二、病因

许多病毒都可以引起病毒性心肌炎，其中肠道病毒是最常见的病毒，尤其是柯萨奇病毒 $B_1 \sim B_6$ 型多见。最近研究资料表明，腺病毒也是病毒性心肌炎的主要病因之一。其他还包括细小病毒 B_{19}、人类疱疹病毒6、呼吸道流感病毒、巨细胞病毒、EB病毒、轮状病毒、丙型肝炎病毒、HIV等。近年，日本学者连续报道，感染在心肌炎中也起重要作用。此外的感染与心肌疾病的发生也有关联。

三、发病机制

病毒性心肌炎的发病机制尚未完全阐明。目前认为病毒性心肌炎的发病机制主要包括病毒直接损伤心肌；病毒触发机体免疫反应损伤心肌细胞；可能与遗传有关。

1. 病毒心肌的直接损伤作用 病毒与心肌细胞膜上的病毒受体结合，进入心肌细胞进行复制，通过损伤心肌细胞膜功能、干扰心肌代谢等导致心肌细胞溶解。此外，柯萨奇病毒还能够产生蛋白酶溶解细胞－细胞间或者细胞－基质间连接，导致心肌细胞完整性破坏，促进病毒进入宿主心肌细胞进行复制，也促进病毒从心肌细胞释放，并导致心肌细胞损伤。

2. 病毒对心肌的间接免疫损伤作用 病毒感染后触发的自身免疫反应是把"双刃剑"。一方面，免疫系统的适当激活可增强机体清除病毒的能力，病毒感染后NK细胞和巨噬细胞被激活，清除病毒感染的心肌细胞并且抑制病毒复制；另一方面，免疫系统过度激活能够导致炎症浸润，反而破坏心肌细胞。

（1）体液免疫：目前研究已从病毒性心肌炎患者和动物体内检测出多种抗心肌成分的自身抗体，包括抗肌球蛋白抗体、抗心磷脂抗体、抗肌凝蛋白抗体等。目前一般认为抗心肌肌凝蛋白等自身抗体的产生可能主要通过抗原模拟机制，即病毒与心肌肌凝蛋白等有相同的抗原表位，病毒感染刺激产生的抗病毒抗体也可作用于肌凝蛋白等自身抗原，从而造成心肌损伤。

（2）细胞免疫：在病毒性心肌炎发病中具有重要作用。T细胞过度激活，CD_4/CD_8 T细胞比例失调、Th1/Th2细胞比例失调。细胞毒性T细胞通过穿孔素－颗粒酶介导的细胞毒作用和 Fas/FasL 途径介导的细胞毒作用损伤心肌细胞。

（3）细胞因子：由巨噬细胞、NK 细胞和 T 细胞等分泌的细胞因子是体液免疫和细胞免疫的介质，研究证实肿瘤坏死因子、白介素和干扰素等多种细胞因子在病毒诱发的炎症和感染后免疫反应的产生及进展过程中起重要作用。此外，激活的免疫细胞产生细胞因子，引起诱导型 NO 合成酶产生 NO 增加，促进心肌损伤。

3. 遗传因素　具有遗传易感性的患者容易发生心肌炎。不同研究发现 HLA - DR4、DR12、DR15 和 DQ8 阳性可能与心肌炎发生相关。此外，具有特殊遗传背景的心肌炎患者易发生 DCM，如 CD_{45} 和编码心肌蛋白的基因可能也与慢性心肌炎/扩张性心肌病的发生有关。

四、病理

心脏可显示不同程度的扩大，心肌苍白松弛。心肌纤维之间和血管周围的结缔组织中有单核细胞、淋巴细胞等炎性细胞浸润。心肌纤维不同程度变性、横纹消失、肌浆溶解，呈小灶性、斑点性或大片状坏死。可伴浆液纤维素性心包炎和心内膜炎。慢性病例晚期除心肌纤维变性坏死外，可见纤维细胞增生，胶原纤维增多，瘢痕形成。

五、临床表现

病毒性心肌炎的临床表现轻重不一，有无任何临床表现隐性发病者，也有重症暴发起病者，还有猝死者。取决于病变的范围和严重程度。起病前常有呼吸道感染或消化道感染等前驱病毒感染史。

症状轻重相差悬殊。轻型可无自觉症状或表现为心悸、胸痛、胸闷、心前区不适、乏力、多汗、气短、头晕、面色苍白、腹痛、恶心、呕吐等。体检心脏大小正常或轻微扩大，常有窦性心动过速、第一心音低钝，时有奔马律或各种心律失常（以期前收缩多见）。

重型起病较急，可表现为：①心力衰竭：呼吸急促，呼吸困难，肺底部可闻及细湿啰音，肝脏增大，水肿。②心源性休克：四肢发冷，脉搏细弱，血压下降，面色青灰。③严重心律失常：听诊心动过缓（完全性房室传导阻滞或病态窦房结综合征）或心动过速（室上性心动过速或室性心动过速）。临床常表现为突然晕厥，重者意识完全丧失，面色苍白，常伴有抽搐及大、小便失禁，阿 - 斯综合征发作。也可发生猝死。

部分患儿呈慢性过程，演变为扩张性心肌病，临床表现为心脏扩大、心力衰竭和心功能减低等。

新生儿病毒性心肌炎病情严重，进展迅猛，死亡率高，预后差，易有流行倾向。多在生后 10d 内发病，部分患儿起病前可先有发热、腹泻、呕吐和拒食等前驱症状。临床表现多为非特异症状，病情进展很快发展为心力衰竭和心源性休克。并累及多个脏器，累及神经系统引起惊厥和昏迷，累及肝引起肝增大、肝功能损害和黄疸，累及肺引起肺炎和呼吸衰竭。还可出现类似重症败血症的表现。新生儿心肌炎易有流行倾向，多个国家报道过柯萨奇 B 病毒引起新生儿心肌炎的流行。

六、辅助检查

1. X 线胸片　心脏大小正常或不同程度增大。有心力衰竭时心脏明显增大，肺瘀血，心脏搏动减弱。

2. 心电图　急性期心电图多有异常改变，①窦性心动过速：很常见。②ST - T 改变：ST 段偏移，T 波平坦、双向或倒置。有时 ST - T 形成单向曲线，酷似急性心肌梗死。③心律失常：期前收缩常见，尤其室性期前收缩最常见。亦可见室上性及室性心动过速、心房扑动和颤动等。传导阻滞可为窦房阻滞、房室传导阻滞、左或右束支阻滞、双束支阻滞甚至 3 束支阻滞，其中以三度房室传导阻滞最重要。④其他：尚可见 QRS 波群低电压（新生儿除外），Q - T 间期延长及异常 Q 波等。

但是心电图改变缺乏特异性，强调动态观察的重要性。

3. 超声心动图　超声心动图检测不能特异性诊断心肌炎，但可除外先天性心脏病和瓣膜性心脏病、心脏肿瘤等心脏结构改变。急性心肌炎超声心动图最常见的表现是非特异性的节段性室壁运动异常。可因室壁水肿而表现一过性心室壁肥厚，但与肥厚性心肌病不同，心肌肥厚于数周或数月内恢复。可有少量心包积液和瓣膜关闭不全。慢性心肌炎可表现为类似扩张性心肌病改变，心腔扩大，心室收缩功能减低。

4. 心肌损伤的血清生化指标　如下所述。

（1）心肌酶谱：心肌受损时，血清中有十余种酶的活力可以增高，临床用于诊断病毒性心肌炎的酶主要为肌酸激酶（creatine kinase，CK）及其同工酶 CK-MB。CK 主要存在于骨骼肌、心肌及脑组织中。心肌受损时，一般在起病 3~6h CK 即可出现升高，2~5d 达高峰，多数病例在 2 周内恢复正常。现已知 CK 有 4 种同工酶，即 CK-MM（骨骼肌型）、CK-MB（心肌型）、CK-BB（脑型）和线粒体同工酶 Mt。CK-MB 主要来源于心肌，对早期诊断心肌炎价值较大。由于血清总 CK 活力值、CK-MB 活力值与小儿年龄相关，因此，一般以血清 CK-MB 活性与 CK 总活性之比 ≥6% 作为心肌损伤的特异性指标（正常人血清中 CK-MB 占 CK 总活性的 5% 以下）。CK-MB 的定量分析（CK-MB 质量，单位 ng/mL）较活力分析（单位为 U/mL）更为精确，且小儿正常参考值不受年龄因素的影响，≥5ng/mL 为阳性，提示心肌损伤。

（2）心肌肌钙蛋白（cardiac troponin，cTn）：是心肌收缩和舒张过程中的一种调节蛋白，由 3 种亚单位（cTnT、cTnI 和 cTnC）组成。当心肌细胞受损时，cTnT（或 cTnI）易透过细胞膜释放入血，使血中 cTnT（或 cTnI）明显升高。近年来发现，cTn 这种非酶类蛋白血清标志物对于评价心肌损伤具有高度特异性和敏感性，并且出现早，持续时间长。

5. 抗心脏抗体　以免疫荧光或者 Western 等方法检测外周血或者心肌活检标本中的心脏抗体，如抗肌球蛋白抗体、抗肌凝蛋白抗体、抗线粒体腺苷酸转移酶抗体、抗心肌 G 蛋白偶联受体抗体、抗 β_1 受体抗体、抗热休克蛋白抗体等，如阳性支持心肌炎的诊断。如心脏抗体持续滴度升高，高度提示发展成扩张性心肌病（炎症性心肌病，慢性心肌炎）的可能。

6. 放射性核素心肌显像　如下所述。

（1）^{67}镓-心肌炎症显像：^{67}镓（^{67}Ga）具有被心肌炎症细胞（T 淋巴细胞及巨噬细胞等）摄取的性能，^{67}Ga 以离子或转铁蛋白结合形式易聚集到炎症部位（血管通透性增强）而显影。^{67}Ga 心肌显像对心肌炎有较高的诊断价值，特异性高，但敏感性差。

（2）^{111}铟-抗肌球蛋白抗体心肌坏死灶显像：心肌细胞坏死时，肌球蛋白轻链释放血循环中，而重链仍残留心肌细胞内。^{111}铟（^{111}In）标记的单克隆抗肌球蛋白抗体可与重链特异性结合使心肌坏死灶显像。结合量多少与坏死灶大小及程度成正比，与局部心肌血流量成反比。研究显示 ^{111}In-抗肌球蛋白显像对心肌炎的特异性较高为 86%，敏感性为 66%。但需注射后 48h 后延迟显像，放射性核素暴露时间长。

（3）^{99m}锝-MIBI（甲氧基异丁基异腈）心肌灌注显像：^{99m}锝（Tc）-MIBI 静脉注射后能被正常心肌细胞摄取使心肌显影。心肌聚集放射性药物的量与该区冠状动脉血流灌注量呈正相关。心肌炎时，由于炎性细胞浸润，间质纤维组织增生，退行性变等，致使心肌缺血，正常心肌细胞减少，故核素心肌显像呈正常与减淡相间的放射性分布（呈花斑样改变），可做出心肌炎倾向性诊断，但特异性差。

7. 心脏磁共振显像　近十余年来，心脏磁共振显像（cardiac magnetic resonance imaging，CMR）以其安全、无创、准确、全面等优点在心血管系统疾病诊断中的应用越来越广泛。CMR 除能显示心脏的形态（心腔大小、室壁厚度、心包积液）和心脏功能（收缩功能和舒张功能）外，还能显示心肌损伤的组织病理学特征改变。CMR 显示心肌炎的组织病理学特征主要有 3 种表现。①水肿信号：炎症细胞损伤的重要特征是细胞膜通透性的增加，从而导致细胞内水肿。T_2 加权像对于组织水肿很敏感，水肿部位呈现高信号。②早期增强（充血和毛细血管渗漏）：血管扩张是组织炎症的特征。由于炎症部位血容量增加，注射轧喷酸葡胺（Gd-DTPA）增强造影剂后在早期血管期（增强 T_1 像）其摄取增加。造影剂快速分布到间质，故早期增强仅持续几分钟。③晚期增强（坏死和纤维化）：晚期增强反映心肌坏死和纤维化等不可逆心肌损伤，可用于心肌梗死不可逆心肌损伤的诊断。晚期增强对于心肌炎的诊断特异性也很高。但是心肌梗死和心肌炎二者 CMR 显示的损伤部位不同：缺血损伤（心肌梗死）主要位于心内膜下；非缺血损伤（心肌炎）主要位于心外膜下，并且心室外侧游离壁更为常见。CMR 早期增强、晚期增强和水肿信号相结合，对心肌炎诊断的敏感性、特异性和准确性大大提高，可清楚显示炎症的位置、范围及严重程度，并且可长期随访观察严重的活动变化情况。

8. 心内膜心肌活检　心内膜心肌活检目前仍为病毒性心肌炎诊断的金标准。但由于炎症可呈局灶分布，取样部位的局限性使阳性率不高，而假阴性率高。并且心内膜心肌活检系有创性检查，有一定的危险性，在国内很难作为常规检查项目。美国心脏病学会推荐 11 种临床情况可以考虑行心内膜心肌活检，主要包括以下 2 种情况。①近 2 周内新出现的心力衰竭，伴左心室大小正常或扩张，血流动力学稳定；②近 2 周至 3 个月内新出现的心力衰竭，左室扩张，出现新的室性心律失常，二～三度房室传导阻滞或经 1～2 周常规治疗反应差者。

心内膜心肌活检主要包括 3 项。

（1）病理组织学诊断：目前仍沿用 1984 年 Dallas 病理组织学诊断标准，拟定心肌炎形态学的定义为：心肌炎性细胞浸润，并伴邻近心肌细胞坏死和（或）退行性病变。可分成以下 3 种。

1）活动性心肌炎：炎性细胞浸润和邻近心肌细胞不同程度损害和坏死。

2）临界心肌炎：有炎性细胞浸润，但无心肌细胞损害或坏死。需要心内膜心肌活检复查确认。

3）无心肌炎：组织学正常。

病理组织学诊断心肌炎阳性率很低，约 10%，而且病理观察容易受主观因素影响。

（2）免疫组织学诊断：近年来免疫组织学检查已成功应用于心肌炎的诊断。免疫组织学法是应用各种特异免疫组织学标志物的单克隆抗体来检测心肌组织中的炎症浸润淋巴细胞。由于炎症免疫组织学标记物分布于整个心肌，不易出现假阴性，因此，明显提高了诊断阳性率（50% 以上）。并且有助于分辨炎症浸润细胞（T 细胞，B 细胞和巨噬细胞等）的类型和活性。免疫组织标记物包括主要组织相容性复合体（MHC）、人类白细胞抗原（HLA）、细胞黏附分子和 CD_2、CD_3、CD_4 和 CD_8 等。

采用特异单克隆抗体直接结合人淋巴细胞细胞表面抗原对心肌组织浸润炎症细胞做定量分析。淋巴细胞数 >2.01 高倍视野（×400），即相当于淋巴细胞数 >14.0/mm² 为阳性。

（3）病毒检测：目前应用最多的为病毒基因检测，即应用原位杂交或 PCR 法检测病毒核酸，从而明确有无病毒感染和感染病毒的类型。

9. 病毒学检查　如下所述。

（1）病毒分离：在急性期从心内膜心肌活检或心包穿刺液中可分离出病毒，但检出率极低。

（2）病毒基因检测：应用原位杂交或 PCR 法检测病毒核酸，从而明确有无病毒感染和感染病毒的类型，意义最大，应用最多。

（3）血清学检查：病程早期血清特异性病毒 IgM 阳性或者恢复期血清抗体滴度较急性期升高 4 倍以上有意义，但只能说明近期有该型病毒感染，而不能将其定位在心脏。

七、诊断

病毒性心肌炎缺乏特异性诊断方法，主要依靠综合临床资料，并须排除其他疾病。心内膜心肌活检的病理组织学及免疫组织学诊断，提供了可靠的病理诊断依据，但系创伤性检查，一般不作为常规检查。目前国际上没有统一的诊断标准。

中华医学会儿科学分会心血管学组修订的病毒性心肌炎诊断标准供临床诊断参考。

附：病毒性心肌炎诊断标准

中华医学会儿科学会心血管学组

中华儿科杂志编辑委员会

1. 临床诊断依据　如下所述。

（1）心功能不全、心源性休克或心脑综合征。

（2）心脏扩大（X 线、超声心动检查具有表现之一）。

（3）心电图显示以 R 波为主的 2 个或 2 个以上主要导联（Ⅰ、Ⅱ、aVF、V_5）的 ST－T 改变持续 4

天以上伴动态变化，窦房传导阻滞、房室传导阻滞、完全性右或左束支阻滞，成联律、多形、多源、成对或并行性期前收缩，非房室结及房室折返引起的异位心动过速，低电压（新生儿除外）及异常 Q 波。

（4）CK-MB 升高或心肌肌钙蛋白（cTnI 和 cTnT）阳性。

2. 病原学诊断依据　如下所述。

（1）确诊指标：自患儿心内膜、心肌、心包（活检、病理）或心包穿刺液检查，发现以下之一者可确定心肌炎由病毒引起。

1）分离出病毒。

2）用病毒核酸探针查到病毒核酸。

3）特异性病毒抗体阳性。

（2）参考依据：有以下之一者结合临床可考虑心肌炎系病毒引起。

1）自患儿粪便、咽拭子或血液中分离到病毒，且恢复期血清同型抗体滴度较第一份血清升高或降低 4 倍以上。

2）病毒早期患儿血中特异性 IgM 抗体阳性。

3）用病毒核酸探针自患儿血中查到病毒核酸。

3. 确诊依据　如下所述。

（1）具备临床诊断依据 2 项，可临床诊断为心肌炎。发病同时或发病前 1～3 周有病毒感染的证据更支持诊断。

（2）同时具备病原学确诊依据之一，可确诊为病毒性心肌炎。具备病原学参考依据之一，可临床诊断为病毒性心肌炎。

（3）凡不具备确诊依据，应给予必要的治疗或随诊，根据病情变化，确诊或除外心肌炎。

（4）应除外风湿性心肌炎、中毒性心肌炎、先天性心脏病、结缔组织病以及代谢性疾病的心肌损害、甲状腺功能亢进症、原发性心肌病、原发性心内膜弹性纤维增生症、先天性房室传导阻滞、心脏自主神经功能异常、β 受体功能亢进及药物引起的心电图改变。

八、分期

1. 急性期　新发病，症状及检查阳性发现明显且多变，一般病程在半年以内。

2. 迁延期　临床症状反复出现，客观检查指标迁延不愈，病程多在半年以上。

3. 慢性期　进行性心脏增大，反复心力衰竭或心律失常，病情时轻时重，病程在 1 年以上。

九、鉴别诊断

病毒性心肌炎主要需与以下疾病进行鉴别。

1. 扩张性心肌病　多隐匿起病，临床上主要表现心脏扩大、心力衰竭和心律失常，超声心动图显示为左心扩大为主的全心扩大，心脏收缩功能下降。心脏扩大和心脏收缩功能下降的程度较病毒性心肌炎严重。心肌酶谱多正常。多预后不良。但应注意病毒性心肌炎如不能痊愈后期将表现扩张性心肌病，即炎症性心肌病。

2. 风湿性心脏病　多有发热、关节炎等风湿热的病史，心脏表现以心脏瓣膜尤其二尖瓣和主动脉瓣受累为主，心电图 P-R 间期延长最常见，ASO 多升高。

3. 冠状动脉性心脏病　儿童少见，在儿童多为川崎病合并冠状动脉损害，少数为遗传性高胆固醇血症导致的冠状动脉粥样硬化性心脏病和先天性冠状动脉发育异常。心电图上具有异常 Q 波的病毒性心肌炎尤其需注意鉴别诊断。通过超声心动图、冠状动脉 CT，必要时冠状动脉造影可确诊。

4. 心包炎　心电图会显示肢导低电压，超声心动图发现中到大量心包积液。

5. 先天性心脏病　多出生后即发现器质性心脏杂音和（或）发绀，超声心动图可发现心脏结构改变。

6. 功能性心血管疾病　包括 β 受体功能亢进和血管迷走性晕厥、体位性心动过速综合征等直立不耐受在内的一类疾病。这类疾病以学龄期儿童最常见，女孩多见，常常可以出现胸痛、胸闷、乏力、头晕、头痛等非特异症状，多有长时间直立、情绪激动、闷热环境等诱因。体检常常无阳性发现。心电图、超声心动图和生化心肌酶电解质等检查常常无阳性发现。部分 β 受体功能亢进症的儿童心电图可表现 T 波倒置，运动后或者给予普萘洛尔可使 T 波直立。直立试验或者直立倾斜试验有助于诊断，确诊前需除外器质性疾病。

十、治疗

本病目前尚无特效治疗，应结合患儿病情采取有效的综合措施，可使大部分患儿痊愈或好转。

1. **休息** 卧床休息是心肌炎最重要的治疗。卧床休息可以减轻心脏负荷及减少心肌氧耗量。动物实验证实，运动可使病毒感染力增强，加重心肌损害。急性期至少卧床休息 3~4 周。有心功能不全或心脏扩大者更应强调绝对卧床休息 3 个月。恢复期也要避免剧烈运动。

2. **抗病毒治疗** 对处于病毒血症阶段的早期患儿或者心肌活检证实有病毒复制的患儿，可选用抗病毒治疗。但病毒感染存在与否以及感染病毒的类型临床有时很难确定。干扰素（INF）对病毒性心肌炎有较好的疗效，它可以选择性抑制病毒 mRNA 与宿主细胞核蛋白体的结合，阻断病毒的复制，同时可抑制抗心肌抗体的产生，增强巨噬细胞的功能，调节机体免疫。利巴韦林与 INF-α 合用是 HCV 感染的标准治疗方案，并且对柯萨奇病毒感染有效。巨细胞病毒也是引起心肌炎的常见病毒，更昔洛韦对此病毒有效。pleconaril 是一种能够与柯萨奇病毒 B 直接结合，并阻止其与靶细胞结合并感染靶细胞的药物，早期的小样本研究疗效满意，大规模临床研究正在进行。

3. **改善心肌营养与代谢药物** 如下所述。

（1）大剂量维生素 C：缓慢静脉推注，对促进心肌病变的恢复、改善心肌代谢、减轻症状和纠正心源性休克有一定疗效。研究表明，大剂量维生素 C 治疗心肌炎的机制可能与清除自由基有关。用法每次 100~200mg/kg，1/d，2~4 周 1 个疗程。

（2）辅酶 Q_{10}：参与氧化磷酸化及能量的生成过程，并有抗氧自由基及膜稳定作用，改善心肌的收缩力，保护缺血心肌。

（3）1,6 二磷酸果糖：可改善心肌细胞线粒体能量代谢，能稳定细胞膜和溶酶体膜，抑制氧自由基生成，减轻组织损伤，保护心肌。

（4）磷酸肌酸：能够更直接地提供能量，改善心肌代谢。

4. **免疫抑制药** 一直以来，应用免疫抑制药治疗病毒性心肌炎是有争议的，免疫抑制药对于心肌炎的疗效还没有定论。免疫抑制药一方面可以抑制病毒诱导的对心肌组织造成损伤的自身免疫反应，但另一方面也会抑制机体对病毒的免疫反应，引起机体免疫力下降及病毒扩散，不恰当的使用有可能会加剧病情。因此，应把握好时间和剂量，不可盲目滥用。

一般病例不宜常规应用，主要用于暴发起病有心力衰竭、心源性休克或高度房室传导阻滞、室性心动过速、室颤等严重心律失常的危重患者，或者慢性持续性心功能不全、心肌活检证实慢性心肌炎伴免疫激活而病毒检测阴性的患者。

免疫抑制药常用甲泼尼龙或泼尼松，少数病例加用硫唑嘌呤。泼尼松开始剂量 1~2mg/（kg·d），分 3 次口服，2~4 周后逐渐减量，至 8 周左右减至 0.3mg/（kg·d），维持 2~3 个月后再逐渐减量停药，总疗程根据患者具体情况确定，约半年左右。硫唑嘌呤 2mg/（kg·d），分 2 次口服，疗程同前。对于危重病例可采用冲击疗法，甲泼尼龙 10~30mg/（kg·d），于 1~2h 内静脉滴注，连用 3d，然后渐减量改为口服泼尼松。

5. **大剂量丙种球蛋白** 疗效还没有定论，但多数研究显示静脉注射大剂量丙种球蛋白用于急性病毒性心肌炎有良好疗效。目前多用于急性起病有心力衰竭、心源性休克或高度房室传导阻滞和室性心动过速等严重心律失常的重症患儿，对于慢性心肌炎心肌活检证实伴免疫激活的患儿也可试用。总剂量为 2g/kg，于 2~3d 内静脉滴注。治疗机制可能为：①直接提供针对病毒的中和抗体；②阻断了 IgFc 段与心肌细胞上的病毒抗原 FcR 结合可改变免疫反应；③抑制炎症性细胞因子的产生，减轻补体介导的组织损伤；④影响细胞凋亡及调节细胞周期。

6. 对症治疗 如下所述。

（1）控制心力衰竭：心肌炎使心肌应激性增高，对强心苷耐受性差，易出现中毒而发生心律失常。一般病例用地高辛口服，饱和量用常规的 2/3 量。心力衰竭不重，发展不快者，可用每日口服维持量法。

（2）抢救心源性休克：及时应用血管活性药物，如多巴胺、多巴酚丁胺、氨力农、米力农等加强心肌收缩力，维持血压及改善微循环。必要时使用体外模式氧合。

（3）心律失常的治疗：仅有期前收缩而无明显症状者，可先观察而不一定给予抗心律失常药物治疗。快速型心律失常可选用抗心律失常药物，要注意选择对心肌收缩力影响不大的药物。室上性心动过速无血流动力学障碍者可静脉注射腺苷，血流动力学不稳定者应直接电转复。室性心动过速者应用胺碘酮临床有效并且提高了存活率。但对心率缓慢的三度房室传导阻滞，QRS 宽或出现阿－斯综合征者需要安装临时人工心脏起搏器，如心脏阻滞 2 周不恢复可考虑安装永久起搏器。

7. 中医中药 黄芪、麦冬、人参等具有抗病毒和调节免疫功能的作用，临床上可根据病情选择应用。

十一、预后

绝大多数患者预后良好，经适当治疗后可痊愈。少数患儿可发展成扩张性心肌病。极少数暴发起病者由于心肌弥漫性炎症和坏死，发生心力衰竭、心源性休克或者严重心律失常，在早期死亡。暴发起病者如能存活，多数预后良好，很少会发展成扩张性心肌病。新生儿病毒性心肌炎往往病情重，死亡率可高达 75%。

（汪忠鸿）

第三节　扩张性心肌病

心肌病（cardiomyopathy）为发生于心肌的疾病。该术语最初出现于 1957 年，当时指一组不能归因于冠状动脉病变的心肌病变。此后，心肌病的定义发生了变化。目前，心肌病的定义为心肌的结构或功能异常，且无高血压或肺动脉高压、无心脏瓣膜病变、无先天性心脏病而言。

以解剖与生理改变为依据，可将心肌病分为以下三型：①扩张（充血）型心肌病：此型左心室或双心室扩大，心肌收缩功能不同程度降低。一般其主要临床特征为收缩功能异常，表现为充血性心力衰竭的症状与体征。②肥厚性心肌病：先前称之为特发性肥厚性心肌病，以左心室肥厚为特征，可不对称。收缩功能通常正常，临床表现由左心室流出道梗阻、舒张功能障碍或心律失常引起，后者可致猝死。③限制型心肌病（restrictive cardiomyopathy）：心房显著扩大，一般心室大小及收缩功能正常，舒张功能损害，症状由肺及体循环静脉充血引起，也可出现晕厥。

一、病因

扩张性心肌病（dilated cardiomyopathy，DCM）在各种类型心肌病中最为常见，在美国及欧洲，其年发病率约为 2/10 万 ~8/10 万人口，据估计每 10 万人口中约有 36 人患有 DCM。最近的报道显示成人 DCM 患者中 47% 为特发性，12% 与心肌炎有关，11% 与冠状动脉病变有关，另有 30% 为其他原因。在另外两个不同年龄儿童 DCM 的研究表明其中 2% ~15% 有活体组织检查证实的心肌炎，其余 85% ~90% 的患儿原因不明。此外，20% ~30% 的 DCM 患者为家族性的。

二、病理

扩张性心肌病病变以心肌纤维化为主，心肌肥厚不显著，心腔扩大明显，二尖瓣环和三尖瓣环增大，乳头肌伸长，常有心腔内附壁血栓，可累及心肌节律点及传导系统而引起心律失常。由于心肌纤化，心肌收缩功能减弱，导致心力衰竭。

三、临床表现

本病起病及进展缓慢，症状轻重不一。主要表现为心脏增大，心力衰竭，心律失常，小动脉栓塞。患儿先出现心脏增大，但起初无症状，因此确定起病日期较困难，有时病儿已有射血分数下降，经数年仍无症状，以后在劳累后出现气喘、乏力、心悸、咳嗽、胸闷等症状，有的可有偏瘫。体格检查可见心尖冲动弥散或抬举，心浊音界向左扩大，心率增快，有时可有奔马律，可闻及 II／VI ～ III／VI 级收缩期杂音（心力衰竭控制后杂音减轻或消失），肝脏增大，下肢水肿等。

四、实验室检查

1. 胸部 X 线检查　心影扩大，由左心室、左心房扩大引起。常存在肺静脉充血，可发展为肺水肿。左肺部分区域可因左心房扩大压迫左支气管而致不张，也可出现胸腔积液。

2. 心电图及 HOLTER　大多数患儿心电图上呈窦性心动过速。常见非特异性 ST－T 变化，左心室肥大，左右心房扩大及右心室肥大。46% 的患儿 HOLTER 检查可发现心律失常。

3. 超声心动图　DCM 患儿的超声心动图特征包括左心室、左心房扩大，缩短分数及射血分数减低，左心室射血前期与射血期比率增加等。

4. 心导管检查与活体组织检查　由于 DCM 可由超声心动图检查确定，心导管检查主要用于排除异常的左冠状动脉起源，因这一情况在超声心动图检查时易于漏诊，必要时活体组织检查帮助确定心肌病的病因。

五、治疗

扩张性心肌病的临床特征为心输出量减少、液体潴留及血管收缩活性增加，后者为神经体液因素作用以维持足够的灌注压。因此，治疗的目的就是处理以上这些问题。此外，如怀疑代谢缺陷，应不耽搁地予以经验性补充。

增强心肌收缩力的药物：

1. 第一类为拟交感药物　包括多巴胺、多巴酚丁胺及肾上腺素。多巴胺小剂量时可改善肾脏功能，剂量加大可增强对心脏的作用，但也可引起外周血管阻力增加，并有可能致心律失常。多巴酚丁胺致心律失常作用较弱，但有报道因可引起肺动脉楔压升高而致肺水肿。这两种药物通常联合应用。

2. 第二类增强心肌收缩力的药物　为双吡啶衍生剂包括氨力农及米力农，可通过抑制磷酸二酯酶增加细胞内钙的浓度，有强心及扩张外周血管的作用。其可能的不良反应为血小板减少、肝毒性及胃肠道刺激。

地高辛为可长期应用的经典心肌收缩力增强药物，但在危重病例，因心肌损害严重及肾功能减退，应减量慎用。

3. 利尿剂　改善液体内环境平衡在扩张性心肌病的治疗中至关重要。呋塞米（速尿）为首选的药物，但应注意监测电解质水平，尤其是血钾水平，必要时可适当补充钾盐，也可与螺内酯等类药物合用。其他可应用的利尿剂包括依他尼酸、布美他尼。

4. 血管扩张剂　硝普钠及肼屈嗪可有效扩张外周血管，从而降低后负荷，增加心输出量及减低充盈压。有效的口服降低后负荷制剂包括 ACE 抑制剂。在儿科，最常用的为卡托普利及依那普利。ACE 抑制剂还有一定的抑制甚至逆转心肌病时的心室重塑作用。

5. 其他　治疗扩张性心肌病因心腔扩大，血流淤滞，有可能发生血栓形成。因而这些患儿应考虑应用华法林等类抗凝剂。如已明确有心腔内血栓，应积极以肝素治疗，最终过渡到长期华法林治疗。

急性病例应推荐卧床休息，限制水及钠盐摄入以帮助控制液体潴留。每日称体重有助于评估液体潴留情况及指导利尿。

如确定系心动过速诱导的心肌病，应予以抗心律失常药物治疗。药物的选择依心动过速的原因而定。普鲁卡因胺及 β 受体阻滞剂是有效的抗心律失常药物，但因其有负性肌力作用，在这种患儿应慎用。

6. 心脏移植　儿童心脏移植近年已增加，且改善了严重心肌病患儿的存活率。因此，重症心肌病患儿如积极的内科治疗无效，应考虑心脏移植。

（刘妍芳）

第四节　肥厚性心肌病

肥厚性心肌病（hypertrophic cardiomyopathy，HCM）时左心室肥厚，但不扩张，诊断时应排除高血压、主动脉瓣狭窄、水肿及先天性心脏病等其他可引起肥厚的疾病。肥厚性心肌病命名与分类最为混乱。有的将有流出道狭窄的称为梗阻性心肌病。有的根据其心室肥厚是否对称而分类。如左右心室都肥厚的称为对称性，否则称为非对称性。一般对称性多数为非梗阻性，不对称多数为梗阻性，但也有左心室壁与室间隔肥厚，右心室壁不肥厚而左心室流出道不狭窄的，即只有不对称而无梗阻的。有的患儿室间隔特别肥厚，突入到左心室腔间，尤其在主动脉瓣下，表现为左心室流出道狭窄称为特发性肥厚性主动脉瓣下狭窄。肥厚性心肌病伴梗阻的不到总数的 25%。

一、病因

HCM 是一种原发性的通常是家族性的心脏疾病，因其发生年龄不同且许多遗传性病例呈亚临床过程，因而目前尚无其确切的发病率。有文献报道 HCM 的发病率为 2.5/10 万人口，占所有儿童原发性心肌病的 20%～30%。

HCM 通常以常染色体显性方式遗传，目前已知多个基因与典型的家族性肥厚性心肌病有关，这些基因均编码肌节蛋白，如 β 肌凝蛋白重链等。HCM 也可作为经母亲遗传的线粒体病遗传。许多患儿伴有与遗传综合征一致的畸形，如那些患有 Noonan 综合征、Pompe 病、Beckwith – Wiedemann 综合征的患儿。

二、病理

HCM 多数为左心室肥厚，心功能早期无明显障碍，临床上无明显症状，晚期有程度不等的心功能不全。梗阻型心肌病的病理特点是左心室肥厚重于右心室，室间隔肥厚更为显著，室间隔厚度与左心室壁厚度之比大于 1.3：1。左心室腔缩小，二尖瓣前叶增厚，室间隔局部肥厚增生，致左心室流出道狭窄梗阻，左心室腔收缩压升高，与左心室流出道和主动脉收缩压相比有明显压力阶差，左心室舒张末期压力也可增高，心排血量初期正常，以后愈益降低。流出道的梗阻及其引起的压力阶差可因很多生理因素而异，凡使心室收缩力增强、室腔容量减少及后负荷减低等情况均可使梗阻加重，压差更大，反之亦然。所以患者的流出道梗阻的程度并非固定，时时在变，各种影响以上三因素的情况和药物均可改变梗阻的程度。

HCM 的心肌普遍肥大（多数左心室重于右心室，心室重于心房），肌纤维增大，心肌细胞亦肥大，常有不同程度的间质纤维化、细胞变性，并有不同程度的坏死和瘢痕形成，很少有炎性细胞浸润。本病最突出的组织学改变为心肌细胞的排列杂乱无章，而非整齐划一。细胞间的连接常互相倾斜甚至垂直相连。这些错综的连接使心肌收缩时步调不整。再者，心肌细胞的凌乱排列还可影响心电的传播，甚至构成严重心律失常的病理基础。

三、临床表现

肥厚性心肌病主要表现为呼吸困难，心绞痛、晕厥、亦可发生猝死。呼吸困难主要由于左心室顺应性减退和二尖瓣反流引起左心房压力升高，左心室舒张末压力也升高，肺静脉回流受阻而引起肺瘀血。心绞痛是由于心肌过度粗大或左心室流出道梗阻引起冠状动脉供血不足。由于脑供血不足，故剧烈运动时有晕厥，甚至猝死。年小儿可表现为生长落后，心力衰竭的发生率较年长儿高。

体格检查部分病例在心尖可闻及全收缩期杂音，并向左腋下放射，此杂音是由于二尖瓣反流所致。左心室流出道梗阻者沿胸骨左缘下方及心尖可及收缩期杂音，其程度直接与主动脉瓣下压力阶差有关。可有第二心音逆分裂（即 P_2 在前，A_2 在后）。有些病例心浊音界扩大，偶可听到奔马律。

四、实验室检查

1. 胸部 X 线检查　心影扩大，但如无合并心力衰竭则肺纹理都正常。

2. 心电图　90% ~95% 的 HCM 患儿有 12 导心电图异常，包括左心室肥大、ST - T 变化（如显著的 T 波倒置）、左心房扩大、异常的深 Q 波，外侧心前导联 R 波振幅降低等，但本病无特征性心电图改变。有些 HCM 患婴可有右心室肥厚的心电图表现，可能反映有右心室流出道梗阻存在。

3. 超声心动图　HCM 可见心室壁增厚，其增厚的分布并非匀称。在 M 型超声可见二尖瓣的前瓣有收缩期的向前运动，其运动的幅度和持续时间与左心室流出道的梗阻程度直接有关。梗阻型心肌病的室间隔与左心室后壁均有增厚，室间隔肥厚尤其突出，与左心室后壁的比值大于 1.3 : 1（婴儿除外），而且左心室流出道内径变小。

4. 心导管检查　历史上，心导管检查在 HCM 的诊断及研究中起了重要作用。现今，超声心动图的精确应用已基本替代血流动力学研究及心血管造影。在婴儿，偶可应用心内膜心肌活体组织检查来确定病因，如线粒体肌病、糖原累积病等。不过现今骨骼肌活体组织检查更方便，且创伤更小。

五、治疗

1. 药物治疗　治疗的主旨为降低心肌的收缩力，改善舒张期的顺应性和预防猝死。

β受体阻滞剂普萘洛尔（propranolol）为本病治疗的主要药物，它减慢心率，降低心肌收缩力，从而减轻左心室流出道梗阻；且可减低心肌的张力，使氧需量减少，缓解心绞痛；此外，普萘洛尔尚有一定的抗心律失常作用。其他临床上应用的选择性 β 受体阻滞剂有阿替洛尔（atenolol）、美托洛尔（metoprolol）等。约有 1/2 ~1/3 的患儿用药后症状缓解。对无症状的患儿是否需长期用药意见不一。本品似可制止病变的发展和预防猝死，但目前缺乏对照资料。

维拉帕米（verapamil）主要用于成人 HCM 患者。短、长期研究表明口服维拉帕米可改善心脏症状及运动能力，但该药有潜在的致心律失常作用及偶可引起肺水肿及猝死，因而在儿童极少应用。洋地黄忌用，只有在心房颤动心室率太快时方有指征，以小剂量与普萘洛尔同用。利尿剂和血管扩张药物均不宜用。终末期 HCM 心腔扩大、心壁变薄及收缩功能减退时可应用洋地黄、利尿剂和血管扩张药物。

2. 手术治疗　对左心室流出道梗阻产生严重症状而药物治疗无效者（压差超过 50mmHg），可经主动脉切除室间隔的部分肥厚心肌（Morrow 手术），症状大多缓解。其他手术方式有二尖瓣换置术及心尖主动脉管道，但因疗效不确切，且并发症多、在儿科均极少应用。心脏移植是另一治疗手段。

3. 其他　近年成人 HCM 患者有应用永久双腔起搏来降低左心室流出道梗阻，减轻症状，但疗效并不确切。乙醇间隔消融在某些成人 HCM 症状患者可降低左心室流出道压差，但这种实验性的治疗手段在小儿应慎用，因手术瘢痕可成为致心律失常的病理基础，增加猝死的危险。

（刘妍芳）

第五章

消化系统疾病

第一节 感染性口炎

一、细菌感染性口炎

（一）球菌性口炎（coccigenic stomatitis）

细菌性口炎以球菌感染多见，常以黏膜糜烂、溃疡伴假膜形成为其特征，又称膜性口炎或假膜性口炎。

1. 病因　在正常人口腔内存在一定数量的各种细菌，在一般情况下并不致病。但当内外环境发生变化，身体防御能力下降时，如感冒、发热、感染、滥用抗生素及（或）肾上腺皮质激素、化疗和放疗等，口腔内细菌增殖活跃，毒力增强，菌群关系失调，就可发病。致病菌主要包括链球菌、金黄色葡萄球菌及肺炎球菌等。

2. 临床表现及诊断　发病急骤，伴有全身反应如发热、头痛、咽痛、哭闹、烦躁、拒食及颌下淋巴结肿大等，病损可发生于口腔黏膜各处，以舌、唇内及颊黏膜多见。初起为黏膜充血水肿，继之出现大小不等的糜烂或溃疡，散在、聚集后融和均可见到表面披有灰白色假膜，易于擦去，但留下溢血的创面，不久又被假膜覆盖。实验室检查白细胞总数和中性粒细胞显著增多。

葡萄球菌性口炎发病部位以牙龈为主，覆有暗白色苔膜，易被拭去，但不引起溃疡，口腔其他部位的黏膜有不同程度的充血，全身症状轻微。涂片可见大量葡萄球菌，细菌培养可明确诊断。

链球菌口炎呈弥漫性急性齿龈口炎，在口腔黏膜急性充血的基础上，出现大小不等的黄色白苔膜，剥去假膜则留有出血糜烂面，不久又重新被假膜覆盖。全身症状明显，常并发有链球菌性咽炎。苔膜涂片或细菌培养检查发现链球菌，即可确诊。

肺炎球菌性口炎多发生于冬春季节，或气候骤变时，好发于硬腭、口底、舌下及颊黏膜。在充血水肿黏膜上出现银灰色假膜，伴有不同程度的全身症状。苔膜涂片或细菌培养检查发现肺炎双球菌而确诊。

3. 治疗　主要是控制感染，局部涂2%甲紫及金霉素甘油，病情较重者要给予抗生素静脉滴注或肌内注射，如青霉素及红霉素等，也可根据细菌药物敏感实验选用抗生素，则效果更好。止痛是对症处理的重要措施，常用2%利多卡因涂患处，外用中药养阴生肌散也能消肿止痛和促进溃疡愈合，口腔局部湿敷也必不可少。此外还要加强口腔护理，保持口腔卫生。

（二）坏死性龈口炎（necrotic gingivostomatitis）

1. 病因　主要致病菌为梭形杆菌和奋森螺旋体，这些细菌是口腔固有的，在正常情况下不致病，当机体代谢障碍、免疫功能低下、抵抗力下降或营养不良时，或口腔不卫生时，则细菌大量繁殖而致病。

2. 临床表现　发病急骤，症状显著，有发热、全身不适以及颌下淋巴结肿大。溃疡好发于牙龈和颊黏膜，形态不定，大小多在1cm左右，表浅，披以污秽的、灰白色苔膜，擦去此苔膜时，出现溢血的溃疡面，但不久又再被覆以同样的苔膜，周围黏膜有明显充血水肿，触痛明显，并有特别强烈的坏死组织臭味。此病确诊的依据为特殊性口臭，苔膜与小溃疡，涂片中找到大量梭形杆菌与奋森螺旋体。

3. 治疗　原则是去除病因，控制感染、消除炎症，防止病损蔓延和促进组织恢复。全身抗感染治疗可给予广谱抗生素如青霉素、红霉素及交沙霉素等。局部消炎可用3%过氧化氢清洗坏死组织，然后用2%甲紫液或2%碘甘油或2%金霉素甘油涂患处。饮食上应给予高维生素、高蛋白饮食，必要时输液以补充液体和电解质。另外，由于本病具有传染性，应做好器具的清洁消毒工作，防止交叉感染。

二、病毒感染性口炎

病毒感染性口炎中，疱疹性口炎（herpetic stomatitis）的发病率最高。终年可以发生，以2~4月份最多，具传染性，可群体发病。

（一）病因

疱疹性口炎又称疱疹性齿龈口炎，由疱疹病毒感染而引起，通过飞沫和接触传染。发热性疾病、感冒、消化障碍以及过度疲劳等均可为诱因。

（二）临床表现及诊断

多见于1~5岁儿童。在疱疹出现前2~3天（潜伏期）患儿常有烦躁、拒食、发热与局部淋巴结肿大。2~3天后体温下降，但口腔症状加重，病损最初表现为弥漫性黏膜潮红，在24小时内渐次出现密集成群的针尖大小水疱，呈圆形或椭圆形，周围环绕红晕，水疱很快破溃，暴露出表浅小溃疡或溃疡相互融合成大溃疡，表面覆有黄白色分泌物。本病为自限性，1~2周内口腔黏膜恢复正常，溃疡愈合后不留瘢痕。疱底细胞、病毒分离和血清学实验可帮助诊断。

（三）治疗

无特效治疗，主要是对症治疗以减轻痛苦、促进愈合。一般不用抗生素，局部可用疱疹净（研细涂之）或中药锡类散等。进食前为减轻疼痛可用2%利多卡因局部涂之。有发热者给予退热剂，患病期间应加强全身支持治疗如给予高维生素高营养流质，或静脉补充营养。口腔护理是必要的，包括保持口腔清洁、勤喂水，禁用刺激性、腐蚀性、酸性或过热的食品、饮料及药物。

三、真菌感染性口炎

鹅口疮（thrush）：念珠菌感染引起的口炎中以白色念珠菌致病力最强，儿童期感染常称之为鹅口疮。念珠菌是人体常见的寄生菌，其致病力弱，仅在一定条件下感染致病，故为条件致病菌，近年来随着抗生素及肾上腺皮质激素的广泛应用，使念珠菌感染日益增多。

（一）病因

为白色念珠菌感染。诱因有营养不良、腹泻及长期使用抗生素、肾上腺皮质激素等，这些诱因加上乳具污染，便可引起鹅口疮。

（二）临床表现及诊断

鹅口疮的特点是口腔黏膜上出现白色乳凝块样物，分布于颊黏膜、舌、齿龈和上腭表面。初起时呈小点状和小片状，渐融合成大片，不易擦去，若强行擦拭后局部潮红，可有溢血。患儿一般情况良好，无痛，不影响吃奶，偶有个别因累及消化道、呼吸道而出现呕吐、声嘶或呼吸困难。细菌涂片和培养可帮助诊断。

（三）治疗

鹅口疮的治疗，主要是用碱性药物及制霉菌素。局部治疗，因为口腔的碱性环境可抑制白色念珠菌的生长繁殖。一般用2%碳酸氢钠清洗口腔后，局部涂抹2%甲紫或冰硼散，每日1~2次，数日后便可痊愈。若病变广泛者可用制霉菌素10万单位，加水1~2mL涂患处，每日3~4次。

（刘妍芳）

第二节 非感染性口炎

一、创伤性口炎

机械性或热性刺激可能是此病的主要发病条件。锐利的牙根、残冠，口腔异物，较硬橡皮奶头等机械性因素均可造成黏膜撕裂伤、出血、溃疡或糜烂；过烫的饮料、茶水或食物则引起黏膜烫伤。

病变发生于直接受损部位，多见于舌的侧缘，也可发生于唇、颊及他处黏膜，可表现为红肿、出血或溃疡，伴有局部疼痛，如继发感染，则可引起局部淋巴结肿大。去除病因后，病变通常在 1~2 周内痊愈。

治疗为去除病因如拔去残根，磨改锐利牙齿或边缘。冰硼散、锡类散及青黛散可局部消炎止痛。药物漱口水含漱，多喝凉开水以清洁口腔。

二、过敏性口炎

过敏性口炎亦称变态反应性口炎（allergic stomatitis），是由于个体差异，一些普通无害的东西如各种口腔药物漱口水、牙膏碘合剂或药物作为抗原刺激黏膜，使局部产生抗原抗体反应而引起的黏膜损害。接触致敏物质 24~48 小时或数天后才出现症状和体征。轻者仅表现为红斑，水疱；重者表现为局部组织坏死、溃疡，可伴有皮肤或其他部位的黏膜损害。致敏物质去除后，口腔炎症还要持续一段时间。主要是去除致敏物质和抗过敏治疗。抗过敏药物有盐酸苯海拉明及氯苯那敏。必要时可用泼尼松及地塞米松。对症治疗包括局部止痛和抗感染等。

（钟英杰）

第三节 急性胃炎

急性胃炎（acute gastritis）系由不同病因引起的胃黏膜急性炎症。病变严重者可累及黏膜下层与肌层，甚至深达浆膜层。临床上按病因及病理变化的不同，分为急性单纯性胃炎、急性糜烂性胃炎、急性腐蚀性胃炎及急性化脓性胃炎，其中临床上以急性单纯性胃炎最为常见，而由于抗生素广泛应用，急性化脓性胃炎已罕见。儿童中以单纯性与糜烂性多见。

一、病因

（一）微生物感染或细菌感染

进食污染微生物和细菌毒素的食物后引起的急性胃炎中，多见沙门菌属、嗜盐杆菌及某些病毒等。细菌毒素以金黄色葡萄球菌为多见，偶为肉毒杆菌毒素。近年发现幽门螺杆菌也是引起急性胃炎的一种病原菌。

（二）化学因素

（1）药物：水杨酸盐类药物如阿司匹林及吲哚美辛等。

（2）误食强酸（如硫酸、盐酸和硝酸）及强碱（如氢氧化钠和氢氧化钾）引起胃壁腐蚀性损伤。

（3）误食毒蕈、砷、灭虫药及杀鼠剂等化学毒物，均可刺激胃黏膜引起炎症。

（三）物理因素

进食过冷、过热的食品或粗糙食物均可损伤胃黏膜，引起炎症。

（四）应激状态

某些危重疾病如新生儿窒息、颅内出血、败血症、休克及大面积灼伤等使患儿处于严重的应激状态是导致急性糜烂性胃炎的主要原因。

二、发病机制

（1）外源性病因可严重破坏胃黏液屏障，导致氢离子及胃蛋白酶的逆向弥散，引起胃黏膜的损伤而发生糜烂、出血。

（2）应激状态使去甲肾上腺素和肾上腺素大量分泌，内脏血管收缩，胃血流量减少，缺血、缺氧进一步使黏膜上皮的线粒体功能降低，影响氧化磷酸化过程，使胃黏膜的糖原贮存减少。而胃黏膜缺血时，不能清除逆向弥散的氢离子；缺氧和去甲肾上腺素又使碳酸氢根离子分泌减少，前列腺素合成减少，削弱胃黏膜屏障功能，导致胃黏膜急性糜烂性炎症。

三、临床表现及分型

（一）急性单纯性胃炎

起病较急，多在进食污染食物数小时后或24小时发病，症状轻重不一，表现上腹部不适、疼痛，甚至剧烈的腹部绞痛。厌食、恶心、呕吐，若伴有肠炎，可有腹泻。若为药物或刺激性食物所致，症状则较轻，局限上腹部，体格检查有上腹部或脐周压痛，肠鸣音可亢进。

（二）急性糜烂性胃炎

多在机体处在严重疾病应激状态下诱发，起病急骤，常以呕血或黑粪为突出症状，大量出血可引起晕厥或休克，伴重度贫血。

（三）急性腐蚀性胃炎

误服强酸、强碱史，除口腔黏膜糜烂、水肿外，中上腹剧痛、绞窄感、恶心、呕吐、呕血和黑粪，并发胃功能紊乱，急性期过后可遗留贲门或幽门狭窄，出现呕吐等梗阻症状。

四、实验室检查

感染因素引起者其末梢血白细胞计数一般增高，中性粒细胞比例增大。腹泻者，粪便常规检查有少量黏液及红、白细胞。

五、影像学检查

（一）内镜检查

胃黏膜明显充血、水肿，黏膜表面覆盖厚的黏稠炎性渗出物，糜烂性胃炎则在上述病变上见到点、圆、片、线状或不规则形糜烂，中心为红色新鲜出血或棕红色陈旧性出血，伴白苔或黄苔，常为多发亦可为单个。做胃镜时应同时取胃黏膜做幽门螺杆菌检测。

（二）X线检查

胃肠钡餐检查病变黏膜粗糙，局部压痛，但不能发现糜烂性病变，且不能用于急性或活动性出血患者。

六、诊断与鉴别诊断

急性胃炎无特征性临床表现，诊断主要依靠病史及内镜检查，以上腹痛为主要症状者应与下列疾病鉴别。

（一）急性胰腺炎

有突然发作的上腹部剧烈疼痛，放射至背部及腰部，血清淀粉酶升高，B超或CT显示胰腺肿大，严重患者腹腔穿刺可抽出血性液体且淀粉酶增高。

（二）胆道蛔虫症

骤然发生上腹部剧烈绞痛，可放射至左、右肩部及背部，发作时辗转不安，剑突下偏右压痛明显，可伴呕吐，有时吐出蛔虫，B 超见胆总管内有虫体异物。

七、治疗

1. **单纯性胃炎**　以对症治疗为主，去除病因，解痉止吐，口服黏膜保护剂，对细菌感染尤其伴有腹泻者可选用小檗碱、卡那霉素及氨苄西林等抗生素。有幽门螺杆菌者，则应做清除治疗。

2. **糜烂性胃炎**　应控制出血，去除应激因素，可用 H_2 受体拮抗剂：西咪替丁 $20 \sim 40mg/$（$kg \cdot d$），法莫替丁 $0.4 \sim 0.8mg/$（$kg \cdot d$），或质子泵阻滞剂奥美拉唑 $0.6 \sim 0.8mg/$（$kg \cdot d$），以及应用止血药如巴曲酶注射，凝血酶口服等。

3. **腐蚀性胃炎**　应根据腐蚀剂性质给予相应中和药物，如口服镁乳氢氧化铝、牛奶和鸡蛋清等治疗强酸剂腐蚀。

（钟英杰）

第四节　慢性胃炎

慢性胃炎（chronic gastritis）是指各种原因持续反复作用于胃黏膜所引起的慢性炎症。慢性胃炎发病原因尚未明了，各种饮食、药物、微生物、毒素以及胆汁反流，均可能与慢性胃炎的发病有关。近年的研究认为幽门螺杆菌的胃内感染是引起慢性胃炎最重要的因素，其产生的机制与黏膜的破坏和保护因素之间失去平衡有关。

一、病因及发病机制

（一）幽门螺杆菌

自从 1983 年澳大利亚学者 Warren 和 Marshall 首次从慢性胃炎患者的胃黏液中分离出幽门螺杆菌以来，大量的研究表明，幽门螺杆菌与慢性胃炎密切相关：在儿童中原发性胃炎幽门螺杆菌感染率高达40%，慢性活动性胃炎高达 90% 以上，而正常胃黏膜几乎很难检出幽门螺杆菌。感染幽门螺杆菌后，胃部病理形态改变主要是胃窦黏膜小结节，小颗粒隆起，组织学显示淋巴细胞增多，淋巴滤泡形成，用药物将幽门螺杆菌清除后胃黏膜炎症明显改善：此外成人健康志愿者口服幽门螺杆菌证实可引发胃黏膜的慢性炎症，并出现上腹部痛、恶心及呕吐等症状；用幽门螺杆菌感染动物的动物模型也获得了成功，因此幽门螺杆菌是慢性胃炎的一个重要病因。

（二）化学性药物

小儿时期经常感冒和发热，反复使用非甾体类药物如阿司匹林和吲哚美辛等，使胃黏膜内源性保护物质前列腺素 E_2 减少，胃黏膜屏障功能降低，而致胃黏膜损伤。

（三）不合理的饮食习惯

食物过冷、过热、过酸、过辣、过咸，或经常暴饮暴食、饮食无规律等均可引起胃黏膜慢性炎症，食物中缺乏蛋白质及 B 族维生素也使慢性胃炎的易患性增加。

（四）细菌、病毒和（或）其毒素

鼻腔、口咽部的慢性感染病灶，如扁桃腺炎、鼻旁窦炎等细菌或其毒素吞入胃内，长期慢性刺激可引起慢性胃黏膜炎症。有报道 40% 的慢性扁桃腺炎患者其胃内有卡他性改变。急性胃炎之后胃黏膜损伤经久不愈，反复发作亦可发展为慢性胃炎。

（五）十二指肠液反流

幽门括约肌功能失调时，使十二指肠液反流入胃增加。十二指肠液中含有胆汁、肠液和胰液。胆盐可减低胃黏膜屏障对氢离子的通透性，并使胃窦部 G 细胞释放胃泌素，增加胃酸分泌，氢离子通过损伤的黏膜屏障并弥散进入胃黏膜引起炎症变化、血管扩张及炎性渗出增多，使慢性胃炎持续存在。

二、临床表现

小儿慢性胃炎的症状无特异性，多数有不同程度的消化不良症状，临床表现的轻重与胃黏膜的病变程度并非一致，且病程迁延。主要表现是反复腹痛，无明显规律性，通常在进食后加重。疼痛部位不确切，多在脐周。幼儿腹痛可仅表现不安和正常进食行为改变，年长儿症状似成人，常诉上腹痛，其次有嗳气、早饱、恶心、上腹部不适及泛酸。进食硬、冷、辛辣等食物或受凉、气温下降时可引发或加重症状。部分患儿可有食欲缺乏、乏力、消瘦及头晕，伴有胃糜烂者可出现黑便。体征多不明显，压痛部位可在中上腹或脐周，范围较广泛。

三、实验室检查

（一）胃酸测定

浅表性胃炎胃酸正常或偏低，萎缩性胃炎则明显降低，甚至缺酸。

（二）幽门螺杆菌检测

包括胃镜下取胃黏液直接涂片染色，组织切片染色找幽门螺杆菌，幽门螺杆菌培养，尿素酶检测。其次是非侵袭法利用细菌的生物特性，特别是幽门螺杆菌的尿素酶水解尿素的能力而形成的呼气试验（^{13}C–尿素呼气）检测幽门螺杆菌。血清学幽门螺杆菌 IgG 抗体的测定，因不能提供细菌当前是否存在的依据，故不能用于目前感染的诊断，主要用于筛选或流行病学调查。以上方法中，以尿素酶法最为简便、快速，常一步完成。^{13}C–尿素呼气试验，因此法价格昂贵，临床普及受到限制。

（三）其他检查

在 A 型萎缩性胃炎（胃体胃炎）血清中可出现壁细胞抗体、胃泌素抗体和内因子抗体等。多数萎缩性胃炎的血、尿胃蛋白酶原分泌减少，而浅表性胃炎多属正常。恶性贫血时血清维生素 B$_{12}$水平明显减少。

四、X 线钡餐检查

X 线钡餐检查对慢性胃炎的诊断无多大帮助。依据国外资料，胃镜确诊为慢性胃炎者 X 线检查显示有胃黏膜炎症者仅 20%～25%。虽然过去多数放射学者认为，胃紧张度的障碍、蠕动的改变及空腹胃内的胃液，可作为诊断胃炎的依据，但近年胃镜检查发现，这种现象系胃动力异常而并非胃炎所致。

五、胃镜检查

胃镜检查是慢性胃炎最主要的诊断方法，并可取黏膜活体组织做病理学检查。慢性胃炎在胃镜下表现为充血、水肿，反光增强，胃小凹明显，黏膜质脆易出血；黏液增多，微小结节形成，局限或大片状伴有新鲜或陈旧性出血点及糜烂。当胃黏膜有萎缩改变时，黏膜失去正常的橘红色，色泽呈灰色，皱襞变细，黏膜变薄，黏膜下血管显露。病理组织学改变，上皮细胞变性，小凹上皮细胞增生，固有膜炎症细胞浸润，腺体萎缩，炎症细胞主要是淋巴细胞及浆细胞。

六、诊断与鉴别诊断

慢性胃炎无特殊性表现，单凭临床症状诊断较为困难，对反复腹痛与消化不良症状的患儿确诊主要依靠胃镜检查与病理组织活体检查。根据有无腺体萎缩诊断为慢性浅表性胃炎或慢性萎缩性胃炎。根据炎症程度分为轻度（炎症浸润仅限于黏液的浅表 1/3）、中度（炎症累及黏膜的浅层 1/3～2/3）及重度（炎症超过黏膜浅层 2/3 以上）；若固有层内有中性粒细胞浸润则说明"活动性"。此外，常规在胃窦大弯或后壁距幽门 5cm 内取组织切片染色，快速尿素酶试验或细菌培养，或 ^{13}C–尿素呼气试验检查幽门螺杆菌，如阳性则诊断为"幽门螺杆菌相关性胃炎"。发现幽门口收缩不良，反流增多，胆汁滞留胃内，病理切片示纤维组织增生，常提示胃炎与胆汁反流有关。

鉴别诊断：在慢性胃炎发作期时，可通过胃镜、B 超、24 小时 pH 监测综合检查，排除肝、胆、胰、消化性溃疡及反流性食管炎。在胃炎发作期，应注意与胃穿孔或阑尾炎早期鉴别。

七、预防

早期去除各种诱发或加重胃炎的原因，避免精神过度紧张、疲劳与各种刺激性饮食，注意气候变化，防止受凉，积极治疗口腔及鼻咽部慢性感染灶，少用对胃黏膜有刺激的药物。

慢性胃炎尚无特殊疗法，无症状者无须治疗。

（1）饮食：宜选择易消化无刺激性食物，少吃冷饮与调味品。

（2）根除幽门螺杆菌：对幽门螺杆菌引起的胃炎，尤为活动性胃炎，应给予抗幽门螺杆菌治疗。

（3）有腹胀、恶心、呕吐者，给予胃动力药物，如多潘立酮及西沙比利等。

（4）高酸或胃炎活动期者，可给予 H_2 受体阻滞剂（西咪替丁、雷尼替丁和法莫替丁）。

（5）有胆汁反流者，给予胃达喜、熊去氧胆酸与胆汁酸结合及促进胆汁排空的药。

（钟英杰）

第五节　功能性消化不良

功能性消化不良（functional dyspepsia，FD）是指有持续存在或反复发作的上腹痛、腹胀、早饱、嗳气、厌食、胃灼热、泛酸、恶心及呕吐等消化功能障碍症状，经各项检查排除器质性疾病的一组小儿消化内科最常见的临床综合征。功能性消化不良的患儿主诉各异，又缺乏肯定的特异病理生理基础，因此，对这一部分患者，曾有许多命名，主要有功能性消化不良、非溃疡性消化不良（non ulcer dyspepsia，NUD）、特发性消化不良（idiopathic dyspepsia）、原发性消化不良（essential dyspepsia）、胀气性消化不良（flatulent dyspepsia）以及上腹不适综合征（epigastric distress syndrome）等。目前国际上多采用前三种命名，而"功能性消化不良"尤为大多数学者所接受。

一、流行病学

FD 发病十分普遍，美国东北部郊区 507 名社区青少年调查发现，5%~10% 的受调查者具有典型的消化不良症状。西伯利亚青少年消化不良调查表明，女性患病率为 27%，男性为 16%。意大利北部校园儿童研究表明 3.5% 存在溃疡样消化不良的表现，3.7% 存在动力障碍样消化不良，但本研究中未纳入 12 岁以上的青少年，所以患病率低。一项在儿科消化专科门诊进行的研究表明，4~9 岁功能性胃肠病患儿中，13.5% 被诊断为消化不良，10~18 岁中有 10.2% 有消化不良。

在我国此病有逐年上升的趋势，以消化不良为主诉的成人患者约占普通内科门诊的 11%、占消化专科门诊的 53%。国内儿科患者中功能性消化不良的发病率尚无规范的统计。

二、病因及发病机制

FD 的病因不明，其发病机制亦不清楚。目前认为是多种因素综合作用的结果。这些因素包括了饮食和环境、胃酸分泌、幽门螺旋杆菌感染、消化道运动功能异常、心理因素以及一些其他胃肠功能紊乱性疾病，如胃食管反流性疾病（GERD）、吞气症及肠易激综合征等。

（一）饮食与环境因素

FD 患者的症状往往与饮食有关，许多患者常常主诉一些含气饮料、咖啡、柠檬或其他水果以及油炸类食物会加重消化不良。虽然双盲法食物诱发试验对食物诱因的意义提出了质疑，但许多患儿仍在避免上述食物并平衡了膳食结构后感到症状有所减轻。

（二）胃酸

部分 FD 的患者会出现溃疡样症状，如饥饿痛，在进食后渐缓解，腹部有指点压痛，当给予制酸剂或抑酸药物症状可在短期内缓解。这些都提示这类患者的发病与胃酸有关。

然而绝大多数研究证实 FD 患者基础胃酸和最大胃酸分泌量没有增加，胃酸分泌与溃疡样症状无关，症状程度与最大胃酸分泌也无相关性。所以，胃酸在功能性消化不良发病中的作用仍需进一步研究。

（三）慢性胃炎与十二指肠炎

功能性消化不良患者中大约有 30%～50% 经组织学检查证实为胃窦胃炎，欧洲不少国家将慢性胃炎视为功能性消化不良，认为慢性胃炎可能通过神经及体液因素影响胃的运动功能，也有作者认为非糜烂性十二指肠炎也属于功能性消化不良。应当指出的是，功能性消化不良症状的轻重并不与胃黏膜炎症病变相互平行。

（四）幽门螺杆菌感染

幽门螺杆菌是一种革兰阴性细菌，一般定植于胃的黏液层表面。幽门螺杆菌感染与功能性消化不良关系的研究结果差异很大，有些研究认为幽门螺杆菌感染是 FD 的病理生理因素之一，因为在成人中，功能性消化不良患者的胃黏膜内常可发现幽门螺杆菌，检出率为 40%～70%。但大量的研究却表明：FD 患者的幽门螺杆菌感染率并不高于正常健康人，阳性幽门螺杆菌和阴性幽门螺杆菌者的胃肠运动和胃排空功能无明显差异，且幽门螺杆菌阳性的 FD 患者经根除幽门螺杆菌治疗后其消化不良症状并不一定随之消失，进一步研究证实幽门螺杆菌特异性抗原与 FD 无相关性，甚至其特异血清型 CagA 与任何消化不良症状或任何原发性功能性上腹不适症状均无关系。目前国内学者的共识意见为幽门螺杆菌感染为慢性活动性胃炎的主要病因，有消化不良症状的幽门螺杆菌感染者可归属于 FD 范畴。

（五）胃肠运动功能障碍

许多的研究都认为 FD 其实是胃肠道功能紊乱的一种。它与其他胃肠功能紊乱性疾病有着相似的发病机制。近年来随着对胃肠功能疾病在生理学（运动－感觉）、基础学（脑－肠作用）及精神社会学等方面的进一步了解，并基于其所表现的症状及解剖位置，罗马委员会制定了新的标准，即罗马Ⅲ标准。罗马Ⅲ标准不仅包括诊断标准，亦对胃肠功能紊乱的基础生理、病理、神经支配及胃肠激素、免疫系统做了详尽的叙述，同时在治疗方面也提出了指导性意见。因此罗马Ⅲ标准是目前世界各国用于功能性胃肠疾病诊断、治疗的一个共识文件。

该标准认为：胃肠道运动在消化期与消化间期有不同的形式和特点。消化间期运动的特点则是呈现周期性移行性综合运动。空腹状态下由胃至末端回肠存在一种周期性运动形式，称为消化间期移行性综合运动（MMC）。大约在正常餐后 4～6 小时，这种周期性、特征性的运动起于近端胃，并缓慢传导到整个小肠。每个 MMC 由 4 个连续时相组成：Ⅰ 相为运动不活跃期；Ⅱ 相的特征是间断性蠕动收缩；Ⅲ 相时胃发生连续性蠕动收缩，每个慢波上伴有快速发生的动作电位（峰电位），收缩环中心闭合而幽门基础压力却不高，处于开放状态，故能清除胃内残留食物；Ⅳ 相是Ⅲ相结束回到Ⅰ相的恢复期。与之相对应，在Ⅲ期还伴有胃酸分泌、胰腺和胆汁分泌。在消化间期，这种特征性运动有规则的重复出现，每一周期约 90 分钟左右。空腹状态下，十二指肠最大收缩频率为 12 次/分，从十二指肠开始 MMC 向远端移动速度为 5～10cm/min，90 分钟后达末端回肠，其作用是清除肠腔内不被消化的颗粒。

消化期的运动形式比较复杂。进餐打乱了消化间期的活动，出现一种特殊的运动类型：胃窦－十二指肠协调收缩。胃底出现容受性舒张，远端胃出现不规则时相性收缩，持续数分钟后进入较稳定的运动模式，即 3 次/分的节律性蠕动性收缩，并与幽门括约肌的开放和十二指肠协调运动，推动食物进入十二指肠。此时小肠出现不规则、随机的收缩运动，并根据食物的大小和性质，使得这种运动模式可维持2.5～8 小时。此后当食物从小肠排空后，又恢复消化间期模式。

在长期的对 FD 患者的研究中发现：约 50% FD 患者存在餐后胃排空延迟，可以是液体或（和）固体排空障碍。小儿 FD 中有 61.53% 胃排空迟缓。这可能是胃运动异常的综合表现，胃近端张力减低、胃窦运动减弱以及胃电紊乱等都可以影响胃排空功能。胃内压力测定发现，25% 功能性消化不良胃窦运动功能减弱，尤其餐后明显低于健康人，甚至胃窦无收缩。儿童中，FD 患儿胃窦收缩幅度明显低于健康儿。胃容量－压力关系曲线和电子恒压器检查发现患者胃近端容纳舒张功能受损，胃顺应性降低，近端胃壁张力下降。

部分 FD 患者有小肠运动障碍，以近端小肠为主，胃窦－十二指肠测压发现胃窦－十二指肠运动不协调，主要是十二指肠运动紊乱，约有 1/3 的 FD 存在肠易激综合征。

（六）内脏感觉异常

许多功能性消化不良的患者对生理或轻微有害刺激的感受异常或过于敏感。一些患者对灌注酸和盐水的敏感性提高；一些患者即使在使用了 H_2 受体拮抗剂阻断酸分泌的情况下，静脉注射五肽胃泌素仍会发生疼痛。一些研究报道，球囊在近端胃膨胀时，功能性消化不良患者的疼痛往往会加重，他们疼痛发作时球囊膨胀的水平显著低于对照组。因此，内脏感觉的异常在功能性消化不良中可能起到了一定作用。但这种感觉异常的基础尚不清楚，初步研究证实功能性消化不良患者存在两种内脏传入功能障碍，一种是不被察觉的反射传入信号，另一种为感知信号。两种异常可单独存在，也可以同时出现于同一患者。当胃肠道机械感受器感受扩张刺激后，受试者会因扩张容量的逐渐增加而产生感知、不适及疼痛，从而获得不同状态的扩张容量，功能性消化不良患者感知阈明显低于正常人，表明患者感觉过敏。

（七）心理社会因素

心理学因素是否与功能性消化不良的发病有关一直存在着争议。国内有学者曾对 186 名 FD 患者的年龄、性别、生活习惯以及文化程度等进行了解，并做了焦虑及抑郁程度的评定，结果发现 FD 患者以年龄偏大的女性多见，它的发生与焦虑及抑郁有较明显的关系。但目前尚无确切的证据表明功能性消化不良症状与精神异常或慢性应激有关。功能性消化不良患者重大生活应激事件的数量也不一定高于其他人群，但很可能这些患者对应激的感受程度要更高。所以作为医生，要了解患者的疾病就需要了解患者的性格特征及生活习惯等，这可能对治疗非常重要。

（八）其他胃肠功能紊乱性疾病

1. 胃食管反流性疾病（GERD）　胃灼热和反流是胃食管反流的特异性症状，但是许多 GERD 患者并无此明显症状，有些患者主诉既有胃灼热又有消化不良。目前有许多学者已接受了以下看法：有少数 GERD 患者并无食管炎，许多 GERD 患者具有复杂的消化不良病史，而不仅是单纯胃灼热与酸反流症状。用食管 24 小时 pH 监测研究发现：约有 20% 的功能性消化不良患者和反流性疾病有关。最近 Sandlu 等报告，20 例小儿厌食中，12 例（60%）有胃食管反流。因此，有充分的理由认为胃食管反流性疾病和某些功能性消化不良的病例有关。

2. 吞气症　许多患者常下意识地吞入过量的空气，导致腹胀、饱胀和嗳气，这种情况也常继发于应激或焦虑。对于此类患者，治疗中进行适当的行为调适往往非常有效。

3. 肠易激综合征（IBS）　功能性消化不良与其他胃肠道紊乱之间常常有许多重叠。约有 1/3 的 IBS 患者有消化不良症状；功能性消化不良患者中有 IBS 症状的比例也近似。

三、临床表现及分型

临床症状主要包括上腹痛、腹胀、早饱、嗳气、厌食、胃灼热、泛酸、恶心和呕吐。病程多在 2 年内，症状可反复发作，也可在相当一段时间内无症状。可以某一症状为主，也可有多个症状的叠加。多数难以明确引起或加重病情的诱因。

1989 年，美国芝加哥 FD 专题会议将功能性消化不良分为 5 个亚型：反流样消化不良（reflux like dyspepsia）、运动障碍样消化不良（dysmotility like dyspepsia）、溃疡样消化不良（ulcer like dyspepsia）、吞气症（aerophagia）及特发性消化不良（idiopathic dyspepsia）。目前采用较多的是 4 型分类：①运动障碍样型；②反流样型；③溃疡样型；④非特异型。

（一）运动障碍样消化不良

此型患者的表现以腹胀、早饱及嗳气为主。症状多在进食后加重。过饱时会出现腹痛、恶心，甚至呕吐。动力学检查约 50%～60% 患者存在胃近端和远端收缩和舒张障碍。

（二）反流样消化不良

突出的表现是胸骨后痛，胃灼热，反流。内镜检查未发现食管炎，但24小时pH监测可发现部分患者有胃食管酸反流。对于无酸反流者出现此类症状，认为与食管对酸敏感性增加有关。

（三）溃疡样消化不良

主要表现与十二指肠溃疡特点相同，夜间痛，饥饿痛，进食或服抗酸剂能缓解，可伴有反酸，少数患者伴胃灼热，症状呈慢性周期性。内镜检查未发现溃疡和糜烂性炎症。

（四）非特异型消化不良

消化不良表现不能归入上述类型者。常合并肠易激综合征。

但是，2006年颁布的罗马Ⅲ标准对FD的诊断更加明确及细化：指经排除器质性疾病、反复发生上腹痛、烧灼感、餐后饱胀或早饱半年以上且近3个月有症状，成人根据主要症状的不同还将FD分为餐后不适综合征（postprandial distress syndrome，PDS，表现为餐后饱胀或早饱）和腹痛综合征（epigastric pain syndrome，EPS，表现为上腹痛或烧灼感）两个亚型。

四、诊断及鉴别诊断

（一）诊断

对于功能性消化不良的诊断，首先应排除器质性消化不良。除了仔细询问病史及全面体检外，应进行以下的器械及实验室检查：①血常规；②粪隐血试验；③上消化道内镜；④肝胆胰超声；⑤肝肾功能；⑥血糖；⑦甲状腺功能；⑧胸部X检查。其中①~④为第一线检查，⑤~⑧为可选择性检查，多数根据第一线检查即可基本确定功能性消化不良的诊断。此外，近年来开展的胃食管24小时pH监测、超声或放射性核素胃排空检查以及胃肠道压力测定等多种胃肠道动力检查手段，在FD的诊断与鉴别诊断上也起到了十分重要的作用。许多原因不明的腹痛、恶心及呕吐患者往往经胃肠道压力检查找到了病因，这些检查也逐渐开始应用于儿科患者。

（二）功能性消化不良通用的诊断标准

（1）慢性上腹痛、腹胀、早饱、嗳气、泛酸、胃灼热、恶心、呕吐、喂养困难等上消化道症状，持续至少4周。

（2）内镜检查未发现胃及十二指肠溃疡、糜烂和肿瘤等器质性病变，未发现食管炎，也无上述疾病史。

（3）实验室、B超及X线检查排除肝、胆、胰疾病。

（4）无糖尿病、结缔组织病、肾脏疾病及精神病史。

（5）无腹部手术史。

（三）儿童功能性消化不良的罗马Ⅲ诊断标准

必须包括以下所有项：

（1）持续或反复发作的上腹部（脐上）疼痛或不适。

（2）排便后不能缓解，或症状发作与排便频率或粪便性状的改变无关（即除外肠易激综合征）。

（3）无炎症性、解剖学、代谢性或肿瘤性疾病的证据可以解释患儿的症状。

诊断前至少2个月内，症状出现至少每周1次，符合上述标准。

（四）鉴别诊断

1. 胃食管反流 胃食管反流性疾病功能性消化不良中的反流亚型与其鉴别困难。胃食管反流性疾病具有典型或不典型反流症状，内镜证实有不同程度的食管炎症改变，24小时食管pH监测有酸反应，无内镜下食管炎表现的患者属于反流样消化不良或胃食管反流性疾病不易确定，但两者在治疗上是相同的。

2. 具有溃疡样症状的器质性消化不良 包括：十二指肠溃疡、十二指肠炎、幽门管溃疡、幽门前区溃疡、糜烂性胃窦炎。在诊断功能性消化不良溃疡亚型前，必须进行内镜检查以排除以上器质性病变。

3. 胃轻瘫　许多全身性的或消化道疾病均可引起胃排空功能的障碍，造成胃轻瘫。较常见的原因有糖尿病、尿毒症及结缔组织病。在诊断功能性消化不良运动障碍亚型时，应仔细排除其他原因所致的胃轻瘫。

4. 慢性难治性腹痛（CIPA）　CIPA 患者 70% 为女性，多有身体或心理创伤史。患者常常主诉有长期腹痛（超过 6 个月），且腹痛弥漫，多伴有腹部以外的症状。大多数患者经过广泛的检查而结果均为阴性。这类患者多数有严重的潜在的心理疾患，包括抑郁、焦虑和躯体形态的紊乱。他们常坚持自己有严重的疾病并要求进一步检查。对这类患者应提供多种方式的心理、行为和药物联合治疗。

五、预防

并非所有的功能性消化不良的患儿均需接受药物治疗。有些患儿根据医生诊断得知无病及检查结果亦属正常后，可通过改变生活方式与调整食物种类来预防。如建立良好的生活习惯，避免心理紧张因素和刺激性食物，避免服用非甾体类消炎药。对于无法停药者应同时应用胃黏膜保护剂或 H_2 受体拮抗剂。

六、治疗

（一）一般治疗

一般说来，治疗中最重要的是在医生和患者之间建立一种牢固的治疗关系。医生应通过详细询问病史和全面细致的体格检查取得患者的信赖。经过初步检查之后，应与患者讨论鉴别诊断，包括功能性消化不良的可能。应向患者推荐合理的诊断和检查步骤，并向患者解释他们所关心的问题。经过诊断性检查之后，应告诉患者功能性消化不良的诊断，同时向他们进行宣教、消除疑虑，抑制"过分检查"的趋势，将重点从寻找症状的原因转移到帮助患者克服这些症状。

医生应该探究患者的生活应激情况，包括患者与家庭、学校、人际关系及生活环境有关的事物。改变他们的生活环境是不太可能的，应指导患者减轻应激反应的措施，如体育锻炼和良好的饮食睡眠习惯。

还应了解患者近期的饮食或用药的改变。要仔细了解可能使患者症状加重的食物和药物，并停止使用。

（二）药物治疗

对于功能性消化不良，药物治疗的效果不太令人满意。目前为止没有任何一种特效的药物可以使症状完全缓解。而且，症状的改善也可能与自然病程中症状的时轻时重有关，或者是安慰剂的作用。所以治疗的重点应放在生活习惯的改变和采取积极的克服策略上，而非一味地依赖于药物。在症状加重时，药物治疗可能会有帮助，但应尽量减少用量，只有在有明确益处时才可长期使用。

下面介绍一下治疗功能性消化不良的常用药物：

1. 抗酸剂和制酸剂

（1）抗酸剂：在消化不良的治疗用药中，抗酸剂是应用最广泛的一种。在西方国家这是一种非处方药，部分患者服用抗酸剂后症状缓解，但也有报告抗酸剂与安慰剂在治疗功能性消化不良方面疗效相近。

抗酸剂（碳酸氢钠、氢氧化铝、氧化镁、三硅酸镁）：在我国常用的有碳酸钙口服液、复方氢氧化铝片及胃达。这类药物对于缓解饥饿痛、反酸及胃灼热等症状有较明显效果。但药物作用时间短，须多次服用，而长期服用易引起不良反应。

（2）抑酸剂：抑酸剂主要指 H_2 受体拮抗剂和质子泵抑制剂。

H_2 受体拮抗剂治疗功能性消化不良的报道很多，药物的疗效在统计学上显著优于安慰剂。主要有西咪替丁、雷尼替丁及法莫替丁等。它们抑制胃酸的分泌，无论对溃疡亚型和反流亚型都有明显的效果。

质子泵抑制剂奥美拉唑，可抑制壁细胞 $H^+ - K^+ - ATP$ 酶，抑制酸分泌作用强，持续时间长，适用于 H_2 受体拮抗剂治疗无效的患者。

2. **促动力药物** 根据有对照组的临床验证，现已肯定甲氧氯普胺（胃复安）、多潘立酮（吗丁啉）及西沙比利对消除功能性消化不良诸症状确有疗效。儿科多潘立酮应用较多。

（1）甲氧氯普胺：有抗中枢和外周多巴胺作用，同时兴奋 $5 - HT_4$ 受体，促进内源性乙酰胆碱释放，增加胃窦 - 十二指肠协调运动，促进胃排空。儿童剂量每次 0.2mg/kg，3～4 次/日，餐前 15～20 分钟服用。因不良反应较多，故临床应用逐渐减少。

（2）多潘立酮：为外周多巴胺受体阻抗剂，可促进固体和液体胃排空，抑制胃容纳舒张，协调胃窦 - 十二指肠运动，松弛幽门，从而缓解消化不良症状。儿童剂量每次 0.3mg/kg，3～4 次/日，餐前 15～30 分钟服用。1 岁以下儿童由于血脑屏障功能发育尚未完全，故不宜服用。

（3）西沙比利：通过促进胃肠道肌层神经丛副交感神经节后纤维末梢乙酰胆碱的释放，增强食管下端括约肌张力，加强食管、胃、小肠和结肠的推进性运动。对胃的作用主要有增加胃窦收缩，改善胃窦 - 十二指肠协调运动。降低幽门时相性收缩频率，使胃电活动趋于正常，从而加速胃排空。儿童剂量每次 0.2mg/kg，3～4 次/日，餐前 15～30 分钟服用。临床研究发现该药能明显改善消化不良症状，但因心脏的不良反应，故应用受到限制。

（4）红霉素：虽为抗生素，也是胃动素激动剂，可增加胃近端和远端收缩活力，促进胃推进性蠕动，加速空腹和餐后胃排空，可用于 FD 小儿。

3. **胃黏膜保护剂** 这类药物主要有硫糖铝、米索前列醇、恩前列素及蒙脱石散等。临床上这类药物的应用主要是由于功能性消化不良的发病可能与慢性胃炎有关，患者可能存在胃黏膜屏障功能的减弱。

4. $5 - HT_3$ 受体拮抗剂和阿片类受体激动剂这两类药物促进胃排空的作用很弱，用于治疗功能性消化不良患者的原理是调节内脏感觉阈。但此类药在儿科中尚无用药经验。

5. **抗焦虑药** 国内有人使用小剂量多虑平和多潘立酮结合心理疏导治疗功能性消化不良患者，发现对上腹痛及嗳气等症状有明显的缓解作用，较之不使用多虑平的患者有明显提高。因此，在对 FD 的治疗中，利用药物对心理障碍进行治疗有一定的临床意义。

（张爱萍）

第六节　小儿腹泻

小儿腹泻或称腹泻病，是一组由多病原、多因素引起的以大便次数增多和大便性状改变为特点的消化道综合征，是我国婴幼儿最常见的疾病之一。该病 80% 由病毒感染引起，常见有轮状病毒、肠道病毒等；也可由细菌，如致腹泻大肠杆菌、空肠弯曲菌、鼠伤寒杆菌等致病；真菌感染多发生于长期用激素、广谱抗生素及免疫抑制剂或免疫功能低下的患儿，以白色念珠菌感染最常见；此外，肠道寄生虫、肠道外感染亦可引起腹泻；非感染因素，如喂养不当、气候变化等均可引起小儿腹泻。本病以 6 个月～2 岁婴幼儿发病率高，1 岁以内占半数，是造成小儿营养不良、生长发育障碍的主要原因之一。该病连续病程在 2 周以内为急性腹泻，病程在 2 周～2 个月为迁延性腹泻，病程在 2 个月以上为慢性腹泻。根据病情分为轻型腹泻和重型腹泻。

一、诊断依据

（一）病史、发病诱因

小儿腹泻是儿科最常见的消化道疾病。接诊后应仔细了解以下情况：了解患儿是母乳喂养还是人工喂养，辅食添加情况等。了解患儿使用的乳具、食具、便器、玩具等消毒情况，有无不洁饮食史；腹部是否受凉、天气是否炎热、居室通风情况等。了解腹泻是否影响患儿生长发育状况，是否有湿疹等过敏性皮肤症状。

了解患儿近期有无全身感染，特别是上呼吸道感染等；近期有无消化道流行病及消毒隔离情况等。了解患儿是否患有免疫缺陷病、营养不良、慢性消耗性疾病或先天性畸形等，有无长期服用广谱抗生素或激素等免疫抑制药等。

（二）临床表现

1. 急性腹泻 按程度有轻重之分，有着共同的临床表现。

（1）轻型腹泻：常由饮食因素及肠道外感染引起。起病可急可缓，以胃肠道症状为主，食欲缺乏，偶有溢乳或呕吐，大便次数增多，但每次大便量不多，稀薄或带水，呈黄色或黄绿色，有酸味，常见白色或黄白色奶瓣和泡沫。无脱水及全身中毒症状，多在数日内痊愈。

（2）重型腹泻：多由肠道内感染引起。常急性起病，亦可由轻型逐渐加重、转变而来，除有较重的胃肠道症状外，还有较明显的脱水、电解质紊乱和全身感染中毒症状，如发热、烦躁或萎靡、嗜睡，甚至昏迷、休克。

（3）胃肠道症状：食欲低下，常有呕吐，严重者可吐咖啡色液体；腹泻频繁，大便每日十余次至数十次，多为黄色水样或蛋花汤样便，含有少量黏液，少数患儿可有血便。

（4）水、电解质及酸碱平衡紊乱：由腹泻引起体液的电解质丢失所致。

1）脱水：由于水分摄入不足或吐泻丢失所引起的体液总量尤其是细胞外液量的减少，脱水除水分丢失外同时伴有钠、钾和其他电解质的丢失。

2）脱水程度：按患病后累积的体液丢失量分为轻度、中度和重度3度。轻度脱水表示有3%~5%体重减少或相当于体液丢失30~50mL/kg；中度脱水表示有5%~10%的体重减少或相当于体液丢失50~100mL/kg；重度脱水表示有10%以上体重减少或相当于体液丢失100~120mL/kg。

3）脱水性质：按现存体液渗透压改变分为等渗性脱水，是指血清钠为130~150mmol/L，水和电解质成比例丢失，血浆渗透压正常，丢失的体液主要是细胞外液，多见于急性腹泻，临床表现见表5-1。低渗性脱水，是指血清钠<130mmol/L，电解质的丢失量比水多，多见于营养不良伴慢性腹泻。临床脱水症状较其他2种严重，较早发生休克。高渗性脱水，是指血清钠>150mmol/L，电解质的丢失比水少，血浆渗透压增高，丢失的体液主要为细胞内液，多见于腹泻伴高热，主要表现为烦渴、高热、烦躁不安、皮肤黏膜干燥，还可出现中枢神经系统症状。

表5-1 等渗性脱水的临床表现与分度

脱水程度	轻度	中度	重度
失水量%（mL/kg）	<5%（50）	5%~10%（50~100）	>10%（100~120）
精神	稍差，略烦躁	萎靡，烦躁	淡漠，昏迷
眼泪	哭时有泪	哭时泪少	哭时无泪
口渴	轻	明显	烦渴
尿量	稍减少	减少	极少或无尿
皮肤	稍干燥，弹性可	干燥，苍白，弹性差	干燥，花纹，弹性极差
黏膜	口唇黏膜略干燥	口唇黏膜干燥	口唇黏膜极干燥
眼窝	稍凹陷	凹陷	明显凹陷，眼闭不合
前囟	稍下陷	下陷	明显下陷
四肢	温暖	稍凉	厥冷
休克征	无	不明显	有，脉速细，血压下降

酸中毒：原因有腹泻使大量碱性物质丢失；进食少，肠吸收不良，脂肪分解增加，产生大量酮体。血容量减少，血液浓缩导致无氧糖酵解增多，乳酸堆积。肾血流减少，酸性代谢产物滞留体内。根据血

液 HCO_3^- 测定结果，临床将酸中毒分为轻度（18～13mmol/L）、中度（13～9mmol/L）、重度（<9mmol/L）3度。患儿可出现精神不振，口唇樱红，呼吸深快，呼出气体有丙酮味等，小婴儿症状不典型。

低钾血症：当血清钾低于3.5mmol/L时称为低钾血症。多由于吐泻丢失大量钾盐，进食少，钾摄入不足，肾脏保钾功能比保钠差等引起。腹泻时常有体内缺钾。表现为精神不振、无力、腹胀、心律失常、碱中毒等。

低钙、低镁血症：多见于腹泻伴活动性佝偻病和营养不良患儿。表现为手足搐搦、惊厥、震颤等。

2. 几种常见类型肠炎的临床特点　按致病因素主要有6种。

（1）轮状病毒肠炎：是秋、冬季小儿腹泻最常见类型。潜伏期1～3d，经粪－口或呼吸道传播，多发生在6个月至2岁婴幼儿。起病急，常伴有发热和上呼吸道感染症状，无明显感染中毒症状。病初1～2d常发生呕吐，随后出现腹泻。大便次数多、量多、水分多，黄色水样或蛋花汤样便带少量黏液，无腥臭味。常并发脱水、酸中毒及电解质紊乱。该病亦可侵犯中枢神经系统和心肌等。本病为自限性疾病，不喂乳类的患儿恢复更快。大便镜检偶有少量白细胞或脂肪球。血清抗体一般在感染后3周上升。

（2）诺沃克病毒肠炎：发病季节为9月至第2年4月，多见于年长儿。潜伏期1～2d，起病可急可缓。可有发热、呼吸道症状。腹泻和呕吐轻重不等，大便量中等，为稀便或水样便，伴有腹痛。病情重者体温高，伴有乏力、头痛、肌肉痛等。该病为自限性疾病，症状持续1～3d。大便和周围血象检查一般无特殊发现。

（3）产毒性大肠杆菌引起的肠炎：多发生在夏季。潜伏期1～2d，起病较急。轻症仅大便次数稍多，性状轻微改变。重症腹泻频繁，量多，呈水样或蛋花汤样混有黏液，镜检无白细胞。可伴呕吐，常发生脱水、电解质和酸碱平衡紊乱。自然病程一般3～7d。

（4）出血性大肠杆菌肠炎：其中以O157：H7所致者最多见。好发于夏秋季节，可通过食物、水源及接触传播。典型病儿有3大临床特征：特发性、痉挛性腹痛；血性粪便；低热或不发热。严重者导致溶血尿毒综合征和血栓性血小板减少性紫癜。

（5）侵袭性细菌性肠炎：全年均可发病，多见于夏季。起病急，腹泻频繁，大便呈黏液状，带脓血，有腥臭味。常伴恶心、呕吐、腹痛和里急后重，可出现严重的中毒症状如高热、意识改变，甚至感染性休克。大便镜检有大量白细胞和数量不等的红细胞。大便培养可找到致病菌。

（6）抗生素诱发的肠炎：按致病因素分为3种。金黄色葡萄球菌肠炎：多继发于使用大量抗生素后，病程与症状跟菌群失调的程度有关，有时继发于慢性疾病的基础上。表现为发热、呕吐、腹泻、不同程度中毒症状、脱水和电解质紊乱，甚至发生休克。典型大便为暗绿色，量多带黏液，少数为血便。大便镜检有大量脓细胞和成簇的 G^+ 球菌，培养有葡萄球菌生长，凝固酶阳性。伪膜性小肠结肠炎：由难辨梭状芽孢杆菌引起。除万古霉素和胃肠道外用的氨基糖苷类抗生素外，几乎各种抗生素均可诱发本病。可在用药1周内或停药4～6周发病。表现为腹泻，轻症大便次数增加，停用抗生素后很快痊愈。重症频泻，黄绿色水样便，可有伪膜排出，大便可带血，可合并脱水、电解质紊乱和酸中毒。亦可伴有腹痛、腹胀和全身中毒症状，甚至发生休克。真菌性肠炎：多为白色念珠菌所致，2岁以下婴儿多见。常并发于其他感染，或肠道菌群失调时。病程迁延，常伴鹅口疮。大便次数增多，黄色稀便，泡沫较多带黏液，有时可见豆腐渣样菌落。大便镜检可见真菌孢子和菌丝。

3. 迁延性腹泻、慢性腹泻　病因复杂，感染、营养物质过敏、酶缺陷、免疫缺陷、药物因素、先天性畸形等均可引起。以急性腹泻未彻底治疗或治疗不当、迁延不愈最为常见。人工喂养、营养不良小儿患病率高。患儿大便次数增多，多为稀水便，食欲差，腹泻持续时间长。可出现营养不良、消瘦、贫血、继发感染、甚至多脏器功能异常。

（三）并发症

小儿迁延性及慢性腹泻可出现消瘦、营养不良、贫血、生长发育迟缓等并发症，以婴幼儿多见。

（四）辅助检查

1. 大便常规检查　对病毒性、非侵袭性细菌、肠道外因素等所致腹泻，大部分患儿大便常规检查无异常，部分患儿可见少量白细胞或脂肪球，一般无红细胞。对侵袭性细菌所致腹泻，大便检查可见白细胞或脓细胞，并有数量不等的红细胞。

2. 大便培养　对迁延性腹泻及慢性腹泻患儿应进行大便培养，并进行药物敏感试验。根据培养及药敏结果合理应用抗生素。

3. 肠道菌群及大便酸度分析　适用于迁延性及慢性腹泻患儿。

4. 十二指肠液检查　适用于迁延性及慢性腹泻。

5. 小肠黏膜活检　了解慢性腹泻病理生理最可靠的方法。

6. 全消化道 X 线及钡剂造影检查　排除消化道器质性疾病引起腹泻。

7. 结肠镜检查　以排除结肠息肉、溃疡性结肠炎等所致大便性状改变。

二、诊断中的临床思维

（1）WHO 腹泻组提出 90% 的腹泻不需要抗生素治疗。国内学者根据我国腹泻病原谱的组成及临床观察，证明我国不需要用抗生素治疗的腹泻病约占 70%。该类病例病初表现为"上感"症状，而后出现腹泻，考虑腹泻的病因多可能为：上呼吸道感染，病毒性肠炎以呼吸道症状为先驱症状，治疗"上感"使用抗生素后引起肠道菌群失调。

（2）慢性迁延性腹泻有时为母乳不足或喂养不当（水多、乳少）饥饿所致。特点是喂哺时患儿饥饿感强，腹部肠鸣音强，大便量少，绿色稀便，小便次数多，体重不增。

（3）可根据大便常规有无白细胞将腹泻分为两组：大便无或偶见少量白细胞者，需与下列疾病进行鉴别：①生理性腹泻：多见于 6 个月以内婴儿，外观虚胖，常有湿疹，生后不久即发生腹泻，除大便次数增多外，无其他症状，食欲好，不影响生长发育。可能与乳糖不耐受有关，添加辅食后，大便即逐渐转为正常。②导致小肠消化吸收功能障碍的各种疾病：如乳糖酶缺乏、葡萄糖 - 半乳糖吸收不良、失氯性腹泻、原发性胆酸吸收不良、过敏性腹泻等，可根据各病特点进行大便酸度、还原糖试验等检查加以鉴别。

大便有较多白细胞者，需与下列疾病鉴别：①细菌性痢疾：常有流行病史，起病急，全身症状重。大便次数多，量少，排脓血伴里急后重，大便镜检有较多脓细胞、红细胞和吞噬细胞，大便培养有志贺痢疾杆菌生长可确诊。②坏死性肠炎：中毒症状重，腹痛、腹胀、频繁呕吐、高热，大便略红色糊状，渐出现典型的赤豆汤样血便，常伴休克。腹部立位、卧位 X 线平片可见小肠呈局限性充气扩张，肠间隙增宽，肠壁积气等。

三、治疗

（一）治疗原则

小儿腹泻病的治疗原则为调整饮食，预防和纠正脱水，合理用药，加强护理，预防并发症。急性腹泻多注意维持水、电解质平衡及抗感染，迁延性及慢性腹泻则应注意肠道菌群失调问题及饮食疗法。

（二）急性腹泻治疗

1. 饮食疗法　应强调继续饮食，满足生理需要，补充疾病消耗，以缩短腹泻后康复时间。以母乳喂养的婴儿继续哺乳，暂停辅食；人工喂养儿可喂等量米汤或稀释的牛奶或其他代乳品，由米汤、粥、面条等逐渐过渡到正常饮食；有严重呕吐者可暂禁食 4~6h（不禁水），待好转后继续喂食，由少到多，由稀到稠；病毒性肠炎多有继发性双糖酶（主要是乳糖酶）缺乏，对疑似病例可暂停乳类喂养，改为豆制代乳品或发酵奶，或去乳糖配方奶粉以减轻腹泻，缩短病程；腹泻停止后逐渐恢复营养丰富的饮食，并每日加餐 1 次，共 2 周。

2. 纠正水、电解质紊乱及酸碱失衡　即液体疗法，是通过补充不同种类的液体来纠正水、电解质和酸碱平衡紊乱的治疗方法。包括补充累积损失量、继续异常损失量和生理需要量 3 部分。补充液体的方法包括口服补液和静脉补液两种。

（1）口服补液：适用于腹泻时脱水的预防及纠正轻、中度脱水无严重呕吐者。新生儿和有明显呕吐、腹胀、休克、心肾功能不全等患儿不宜采用口服补液。常用制剂：口服补液盐（ORS 液）：WHO 推荐的 ORS 液中各种电解质浓度为 Na^+ 90mmol/L，K^+ 20mmol/L，Cl^- 80mmol/L，HCO_3^- 30mmol/L，葡萄糖 111mmol/L。可用 NaCl 3.5g，$NaHCO_3$ 2.5g，枸橼酸钾 1.5g，葡萄糖 20.0g，加水到 1 000mL 配成。其电解质的渗透压为 220mmol/L（2/3 张），总渗透压为 310mmol/L。此液中葡萄糖浓度为 2%，有利于 Na^+ 和水的吸收；Na^+ 的浓度为 90mmol/L，适用于纠正电解质丢失量；含有一定量的钾和碳酸氢根，可补充钾和纠正酸中毒。米汤加盐溶液：米汤 500mL ＋ 细盐 1.75g（一啤酒瓶盖的一半）；糖盐水：白开水 500mL ＋ 蔗糖 10g ＋ 细盐 1.75g。

用量：轻度脱水口服补液量为 50～80mL/kg，中度脱水 80～100mL/kg；患儿每腹泻 1 次给 ORS 液或米汤加盐溶液 50～100mL，或能喝多少给多少，或每 5～10min 喂 1 次，每次 10～20mL，ORS 液为 2/3 张，应注意另外补充白开水。

（2）静脉补液：适用于新生儿、中度以上脱水、吐泻严重、腹胀、休克或心肾功能不全的患儿。常用溶液有非电解质溶液：常用 5% 和 10% 葡萄糖注射溶液。电解质溶液：常用 0.9% 氯化钠注射液（生理盐水，1 张），3% 氯化钠溶液，5% 碳酸氢钠溶液（3.5 张），10% 氯化钾溶液（8.9 张）等。混合溶液：为适用不同情况的补液需要，可将各种不同渗透压的溶液按不同比例配成混合溶液使用。在静脉补液的实施过程中需做到三定（定量、定性、定速）、三先（先盐后糖、先浓后淡、先快后慢）及两补（见尿补钾、惊跳补钙）。

第 1 天补液：定量、定性、定速。

定输液总量（定量）：包括累积损失量、继续损失量和生理需要量，一般轻度脱水为 90～120mL/kg、中度脱水为 120～150mL/kg、重度脱水为 150～180mL/kg。先按 1/2～2/3 量给予，余量视病情决定取舍。营养不良小儿、肺炎、心肾功能不全者、学龄儿，补液总量应酌减 1/4～1/3。

定输液种类（定性）：原则为先盐后糖。低渗性脱水补给 2/3 张液，等渗性脱水补给 1/2 张液，高渗性脱水补给 1/3 张液。若临床判断脱水性质有困难时，可按等渗性脱水补给。脱水一旦纠正、电解质正常后不必将原计划张力液体全部输完，应当及时修正补液方案，改为 1/5～14 张液。

定输液速度（定速）：原则为先快后慢。补液总量的 1/2 应在头 8～12h 内补完，输入速度为 8～12mL/kg。若有休克时应先扩容，用 2：1 等张含钠液或 1.4% 碳酸氢钠溶液 10～20mL/kg（总量 ＜ 300mL）于 30～60min 内静脉输入，以迅速改善有效循环血量和肾功能。扩容所用的液体和电解质包括在头 8～12h 的补液内。余下的液体于 12～16h 内补完，约 5mL/（kg·h）。对低渗性脱水的纠正速度可稍快，出现明显水中毒症状如惊厥等时，需用 3% 氯化钠液滴注，12mL/kg 可提高血清钠 10mmol/L，以纠正血清钠至 125mmol/L 为宜。高渗性脱水时补液速度宜放慢，总量宜在 24h 内均匀输入，纠正高钠血症以每日降低血清钠 10mmol/L 为度。

纠正酸中毒：轻、中度酸中毒，因输入的混合溶液中已含有一部分碱性溶液，输液后循环和肾功能改善，酸中毒即可纠正。一般当 pH 值 ＜7.3 时可静脉补给碱性液体，常用 1.4% 碳酸氢钠 3mL/kg 可提高 HCO_3^- 约 1mmol/L，可暂按提高 HCO_3^- 5mmol/L 给予。有血气测定结果时可按公式计算：碱剂需要量（mmol）＝（22 － 测得 HCO_3^- mmol/L）×0.6×体重（kg）；或碱剂需要量 ＝［－BE］×0.3×体重（kg）。一般首次给予计算量的 1/2，根据治疗情况决定是否继续用药。

纠正低钾血症：有尿或来院前 6h 内有尿即应补钾，静脉补入氯化钾为 0.15～0.3g/（kg·d），浓度不应超过 0.3%，每日静脉滴入的时间不应少于 8h，一般补钾需要 4～6d，以补充细胞内钾的不足，能口服时改为口服补钾。纠正低钙、低镁：出现低钙惊厥症状时可用 10% 葡萄糖酸钙注射液，1～2mmol/kg，最大量 ＜100mL，加等量葡萄糖稀释后静脉注射或静脉滴注。低镁者用 25% 硫酸镁每次 0.1mL/kg，深部肌内注射，2～3 次/d，症状缓解后停用。

第 2 天及以后的补液：经第 1 天补液后，脱水和电解质紊乱已基本纠正，第 2 天及以后主要是补充继续损失量和生理需要量，继续补钾，供给热量。一般可改为口服补液。若腹泻频繁或口服不耐受者，仍需静脉补液。补液量根据吐泻和进食情况估算，一般生理需要量按每日 60～80mL/（kg·d），用 1/5

~1/3 张含钠液补充；继续损失量按"丢多少补多少""随时丢随时补"的原则，用 1/3 ~ 1/2 张含钠液补充；将这两部分相加于 12 ~ 24h 内均匀静脉滴注。还要注意补钾和纠正酸中毒等。

3. 药物治疗 据病情从 3 方面治疗。

（1）控制感染：水样便腹泻患儿多为病毒或非侵袭性细菌所致，一般不用抗生素，应合理使用液体疗法，选用微生态制剂和肠黏膜保护药。如伴有明显中毒症状不能用脱水解释者，尤其是重症患儿、新生儿、小婴儿和衰弱儿应选用抗生素治疗。黏液、脓血便患儿多为侵袭性细菌感染，应根据临床特点，针对病原选用抗菌药物，再根据大便细菌培养和药敏结果进行调整。大肠杆菌、空肠弯曲菌、耶尔森菌、鼠伤寒沙门菌等所致感染可选用氨苄西林、第三代头孢菌素、庆大霉素、诺氟沙星等。金黄色葡萄球菌肠炎、伪膜性肠炎、真菌性肠炎应立即停用原来使用的抗生素，根据症状选用万古霉素、新青霉素、甲硝唑或抗真菌药物治疗。婴幼儿选用氨基糖苷类及奎诺酮类抗生素应慎重。

（2）微生态疗法：有助于恢复肠道正常菌群的生态平衡，抑制病原菌定植和侵袭，有利于控制腹泻。常用双歧杆菌、嗜乳酸杆菌、粪链球菌、需氧芽孢杆菌等。

（3）肠黏膜保护药：能吸附病原体和毒素，维持肠细胞的吸收和分泌功能，与肠道黏液糖蛋白相互作用可增强其屏障功能，阻止病原微生物的攻击，如十六角蒙脱石粉。

（三）迁延性腹泻和慢性腹泻治疗

迁延性腹泻和慢性腹泻患儿常伴有营养不良和其他并发症，病情较为复杂，必须采取综合措施。

（1）积极寻找引起病程迁延的原因，针对病因治疗，切忌滥用抗生素，避免顽固的肠道菌群失调。

（2）预防和治疗脱水，纠正电解质和酸碱平衡紊乱。

（3）营养治疗：类患儿多有营养不良，禁食对机体有害，继续喂养对促进疾病恢复有利。继续母乳喂养。

人工喂养儿应调整饮食，< 6 月婴幼儿用牛奶加等量米汤或水稀释，或用发酵奶，也可用奶 - 谷类混合物，每天喂 6 次，以保证足够热量。> 6 个月婴儿可用已习惯的平常饮食，如选用加有少量植物油、蔬菜、鱼末或肉末的稠粥、面条等；由少到多，由稀到稠。

糖类不耐受患儿由于有不同程度的原发性或继发性双糖酶缺乏，其中以乳糖不耐受者最多，宜采用去乳糖或双糖饮食。

过敏性腹泻：有些患儿在无双糖酶饮食后腹泻仍不改善，需考虑对蛋白质过敏（牛奶或大豆蛋白），应改用其他饮食。

要素饮食：是肠黏膜受损患儿最理想的食物，是由氨基酸、葡萄糖、中链三酰甘油、多种维生素和微量元素组合而成。

静脉营养：少数严重患儿不能耐受口服营养物质者，可采用静脉高营养。推荐方案为：10% 脂肪乳剂 2 ~ 3g/（kg·d），复方氨基酸 2 ~ 2.5g/（kg·d），葡萄糖 12 ~ 15g/kg，电解质及多种微量元素适量，液体每日 120 ~ 150mL/（kg·d）。通过外周静脉输入，好转后改为口服。

（4）药物治疗：抗菌药物应慎用，仅用于分离出特异病原的感染患儿，并根据药敏选用。酌情补充微量元素和维生素，如锌、铁、烟酸、脂溶性（维他利匹特）和水溶性维生素（水乐维他）等。还可应用微生态制剂和肠黏膜保护药。

四、治疗中的临床思维

（1）提倡母乳喂养，及时添加辅食，避免夏季断奶，人工喂养者根据具体情况选择合适的代乳品，养成良好的卫生习惯，防止水源污染，加强粪便管理，灭蝇、灭蛆等，防止昆虫污染，病毒性腹泻给予接种疫苗，可大大减少腹泻的发生率。

（2）由气候变化或喂食喂养不当引起的腹泻，避免过热或受凉，合理饮食，绝大部分患儿可在 3 ~ 5d 内痊愈。

（3）病毒性、肠道外因素或非侵袭性细菌性腹泻患儿多合并脱水和电解质紊乱，绝大多数通过补液、微生态疗法和饮食治疗痊愈，小部分患儿由于治疗不及时或不连续或体质较弱病情可反复或迁延，极少部分患儿可合并下呼吸道感染症状如支气管炎、肺炎等。

（4）侵袭性细菌性肠炎经选用敏感抗生素及其他治疗，绝大多数在1周内痊愈。若服用抗生素时间过短（少于3d）或不连续可造成病情迁延或反复并增加耐药机会。

（5）切忌滥用抗生素和长期使用皮质激素。对因其他疾病必须较长期使用激素或抗生素者，应给予微生态制剂，以防菌群失调。

（张爱萍）

第六章

泌尿系统疾病

第一节 急性肾小球肾炎

急性肾小球肾炎（acute glomerulonephritis，AGN）简称急性肾炎，广义上包括了一组以急性起病，表现为血尿和（或）蛋白尿、高血压、水肿，并常伴有少尿为特点的肾小球疾病，所以，又称之为急性肾炎综合征。在儿童时期绝大多数属急性链球菌感染后肾小球肾炎（acute post streptococcal glomerulo-nephritis，APSGN）。

本病为儿科最常见的肾小球疾病，居我国儿童泌尿系统疾病住院患儿的首位。但近年国内外流行病学资料均呈现发病率下降的趋势，北美、西欧等地报道 1979—1988 年内较 1961—1970 年减少 2/3，我国亦呈类似改变，1982 年 6 947 例泌尿系住院患儿中本病占 53.7%，1992 年则占 11 531 例泌尿系住院患儿的 37.1%。

（一）病因

概括而言可分为感染性和非感染性两大类。

1. 感染性

（1）急性链球菌感染后肾小球肾炎：本病是由 A 族 β 溶血性链球菌感染后引起的免疫性肾小球肾炎。链球菌中仅部分"致肾炎菌株"感染后引发肾炎，继发于呼吸道、咽部感染者常由 2、49、50、55、60 型引起，继发于皮肤感染者常由 1、3、4、12、25、49 型引起。

（2）非链球菌感染后肾小球肾炎

1）细菌性感染：葡萄球菌、肺炎球菌、感染性心内膜炎、伤寒等。

2）病毒感染：乙型肝炎、巨细胞病毒、水痘、EB 病毒等。

3）其他：梅毒、毒浆病、疟疾等。

2. 非感染性

（1）多系统疾病：系统性红斑狼疮、过敏性紫癜、血管炎、肺出血肾炎综合征等。

（2）原发性肾小球疾病：IgA 肾病、系膜增生性肾炎、膜增生性肾炎等。

（二）发病机制

有关急性链球菌感染后肾小球肾炎的发病机制，目前认为所有链球菌致肾炎菌株均有共同的致肾炎抗原性，机体对链球菌的某些抗原成分（包括菌壁上的 M 蛋白内链球菌素和"肾炎菌株协同蛋白"）产生抗体，抗原抗体复合物引起肾小球毛细血管炎症病变，包括循环免疫复合物和原位免疫复合物形成学说。此外，某些链球菌株可通过神经氨酸苷酶的作用或其产物，如某些菌株产生的唾液酸酶，与机体的免疫球蛋白结合，改变其免疫原性，产生自身抗体和免疫复合物而致病。另有人认为链球菌抗原与肾小球基膜糖蛋白间具有交叉抗原性，可使少数病例呈现抗肾抗体型肾炎。

（三）病理

在疾病早期，肾病变典型，呈毛细血管内增生性肾小球肾炎改变。光镜下肾小球表现为程度不等的弥漫性增生性炎症及渗出性病变。部分患者中可见到新月体。肾小管病变较轻，呈上皮细胞变性，间质水肿及炎症细胞浸润。电镜检查可见电子致密物在上皮细胞下沉积，呈散在的圆顶状驼峰样分布。免疫荧光检查在急性期可见 IgG、C_3 于肾小球基膜及系膜区颗粒状沉积，有时还伴有 IgM、IgA 沉积，此多见于重度蛋白尿者。

（四）临床表现

90% 病例有链球菌的前驱感染，以呼吸道及皮肤感染为主。在前驱感染后经 1~3 周无症状的间歇期而急性起病。咽炎为诱因者病前 6~12d（平均 10d）多有发热、颈淋巴结大及咽部渗出。皮肤感染见于病前 14~28d（平均 20d）。

1. 典型表现　急性期常有全身不适、乏力、食欲缺乏、发热、头痛、头晕、咳嗽、气急、恶心、呕吐、腹痛及鼻出血等。50%~70% 患儿为肉眼血尿，持续 1~2 周即转镜下血尿，肉眼血尿严重者可伴有排尿困难。蛋白尿程度不等，约 20% 达肾病水平。70% 患儿有非凹陷性水肿，通常累及眼睑、颜面，偶及全身。30%~80% 有血压升高，主因水钠潴留、血容量过大所致。通常尿量减少，但真正达少尿者不多。大部分患儿 2~4 周利尿消肿，血压也恢复正常。轻症临床表现不明显，仅表现为镜下血尿，重症则可呈急进性肾炎经过，短期内出现肾功能不全。

2. 非典型表现

（1）亚临床病例：既无临床表现的病例，多见于致肾炎链球菌菌株感染患儿的密切接触者，对流行病学有意义。患儿临床无症状，但呈现血补体下降或轻度尿改变或二者兼具。肾活检有轻度局灶增生病变或弥漫性典型病变。

（2）肾外症状性急性肾炎：易于误诊，临床有水肿、高血压，甚至有严重循环充血及高血压脑病，但尿改变轻微或尿常规检查正常，有链球菌前驱感染和血中补体于 6~8 周内呈典型的下降继而恢复的过程。

（3）尿中蛋白排出明显：少数病儿以急性肾炎起病，但水肿和蛋白尿突出，伴轻度高胆固醇血症和低白蛋白血症，临床表现似肾病综合征，占儿童肾炎的 5%，其恢复过程也较典型表现者迟缓，少数进入慢性肾炎过程。

3. 急性期并发症

（1）严重循环充血：常发生在起病 1 周内，由于水、钠潴留，血浆容量增加而出现循环充血。当肾炎患儿出现呼吸急促和肺部出现湿啰音时，应警惕循环充血的可能性，严重者可出现呼吸困难、端坐呼吸、颈静脉怒张、频咳、吐粉红色泡沫痰、两肺满布湿啰音、心脏扩大、甚至出现奔马律、肝大而硬、水肿加剧。此与经典的因心肌泵功能减退的充血性心力衰竭不同。

（2）高血压脑病：此指由于血压急剧增高时伴发神经系统症状而言。常发生在疾病早期，血压突然上升之后，血压往往在 150~160/100~110mmHg。年长患儿会主诉剧烈头痛、呕吐、复视或一过性失明，严重者突然出现惊厥、昏迷。

（3）急性肾功能不全：急性肾炎早期相当一部分患儿有不同程度的尿量减少及氮质血症，但真正发生急性肾衰竭者仅为少数。常发生于疾病初期，出现尿少、严重氮质血症、电解质紊乱（高钾、高磷、低钠、低钙血症）、水潴留、代谢性酸中毒等症状，一般持续 3~5d，不超过 10d。

（五）实验室检查

1. 尿液检查　血尿见于所有的患儿，早期多为肉眼血尿，后转为镜下血尿。60%~85% 的患儿尿中可检到红细胞管型，其他尚可有透明或颗粒管型。疾病早期可见较多的白细胞和上皮细胞，并非感染，一般于数日内消失。尿蛋白可为 +~+++，且与血尿的程度相平行，仅少数达肾病水平，蛋白尿一般属非选择性者。

2. 血常规检查　外周血白细胞一般轻度升高或正常，此与原发感染灶是否存在有关。轻度贫血常见，此与血容量增大血液稀释有关。血沉大多加快。

3. 血生化及肾功能　肾小球滤过率降低，但一般不低于 50%。部分患儿有短暂的血尿素氮、肌酐升高。尿浓缩功能完好，可有轻度的高氯酸血症和轻度的高血钾，因血液稀释可有低钠血症。

4. 链球菌感染的细菌免疫学检查　患儿肾炎起病时，前驱的链球菌感染多已经过抗菌治疗，故病灶处细菌培养阳性率不高。在链球菌感染后机体对菌体的抗原物质常产生抗体反应，咽炎病例抗链球菌溶血素 O（ASO）往往增加，10～14d 开始升高，3～5 周达高峰，3～6 个月恢复正常。另外咽炎后 APSGN 者抗双磷酸吡啶核苷酸酶（ADPNase）滴度升高。皮肤感染后 APSGN 者 ASO 升高者不多，抗链球菌 DNA 酶（ADNAse－1）和抗透明质酸酶（AHase）滴度升高。上述血清学检查在急性期经有效抗感染治疗后阳性率低。

5. 血补体测定　90% 以上的患儿病程早期血中总补体和血清 C_3 显著下降，94% 的病例至第 8 周恢复正常，补体下降程度虽与疾病严重性及预后无关，但持续低下 6～8 周尚不恢复常提示为非链球菌感染后肾小球疾患，应注意查找导致补体低下的病因。

（六）诊断及鉴别诊断

典型病例往往起病 1～3 周前有链球菌感染史，出现血尿、水肿、血压高，尿液检查有肾小球源性血尿，不同程度的蛋白尿，血清有链球菌感染的免疫学改变及动态的血补体变化（早期下降，6～8 周恢复）即可诊断为急性链球菌感染后肾炎。

应与下列情况鉴别：

（1）注意肾炎的不典型表现，避免漏诊或误诊，尤其注意以循环充血、高血压脑病为首发症状或突出表现者应及时尿检以免误诊。

（2）急性链球菌感染后肾炎注意和非链球菌感染后肾炎相鉴别。

（3）与以急性肾炎综合征为表现的其他原发性肾小球疾病或全身性疾病相鉴别，前者如 IgA 肾病、膜增生性肾炎等，后者如狼疮性肾炎、过敏性紫癜性肾炎、血管炎等。

（4）与慢性肾炎病程中因某些诱因（如感染）呈急性发作者相鉴别。

（5）本病中尿蛋白显著者常需与肾病综合征鉴别。

一般情况下急性链球菌感染后肾炎不需行肾活检，下列情况可视为肾活检指征：①不典型表现：如严重蛋白尿、显著氮质血症、少尿持续存在但无链球菌感染证据；②显著血压增高：肉眼血尿持续 2～3 周以上或持续蛋白尿伴或不伴血尿持续 6 个月以上；③持续低补体血症。

（七）治疗

本病主要为对症治疗，治疗原则为纠正病理生理变化及生化异常，防治急性期并发症，保护肾功能，以利其恢复。

1. 一般治疗　急性期需卧床 2～3 周，直到肉眼血尿消失，水肿减退，血压正常。对有水肿高血压者应限盐及水，有氮质血症者应限蛋白。

2. 抗感染治疗　有感染灶时用青霉素 10～14d。

3. 对症治疗

（1）利尿：经控制水盐入量仍水肿、高血压、少尿者可予利尿药。一般口服氢氯噻嗪，无效时需用呋塞米口服或注射，呋塞米静脉注射剂量过大时可有一过性耳聋。

（2）降压：凡经休息，控制水盐摄入、利尿而血压仍高者均应给予降压药。常选硝苯地平，在成年人此药有增加心肌梗死发生率和死亡率的危险，一般不单独使用。还可选用血管紧张素转化酶抑制药（如卡托普利），与硝苯地平交替使用降压效果更佳，但肾功能下降者慎用。

4. 严重循环充血的治疗　纠正水钠潴留，恢复正常血容量，可使用呋塞米注射。表现有肺水肿者除一般对症治疗外可加用硝普钠。对难治病例可采用腹膜透析或血液滤过治疗。

5. 高血压脑病的治疗　原则为选用降压效力强而迅速的药物。首选硝普钠，有惊厥者应及时止痉，对有脑水肿者需脱水、供氧。

（八）预后

急性肾炎的预后与病因有关。病毒所致者预后良好，多数随感染痊愈而愈；95% 急性链球菌感染后肾炎的患儿预后良好，可完全康复，及时控制严重症状可显著降低急性期死亡率。

（张爱萍）

第二节　急进性肾小球肾炎

急进性肾小球肾炎（rapidly progressive glomerulonephritis，RPGN）简称急进性肾炎，是一组以少尿、血尿、蛋白尿、水肿和高血压等急性肾炎综合征为临床表现，肾功能急剧恶化，多早期出现少尿性急性肾衰竭的临床综合征。病理特点为肾小球囊腔内广泛新月体形成，故又称为新月体肾炎。

（一）病因及发病机制

本病是多种原因所致的一组疾病，包括：①原发性急进性肾小球肾炎；②继发于某些原发性肾小球疾病，如链球菌感染后肾炎、膜增生性肾炎、膜性肾病、IgA 肾病等；③继发于全身性疾病，如系统性红斑狼疮、过敏性紫癜、坏死性肉芽肿等；④继发于感染性疾病，如败血症、感染性心内膜炎等；⑤继发于某些药物或毒物，如利福平、别嘌醇、肼屈嗪、D - 青霉胺等。

根据免疫病理可以分为 3 型：①Ⅰ型为抗肾小球基底膜抗体型：是由于抗肾小球基底膜抗体与肾小球基底膜（GBM）抗原相结合激活补体而致病。②Ⅱ型为免疫复合物型：是因肾小球内循环免疫复合物的沉积或原位免疫复合物的形成，激活补体所致。③Ⅲ型为非免疫复合物型：肾小球内无免疫复合物沉积或呈不规则的局灶性沉积，血中常有抗中性粒细胞质抗体（ANCA）。

（二）病理

肾体积常较正常增大，典型病理改变为新月体肾炎。

1. 光镜　为弥漫性病变，50% 以上的肾小球内有占肾小球囊腔 50% 以上面积的大新月体形成。

2. 免疫荧光　Ⅰ型可见 IgG、C_3 沿肾小球基膜内侧呈线状沉积；Ⅱ型 IgG、C_3 在肾小球基底膜及系膜区呈颗粒状沉积；Ⅲ型无或仅有微量免疫沉积。

3. 电镜　Ⅱ型电子致密物在系膜区或内皮下沉积，Ⅰ型和Ⅲ型无电子致密物。

（三）临床表现

本病常见于较大儿童及青春期，年龄最小者 5 岁，男多于女。病前 2~3 周内可有疲乏、无力、发热、关节痛等症状。约 50% 的患者可有上呼吸道感染前驱史。

起病多与急性肾小球肾炎相似（起病急，血尿、蛋白尿、尿少、水肿、高血压），多早期出现少尿（即尿量 <400mL/d）或无尿（即尿量 <50mL/d），进行性肾功能减退并发展成为尿毒症，为其临床特点。患者常伴有贫血，少数可具备肾病综合征特征。

继发性者除上述表现外，还有其原发病的相应表现。

（四）实验室检查

1. 尿常规　除不同程度的蛋白尿外，血尿持续是本病重要特点，肉眼血尿较常见。尿沉渣可见红细胞、白细胞、玻璃样管型及颗粒管型。

2. 血常规　常见明显贫血，属正色素性、正细胞性贫血。

3. 肾功能　发病后数日即可发现血尿素氮、血肌酐进行性上升。

4. 免疫学检查　主要有抗 GBM 抗体阳性（Ⅰ型），ANCA 阳性（Ⅲ型）。Ⅱ型患者血循环免疫复合物及冷球蛋白可阳性，并可伴有补体 C_3 的降低。

5. B 超　显示双肾增大，呈弥漫性肾实质病变，皮髓质界限不清。

6. 肾活检　有利于确立诊断、制定治疗方案及评估预后等。如情况允许，应尽早进行。但在本症作肾活检风险较大，应严格选择适应证。

（五）诊断与鉴别诊断

1. 诊断　凡急性肾炎综合征伴肾功能急剧恶化，无论是否已达到少尿性急性肾衰竭，均应疑及本

— 89 —

病并及时行肾活检。若病理显示50%以上肾小球有新月体形成，并依据临床和实验室检查除外系统性疾病，诊断即可成立。

2. 鉴别诊断 ①急性链球菌感染后肾炎：本病多数有链球菌前驱感染史，少尿和肾功能损害持续时间短，肾功能一般在病程2～3周后有望恢复，预后良好，肾活检或动态病程观察有助于两者鉴别。②溶血性尿毒症综合征：多见于婴幼儿，贫血多较严重，为微血管溶血性贫血。血小板及凝血因子减少，出血倾向明显，有助于鉴别。③继发于全身性疾病：如系统性红斑狼疮、过敏性紫癜等。④注意是否在原有肾小球疾病基础上又发生新月体病变，导致病情急剧恶化，如IgA肾病、膜增生性肾炎。⑤尽可能区分原发RPGN的3种类型，因其预后和治疗有所差别。

（六）治疗

1. 一般治疗 对肾衰竭及其并发症的治疗，其处理同一般肾衰竭，详见有关章节。

2. 肾上腺皮质激素 目前首选大剂量激素冲击疗法：甲泼尼龙15～30mg/kg（最大1次量1g）溶于5%葡萄糖溶液100～200mL中静脉滴注，每天或隔天1次，3次为1个疗程，必要时间隔3～5d可进行下1个疗程，一般不超过3个疗程，冲击期间注意监测血压。继以口服泼尼松1mg/（kg·d），至少4周，然后逐步减量维持。

3. 细胞毒药物 常与激素同时使用，可用环磷酰胺或硫唑嘌呤。环磷酰胺0.2g，加入生理盐水20mL，近年有报道，甲泼尼龙冲击加用环磷酰胺冲击疗法，每月1次，每次0.5～1g，连用6个月，环磷酰胺配合甲泼尼龙冲击治疗取得疗效者。

4. 抗凝疗法 在人类疗效尚有争议。在抗凝同时，可加用抗血小板聚集药如双嘧达莫，并与泼尼松、免疫抑制药联用，称四联疗法，有一定疗效。肝素用量，每次100～150U/kg，每4～6h1次静脉滴注，疗程5～10d。如病情好转可改用皮下注射或华法林口服，持续较长时间。双嘧达莫5～10mg/（kg·d），分3次口服或静脉滴注。

5. 血浆置换疗法 可有效清除血浆中免疫复合物及抗肾抗体，阻止和减少免疫反应。早期应用可使病情缓解。该疗法需配合糖皮质激素及细胞毒药物，以防止在机体大量丢失免疫球蛋白后大量合成造成反跳。

6. 透析疗法 本病临床突出表现为进行性肾衰竭，故主张早期进行透析治疗。透析指征同一般急性肾衰竭。通常可先做腹膜透析，不满意时考虑血液透析。

7. 肾移植 肾功能不恢复者待病情稳定后可行肾移植，须等待至血中抗肾抗体阴转后才能进行。

（七）预后

本症预后严重，如未能及时有效治疗，几乎均于数周至半年内进展至不可逆肾衰竭。影响预后的主要因素有以下几种。①病因：继发于链球菌感染者预后较好；②治疗是否及时：临床有少尿、肾功能差需行透析者，病理上显示广泛不可逆病变（纤维性新月体、肾小球硬化或间质纤维化），预后差；③免疫病理类型：Ⅲ型较好，Ⅰ型差，Ⅱ型居中。

（李艳红）

第三节　原发性肾病综合征

肾病综合征（nephrotic syndrome，NS）是一组由多种原因引起的肾小球滤过膜通透性增加，导致血浆内大量蛋白质从尿中丢失的临床综合征。临床有以下4大特点：①大量蛋白尿；②低清蛋白血症；③高脂血症；④明显水肿。以上第①、②两项为必备条件。

肾病综合征在儿童肾病中的发病率仅次于急性肾炎。1982年我国的调查结果显示，肾病综合征占同期住院泌尿系疾病患儿的21%。男女比例为（1.5～3.7）：1。发病年龄多为学龄前儿童，3～5岁为发病高峰，单纯型发病偏早，肾炎型偏迟。按病因可分为原发性、继发性和先天性3种类型。本节主要叙述原发性肾病综合征（primary nephrotic syndrome，PNS）。

（一）病因及发病机制

原发性肾病综合征约占儿童时期肾病综合征总数的 90%，目前病因尚未明确。微小病变者主要是滤过膜电荷屏障的丧失，致分子量较小、带负电荷的清蛋白自尿中丢失，表现为高选择性蛋白尿，可能与 T 细胞功能紊乱有关。非微小病变者可能还有滤过膜结构屏障的改变，在非微小病变者的肾组织内常可检到免疫球蛋白和（或）补体成分的沉着，故提示有免疫复合物，局部免疫病理过程而损伤滤过膜的结构屏障而引发蛋白漏出。

近年发现肾病综合征的发病具有遗传基础。国内报道，糖皮质激素敏感患儿 HLA - DR7 抗原频率高达 38%，频复发患儿则与 HLA - DR9 相关。另外还有家族性表现，且绝大多数是同胞患病。在流行病学调查发现，黑人症状表现重，对糖皮质激素反应差，提示发病与人种及环境有关。

自 1998 年以来，对足细胞及裂孔膈膜的认识从超微结构跃升到细胞分子水平提示"足细胞分子" nephrin、CD_2AP、podocin actinin - 4 等是肾病综合征发生蛋白尿的关键分子。

（二）病理生理

1. 大量蛋白尿　此为本病最基本的病理生理改变，是导致本病其他三大临床特点的基本原因，也是诊断本病的必需条件。当肾小球滤过膜受免疫或其他病因损伤后，其电荷屏障和（或）结构屏障减弱，血浆蛋白漏入尿中，蛋白尿的直接后果是低清蛋白血症。此外其他蛋白的丢失也可造成相应的后果。患儿体液免疫功能降低与血清 IgG 和补体系统 B、D 因子从尿中大量丢失有关，也与 T 淋巴细胞抑制 B 淋巴细胞 IgG 合成转换有关。抗凝血酶Ⅲ丢失，而Ⅳ、Ⅴ、Ⅶ因子和纤维蛋白原增多，使患儿处于高凝状态。由于钙结合蛋白降低，血清结合钙可以降低；当 25（OH）D_3 结合蛋白同时丢失时，使游离钙也降低。另一些结合蛋白降低，可使结合型甲状腺素（T_3、T_4）、血清铁、锌和铜等微量元素降低；转铁蛋白减少则可发生低色素小细胞性贫血。

2. 低蛋白血症　血浆蛋白由尿中大量丢失和从肾小球滤出后被肾小管吸收分解是造成低蛋白血症的主要原因；肝合成蛋白的速度和蛋白分解代谢率的改变也使血浆蛋白降低。患儿胃肠道也可有少量蛋白丢失，但并非低蛋白血症的主要原因。

3. 高脂血症　患儿血清总胆固醇、三酰甘油和低密度、极低密度脂蛋白增高，其主要机制是低蛋白血症促进肝合成脂蛋白增加，其中的大分子脂蛋白难以从肾排出而蓄积于体内，加之脂蛋白清除率下降，如脂蛋白脂酶活性下降 30%～60%、卵磷脂转酰酶活性降低且酶自尿中丢失，导致了高脂血症。血中胆固醇和低密度脂蛋白，尤其脂蛋白持续升高，而高密度脂蛋白却正常或降低，促进了动脉硬化的形成；持续高脂血症，脂质从肾小球滤出，可导致以下不利影响：肾小球滤出的脂蛋白对系膜细胞具有毒性作用，可能导致肾小球硬化；增加血小板的聚集，促发高凝及血栓栓塞；产生动脉粥样硬化性冠心病的可能性。

4. 水肿　水肿的产生机制主要有两种理论。

（1）充盈不足学说：大量蛋白尿导致血浆白蛋白下降、血浆胶体渗透压下降，血浆中的水分自血管内区转入组织间隙，直接造成局部水肿。血浆容量下降通过容量和压力感受器使肾保留水钠有关的神经体液因子活化，如抗利尿激素增加、肾素 - 血管紧张素 - 醛固酮系统活化、交感神经活性增强等，从而引起水钠潴留，导致全身水肿。

（2）过度充盈学说：有些研究注意到患者并不都伴有血容量下降，血浆肾素 - 血管紧张素水平亦不一定升高，故提出本病中存在肾原发的水钠潴留，由于原发水钠潴留甚至可见血容量扩张。

（三）病理

原发性肾病综合征可见于各种病理类型。

1. 微小病变（MCNS）　光镜下无改变或极轻微病变，电镜示弥漫性肾小球脏层上皮细胞足突融合，免疫荧光阴性。临床男孩多见，发病高峰为 3～4 岁，多表现为单纯型肾病、激素敏感。

2. 系膜性增生性肾小球肾炎（MSPGN）　系膜细胞和（或）系膜基质弥漫增生，光镜下基膜正常，系膜区有 Ig（IgG、IgM）和（或）补体沉积。我国患儿常见此改变，多具有血尿，部分伴血压增高，1/2～2/3 对激素治疗不敏感，但延长隔日用药疗程，又有一部分获得缓解。当肾病状态持续并逐渐出现肾功能减退时，再次活检时常又兼有局灶节段性硬化。

3. 局灶节段性肾小球硬化（FSGS） 以始自近髓肾单位肾小球局灶节段性玻璃样变和硬化为特点，硬化处有大块电子致密物（IgM、C_3）沉积。临床常见两种情况：一是肾病起病即非选择性蛋白尿，常有镜下血尿及血压高，激素耐药，常呈持续肾病状态及逐渐进展的肾功能减退。二是起病类似 MCNS，但多次反复后发展为典型的 FSGS。

4. 膜增生性肾小球肾炎（MPGN） 系膜细胞和其基质重度弥漫性增生，广泛的系膜内皮下插入，基膜增厚及双轨形成。免疫荧光可见 IgG、C_3 沿毛细血管壁及系膜区粗颗粒沉积。临床以伴有低补体血症为特点，常以急性肾炎综合征起病，肾功能受损较多，且常呈慢性进展过程。

5. 膜性肾病 以不连续的颗粒状上皮下沉积物、基膜弥漫增厚、钉突改变为特点，免疫荧光以 IgG、C_3 沿毛细血管襻细颗粒状沉积为特点。儿童原发性者少见，多继发于狼疮肾或乙肝肾。

6. 其他 如毛细血管内增生性肾小球肾炎、IgA 肾病、IgM 肾病等也可表现为肾病综合征。

（四）临床表现

一般起病隐匿，常无明显诱因。约 30% 有病毒感染或细菌感染发病史，70% 肾病复发与病毒感染有关。水肿最常见，开始见于眼睑，以后逐渐遍及全身，呈凹陷，男孩常有阴囊水肿，水肿重者可出现体腔积液即腹腔积液、胸腔积液或心包积液。常伴有尿量减少，颜色变深，无并发症的患者无肉眼血尿，而短暂的镜下血尿可见于约 15% 的患者。大多数血压正常，但轻度高血压也见于约 15% 的患者，约 30% 病例因血容量减少而出现短暂肌酐清除率下降，一般肾功能正常，急性肾衰竭少见。部分晚期病例可有肾小管功能障碍，出现低血磷性佝偻病、肾性糖尿、氨基酸尿和酸中毒等。由于长期蛋白自尿中丢失，患儿可有蛋白质营养不良。病程久或反复发作、长期应用皮质激素者还有生长落后。

（五）实验室检查

1. 尿液分析 大量蛋白尿为本病主要化验所见，24h 尿蛋白定量超过每平方米体表面积 40mg/h 或 >50mg/kg 为肾病范围的蛋白尿，尿蛋白/尿肌酐（mg/mg），正常儿童上限为 0.2，肾病 >3.5。尿沉渣可见透明管型、颗粒管型和卵圆脂肪小体。

2. 血常规检查 可见血红蛋白和血细胞比容增加，此常见于初发或复发时或循环血容量下降的患儿。长期慢性过程的患儿有时可见小细胞性贫血，此可能由尿中丢失转铁蛋白所致。血小板往往增加。

3. 其他检查 血浆总蛋白含量降低，清蛋白降低尤为显著，并伴有清蛋白、球蛋白比值倒置。α_2、β 球蛋白浓度增高，IgG 减低，IgM、IgE 可增加，纤维蛋白原增高。血脂增高，胆固醇增高显著，在清蛋白显著下降者三酰甘油也可明显升高。LDL 和 VLDL 增高，HDL 多正常。电解质一般正常，有时可见低钠血症，血钙有下降趋势。肾功能常在正常范围，但也可因低血容量而肾小球滤过率下降，或因肾小球足突融合滤过面积减少和（或）对水和小的溶质的通透性改变而出现 BUN 增高，但多属暂时性。晚期患儿可有肾小管功能损害。MCNS 或单纯型患儿血清补体水平正常，肾炎型患儿补体可下降。

肾活检指征：①对糖皮质激素治疗耐药或频繁复发者；②对临床或实验室证据支持肾炎型肾病或慢性肾小球肾炎者。

（六）并发症

1. 感染 最常见的并发症，也是本病死亡的主要原因。本病易发感染的原因如下：①体液免疫功能低下；②常有细胞免疫功能异常；③补体系统改变，尤其是 B 因子自尿中丢失而影响调理功能；④转铁蛋白和锌结合蛋白自尿中丢失而影响免疫调节及淋巴细胞功能改变；⑤蛋白质营养不良；⑥水肿致局部循环障碍，易发生皮肤感染；⑦应用糖皮质激素和免疫抑制药。

2. 电解质紊乱和低血容量 常见的电解质紊乱有低钠、低钾、低钙血症。由于低蛋白血症、血浆胶体渗透压下降、显著水肿，而常有血容量不足，尤在各种诱因引起低钠血症时易出现低血容量性休克。由于清蛋白下降致总钙水平下降，而血中维生素 D 结合蛋白自尿中漏出，体内维生素 D 不足，还可造成游离钙下降。

3. **高凝状态及血栓、栓塞** 高凝状态易致各种动、静脉血栓形成，以肾静脉血栓形成常见，表现为突发腰痛、出现血尿或血尿加重，少尿甚至发生肾衰竭。但临床以不同部位血管血栓形成的亚临床型则更多见。并发此类并发症是由于：①肝合成有关凝血的物质增加；②抗凝血酶Ⅲ自尿中丢失；③血浆纤溶酶原活性下降；④血液黏稠度增加，血小板聚集加强；⑤应用糖皮质激素促进高凝；⑥应用利尿药使血液浓缩。

4. **肾功能不全** 急性肾功能不全可由以下原因引起：①急性间质性肾炎；②部分 MCNS 可因严重的肾间质水肿和（或）大量蛋白管型阻于亨利襻导致近端肾小管和鲍氏囊中静水压力增高、肾小球滤过压下降而致；③原病理改变基础上又附加了严重的肾小球病变；④血容量减少致肾前性氮质血症或合并肾静脉血栓形成而导致短期内肾功能减退。

慢性肾功能不全伴有或不伴有高血压时，应考虑为 FSGS 或原病变基础上向 FSGS 或增生硬化性转变或合并间质、血管病变。

（七）诊断

中华医学会儿科学分会肾脏病学组于 2009 年制定了我国儿童常见肾病诊治循证指南，其中确定了原发性肾病综合征的诊断标准和临床分型。凡临床表现符合前述肾病综合征四大特点者，即可诊断为肾病综合征。再结合病史、体检、辅助检查除外继发者即诊为原发性肾病综合征。根据临床表现可分为单纯型肾病和肾炎型肾病。按糖皮质激素反应可分为激素敏感型、激素耐药型和激素依赖型肾病。2009 年指南中有关激素敏感性的界定是以泼尼松足量 [2mg/（kg·d）或 60mg/（m^2·d）]，治疗 ≤4 周尿蛋白是否转阴为标准，但在判定时要注意激素用量是否为足量、是否存在干扰激素治疗的因素（如并发感染、严重高凝状态、血栓形成及其他药物影响等）。2009 年指南中有关激素依赖型肾病的定义是对激素敏感，但连续 2 次减量或停药 2 周内复发者。2009 年指南中肾病综合征的复发是指连续 3d，晨尿蛋白由阴性转为（＋＋＋）或（＋＋＋＋）或 24h 尿蛋白定量 ≥50mg/kg 或尿蛋白/尿肌酐（mg/mg）≥2.0。转归的判定：①临床治愈是指完全缓解，停止治疗 >3 年无复发；②完全缓解是指血生化及尿检查完全正常；③部分缓解是指尿蛋白阳性 <（＋＋＋）；④未缓解是指尿蛋白 >（＋＋＋）。

（八）治疗

1. **初发肾病综合征的治疗** 以激素治疗为主，分 2 阶段用药。

（1）诱导缓解阶段：足量泼尼松（泼尼松龙）60mg/（m^2·d）或 2mg/（kg·d）（按身高的标准体重计算），最大剂量 80mg/d，先分次口服，尿蛋白转阴后改为每晨顿服，疗程 6 周。

（2）巩固维持阶段：隔日晨顿服 1.5mg/kg 或 40mg/m^2（最大剂量 60mg/d），共 6 周，然后逐渐减量。

应用激素时注意以下几方面：①激素治疗须足量和足够疗程，足量和足够的疗程是初治的关键，可降低发病后 1~2 年复发率；②激素用量有性别和年龄的差异，初始的大剂量泼尼松对 >4 岁的男童更有效，男童最大剂量可用至 80mg/d；③对 <4 岁的初发患儿，每日泼尼松 60mg/m^2 4 周，然后改为隔日 60mg/m^2 4 周，以后每 4 周减 10mg/m^2 至停药，此种长隔日疗法比每日 60mg/m^2 6 周，然后改为隔日 40mg/m^2 6 周的方法能减少患儿的复发率；④不建议初治时采用甲泼尼龙冲击治疗；⑤对部分年龄 <7 岁、发病时血清总蛋白 <44g/L 的患儿可考虑采用 3 个月泼尼松加 2 个月环孢素（CsA）的疗法。

2. **非频复发肾病综合征的治疗** 积极寻找复发诱因，积极控制感染，少数患儿控制感染后可自发缓解。激素治疗：①重新诱导缓解直至尿蛋白连续转阴 3d 后改 40mg/m^2 或 1.5mg/kg 或隔日晨顿服 4 周，然后用 4 周以上的时间逐渐减量；②在感染时增加激素维持量，可降低复发率。

3. 频复发和激素依赖型肾病综合征的治疗

（1）激素的使用

1）拖尾疗法：同上诱导缓解后泼尼松每 4 周减量 0.25mg/kg，给予能维持缓解的最小有效激素量（0.5~0.25mg/kg），隔日口服，连用 9~18 个月。

2）在感染时增加激素维持量。

3）改善肾上腺皮质功能。

4）更换激素种类。

（2）免疫抑制药治疗

1）环磷酰胺（CTX）：2~3mg/（kg·d）分次口服8周或8~12mg/（kg·d）静脉冲击疗法，每2周连用2d，总剂量≤200mg/kg或每月1次静脉注射，每次500mg/m²，共6次。治疗时患儿的年龄 >5.5岁效果较好，缓解率为34%，而<5.5岁患儿的缓解率为9%。频复发治疗效果好于激素依赖型肾病。

2）环孢素A（CsA）：3~7mg/（kg·d）或100~150mg/（m²·d），调整剂量使血药谷浓度维持在80~120ng/mL，疗程1~2年。CsA治疗时间>36个月、CsA治疗时患儿年龄<5岁及大量蛋白尿的持续时间（>30d）是CsA肾毒性发生的独立危险因素，应对连续长时间使用CsA的患儿进行有规律监测。

3）其他：如霉酚酸酯（MMF）、他克莫司（FK506）、利妥昔布（RTX）及长春新碱（VCR）等。

4. 激素耐药型肾病综合征的治疗　需要结合患儿的肾病理改变、药物治疗反应、药物不良反应、个体差异以及经济状况等多方面因素选择免疫抑制药，严格掌握适应证，避免过度用药以及因药物治疗带来的不良反应。

在缺乏肾病理检查的情况下，推荐采用激素序贯疗法与CTX冲击治疗。因为患儿病理类型不同，对各种免疫抑制药的治疗反应不同，预后有很大差异，故明确激素耐药型肾病综合征患儿的病理类型非常必要。

不同病理类型的免疫抑制药选择如下：

（1）MCNS：CTX为首选药物，静脉冲击较口服效果更佳。

（2）FSGS：目前认为儿童FSGS 25%~30%5年后进展至慢性肾衰竭，蛋白尿是FSGS进展的重要因素，药物治疗的目的在于控制蛋白尿，目前CsA是首选药物，他克莫司更为安全、有效但价格昂贵。

（3）MsPGN：目前缺乏有效的治疗方案，可参考选用静脉CTX、CsA等治疗。

（4）MPGN：可进展至终末期肾小球疾病，治疗选用大剂量甲泼尼龙（MP）冲击序贯泼尼松和CTX冲击。MP冲击剂量为每次15~30mg/kg（最大量≤1g），3d为1个疗程，间隔1周可重复使用，一般应用1~3个疗程。

（5）MN：目前缺乏儿童治疗经验，成年人首选ACEI和（或）ARB类药物。

（九）预后

肾病综合征的预后转归与其病理变化关系密切。微小病变型预后最好，局灶节段性肾小球硬化和膜增生性肾小球肾炎预后最差。微小病变型发展成尿毒症者极少，可死于感染或糖皮质激素严重不良反应。

（李艳红）

第四节　尿路感染

尿路感染（UTI）是小儿最常见的疾病之一，它是小儿内外科医师经常遇到的问题，也是泌尿系内部结构异常的最常见表现。在小儿感染性疾患中，泌尿系感染仅次于呼吸系感染而居第二位。约2/3男孩和1/3女孩在泌尿系结构异常的基础上并发感染，3/4以上女孩患泌尿系感染后复发。感染可累及尿道、膀胱、肾盂及肾实质。婴幼儿症状多不典型、诊断困难，而且在不同的性别、不同的年龄，其发病率不同。尽管抗生素的发展迅速，品种繁多，但是这种非特异性尿路感染发病率仍然很高，而且时常反复发作。小儿尿路感染对肾脏的损害重于成人，反复感染可致肾瘢痕形成，造成不可逆性肾脏损害。因此积极治疗尿路感染以及防止对肾脏的损害更为重要。

一、病因

小儿尿路感染分为梗阻性和非梗阻性两大类。前者在小儿尿路感染中占有重要地位。完全正常的泌尿系固然可以发生感染，但更重要的是须注意局部有无尿路畸形的解剖基础，如先天性尿路梗阻、反流等。忽视这一点，尿路感染就很难治愈，即使感染暂时得到控制也常再发。

在小儿出生后最初几周内，无论男孩或女孩其尿道周围都有很多嗜氧菌，尤其是大肠杆菌等，又因其本身的免疫力极低，而易发生尿路感染。随年龄的增长，这些细菌则逐渐减少，到5岁以后，尿路感染的发生也逐渐减少。即使细菌入侵尿路，也不都发生尿路感染。大多数是由于某些原因使机体的防御机制受损时，细菌方可在尿路中生长繁殖，而发生尿路感染。导致小儿尿路感染的易感因素如下。

（1）小儿生理解剖特点：小儿输尿管长，且弯曲，管壁弹力纤维发育不全，易于扩张及尿潴留，易患尿路感染；尿道内或尿道外口周围异常，如小儿包茎、包皮过长、包皮粘连等均可使尿道内及尿道外口周围隐藏大量细菌而增加尿路感染的机会。1982年Ginsberg等首先报道尿路感染中男性儿童95%是未行包皮环切者。因为大肠杆菌能黏附于包皮表面未角化的鳞状黏膜，在尿路感染中的男孩未作包皮环切者是已作包皮环切者的10倍。Craig等研究表明包皮环切术可减少学龄儿童症状性尿路感染的发生率；女孩尿道短而宽，外阴污染机会多，亦易发生上行感染。

（2）泌尿系畸形、尿路梗阻：尿路梗阻、扩张，允许细菌通过尿道外口并移行进入泌尿道，另一方面由于梗阻、扩张使其泌尿道腔内压增高，导致黏膜缺血，破坏了抵抗细菌入侵的屏障，诱发尿路感染的危险性升高。常见疾病有肾积水、巨输尿管症、输尿管囊肿、输尿管异位开口、尿道瓣膜、尿道憩室、结石、异物、损伤、瘢痕尿道狭窄、神经源性膀胱等。

（3）原发性膀胱输尿管反流：正常情况下，膀胱输尿管交界部的功能是在排尿时完全阻止膀胱内尿液上行反流至肾脏。而当存在膀胱输尿管反流时，尿流从膀胱反流入输尿管、肾盂及肾盏，这可能使输尿管口扩张，并向外移位，同时造成膀胱动力不完全，使有菌尿液经输尿管达肾脏而引起感染。有文献报道约半数尿路感染患儿存在膀胱、输尿管反流（VUR）。因为VUR为细菌进入肾脏提供了有效的通路，且低毒力的菌株也可造成肾内感染。

（4）排尿功能异常：Gordon等关于膀胱充盈和排空的数学模型表明：细菌倍增时间少于50分钟的菌株不需黏附于尿路上皮即可在尿流中保持较高的浓度。排尿功能异常的患儿（如尿道狭窄或神经源性膀胱等）排尿时间延长，膀胱内压增高或残余尿量增多均有利于细菌稳定增殖，甚至可导致非尿路致病菌引起严重的尿路感染。

（5）便秘和大便失禁：便秘和大便失禁均可使肠道共生菌滞留于尿道外口时间延长，大肠杆菌黏附于尿道口时使尿道上皮受内毒素作用，尿道张力下降，蠕动能力减弱，尿液潴留易发生逆行感染。有研究表明控制便秘可降低复发性尿路感染的发生率。

（6）医疗器械：在行导尿或尿道扩张时可能把细菌带入后尿道和膀胱，同时可能造成不同程度的尿路黏膜损伤，而易发尿路感染。有文献报道留置导尿管一天，感染率约50%，3天以上则可达90%以上。在进行膀胱镜检查、逆行尿路造影或排尿性膀胱、尿道造影时，同样易引起尿路感染，应严格掌握其适应证。

另外全身抵抗力下降，如小儿营养不良，恶性肿瘤进行化疗或应用免疫抑制剂及激素的病儿，也易发生尿路感染。

二、病原菌

任何入侵尿路致病菌均可引起尿路感染。但是最常见的仍然是革兰阴性杆菌，其中以大肠杆菌最为常见，约占急性尿路感染的80%，其次为副大肠杆菌、变形杆菌、克雷白杆菌、产气杆菌和绿脓杆菌。约10%尿路感染是由革兰阳性细菌引起的，如葡萄球菌或粪链球菌。大肠杆菌感染最常见于无症状性菌尿或是首次发生的尿路感染。在住院期的尿路感染、反复性尿路感染或经尿路器械检查后发生的尿路感染，多为粪链球菌、变形杆菌、克雷白杆菌和绿脓杆菌所引起，其中器械检查之后绿脓杆菌的发生率最高，变形杆菌常伴有尿路结石者，金黄色葡萄球菌则多见于血源性引起。长期留置尿管、长期大量应用广谱抗生素时或是抵抗力低下及应用免疫抑制剂的患儿，应注意有无真菌的感染（多为念珠菌和酵母菌）。

病原菌特点：无泌尿系畸形的肾炎患儿体内分离的菌株与肠道共生菌不同，而伴有畸形者（如梗阻、反流等），其菌株与肠道共生菌相同，且更易发生肾损害。

三、感染途径

（1）上行性感染：尿路感染中绝大多数是上行性感染，即是致病菌，多为肠道细菌先于会阴部定居、繁殖、污染尿道外口，经尿道上行至膀胱，甚至达肾盂及肾实质，而引起的感染。一旦细菌进入膀胱后，约有1%的可侵入输尿管达肾盂，这多是由于存在各种原因所致膀胱输尿管反流。

（2）血行感染：较上行感染少见，是致病菌从体内的感染灶侵入血流，然后达肾脏至尿路而引起感染。临床上常见的仅为新生儿或是金黄色葡萄球菌败血症所致血源性尿路感染。或因肿瘤放化疗后存在免疫抑制者血行感染的机会增加。其他肾实质的多发脓肿、肾周脓肿也多继发于身体其他部位感染灶。

（3）淋巴道感染：腹腔内肠道、盆腔与泌尿系统之间有淋巴通路，肠道感染时或患急性阑尾炎时，细菌通过淋巴道进入泌尿道，有发生尿路感染之可能，但临床上极少报道。

（4）直接感染：邻近组织的化脓性感染，如腹膜后炎症、肾周围炎等直接波及泌尿道引起的感染。

四、发病机制

尿路感染主要是由细菌所致，在致病菌中许多属于条件致病菌。尿道是与外界相通的腔道，健康成年女性尿道前端1cm和男性的前尿道3~4cm处都有相当数量的细菌寄居。由于尿道具防御能力，从而使尿道与细菌、细菌与细菌之间保持平衡状态，通常不引起尿路感染。当人体的防御功能被破坏，或细菌的致病力很强时，就容易发生尿路的上行性感染。一般认为，尿路感染的发生取决于细菌的致病力和机体的防御功能两个方面。在疾病的进程中，又与机体的免疫反应有关。

（1）病原菌的致病力：在尿路感染中，最常见的病菌为大肠杆菌。近年来对大肠杆菌及其致病力的研究也较多，认为大肠杆菌的表面抗原特征与其致病力有关，特别是细胞壁O抗原，已知O血清型者，如O_1、O_2、O_4、O_6、O_7、O_{75}与小儿尿路感染有关。也有的学者发现，从无症状菌尿者分离出大肠杆菌与粪便中的大肠杆菌相同，而来自有症状菌尿大肠杆菌株与粪便中分离出来的不同，因此提示大肠杆菌O抗原的血清型与其致病力有关。细菌入侵尿路能否引起感染，与细菌黏附于尿路黏膜的能力有关。致病菌的这种黏着能力是靠菌毛来完成。大多数革兰阴性杆菌均有菌毛。菌毛尖端为糖被膜，其产生黏附素与上皮细胞受体结合。根据受体对黏附素蛋白的特异性，菌毛分为I型及P型。Vaisanen等报道在小儿肾盂肾炎发作时分离出32株中，81%为P型菌毛，Kallenius等在97个尿路感染小儿和82个健康小儿粪便中分离出的大肠杆菌。他们发现有P菌毛者分别为：引起急性肾盂肾炎的大肠杆菌中为90%，引起急性膀胱炎者中为19%，引起无症状菌尿者为14%，而健康儿中仅为7%。上述数据表明，有P型菌毛的大肠杆菌是肾盂肾炎的主要致病菌。另外，具有黏附能力的带菌毛的细菌，还能产生溶血素，抗血清等，这些都是细菌毒力的表现。

下尿路感染通常为I型菌毛细菌所引起，在利于细菌的条件下可引起肾盂肾炎，有P型菌毛的大肠杆菌则为肾盂肾炎的主要致病菌。细菌一旦黏着于尿路黏膜后即可定居、繁殖，继而侵袭组织而形成感染。

除上述菌毛作为细菌的毒力因素之外，机体尿路上皮细胞受体密度多少亦为发病的重要环节，在感染多次反复发作的患者菌毛受体的密度皆较高。具有黏附能力的带菌毛的细菌，往往能产生溶血素、抗血清等，这些皆为细菌毒力的表现。

在肾盂肾炎发病过程中，尚有一因素值得提出，即细菌侵入输尿管后，输尿管的蠕动即受到影响，因为带有P型及抗甘露糖菌毛的细菌常有含脂肪聚糖的内毒素，有抑制蠕动的作用。输尿管蠕动减低，于是发生功能性梗阻，这种情况，肾盂内压力即使不如有机械性梗阻时那样高亦可使肾盂乳头变形，细菌即可通过肾内逆流而侵入肾小管上皮。用超显微镜观察肾小管，还可见带菌毛的细菌黏附于肾小管细胞膜上，并可见到菌毛的受体。

（2）机体的防御功能：细菌进入膀胱后，大多数是不能发生尿路感染的。是否发生尿路感染，则与机体的防御能力及细菌的致病力有关。健康人的膀胱尿液是无菌的，尽管前尿道及尿道口有大量的细菌寄居，且可上行至膀胱，但上行至膀胱的细菌能很快被消除。留置导尿4日，90%以上的患者可发生菌尿，但拔掉导尿管后多能自行灭菌。由此说明，膀胱具有抑制细菌繁殖的功能。一般认为，尿路的防御功能主要有如下几个方面：①排尿：在无尿路梗阻时，排尿可清除绝大部分细菌，膀胱能够完全排空，则细菌也难于在尿路中停留，尿路各部分的正常的神经支配、协调和有效的排尿活动具有重要的防止感染作用。肾脏不停地分泌尿液，由输尿管流入膀胱，在膀胱中起到冲洗和稀释细菌的作用。通过膀胱周期性排尿的生理活动，可将接种于尿路的细菌机械性地"冲洗"出去，从而防止或减少感染的机会。动物实验观察结果认为这是一相当有效的机制。②较为重要的防御机制是尿路黏膜具有抵制细菌黏附的能力。动物实验表明：尿路上皮细胞可能分泌黏蛋白，如氨基葡萄糖聚糖、糖蛋白、黏多糖等，皆有抗细菌黏着作用。扫描电镜观察：尿路上皮细胞上有一层白色黏胶样物质，可见细菌附着在这层物质上。在排尿时，这些黏蛋白如能被排出，则入侵细菌亦随之而排出。若用稀释的盐酸涂于膀胱黏膜仅1分钟，细菌黏着率即可增高，因稀释盐酸可破坏黏蛋白而为细菌入侵提供条件。于24小时后，细菌黏附率可恢复到盐酸处理前状态。在稀释盐酸破坏黏蛋白层之后，若在膀胱内灌注外源性的黏多糖如合成的戊聚糖多硫酸盐等，则抗细菌黏着功能即可恢复。③也有动物实验证明：膀胱黏膜具有杀菌能力，膀胱可分泌抑制致病菌的有机酸、IgG、IgA等，并通过吞噬细胞的作用来杀菌。④尿pH低、含高浓度尿素和有机酸、尿液过分低张和高张等因素均不利于细菌的生长。⑤如果细菌仍不能被清除，膀胱黏膜可分泌抗体，以对抗细菌入侵。

（3）免疫反应：在尿路感染的病程中，一旦细菌侵入尿路，机体即有免疫反应。无论是局部的或是全身的，这些反应与身体其他部位的免疫反应相同。尿内经常可以发现免疫球蛋白IgG及IgA。有症状的患者尿中IgG较低，而无症状的菌尿患者尿中IgG则较高。IgG是由膀胱及尿道壁的浆细胞分泌的免疫球蛋白，能使光滑型菌族转变为粗糙型，后者毒力较低。此外，补体的激活可使细菌溶解。上述非特异性免疫反应皆为细菌黏着造成障碍。若感染时期较长，患者机体则可产生特异性免疫蛋白。球蛋白及补体的活动皆可促进巨噬细胞及中性白细胞的调理素作用及吞噬功能。但吞噬过程中，吞噬细胞释放的过氧化物对四周组织有毒性作用，所以，吞噬细胞肃清细菌的过程亦对机体有伤害作用，尤其是对肾组织的损害。在动物实验性肾盂肾炎中，过氧化物催化酶能保护肾组织不致有过氧化物中毒。

有关实验研究表明，人体这种免疫反应对细菌的血行性和上行性感染有防御作用。

五、诊断

小儿反复尿路感染多伴有先天性泌尿系异常，对反复尿路感染，药物治疗效果不佳的病儿，应行必要的检查明确诊断以便及时正确的治疗。

（一）临床表现

小儿尿路感染临床表若按尿路感染部位分为上尿路感染和下尿路感染，但因小儿尿路感染很少局限于某一固定部位，年龄愈小，定位愈难；按症状的有无分为症状性尿路感染和无症状性菌尿；按病程的缓急分为急性和慢性尿路感染。另外依小儿年龄特点，尿路感染的症状常不典型，随年龄的不同临床表现不一。急性尿路感染，其分为急性膀胱炎和急性肾盂肾炎。

（1）急性膀胱炎：是只局限于下尿路的感染。临床上表现为膀胱刺激症状，即尿频、尿急、尿痛、排尿困难，尿液混浊，偶见肉眼终末血尿。伴有下腹部和膀胱区的不适与疼痛，偶有低热，多无明显的全身症状。年长儿症状更明显些。

（2）急性肾盂肾炎各期表现不同：新生儿期可能为血行感染所致，症状轻重不等，多以全身症状为主，如发热、惊厥、嗜睡、吃奶差、呕吐、腹胀、腹泻、烦躁、面色苍白等非特异性表现。很少出现尿频等尿路感染症状，往往被误诊为上呼吸道感染、婴儿腹泻，甚至颅内感染等。60%病儿可有生长发育迟缓、体重增加缓慢。严重的有抽搐、嗜睡、黄疸等。新生儿期急性肾盂肾炎常伴有败血症，约1/3病例血、尿培养其致病菌一致。

婴幼儿期症状也不典型，仍以全身症状为主，常以发烧最为突出。尿频、尿急、尿痛等排尿症状随年龄增长逐渐明显，排尿时其他症状与新生儿期类似。但仔细观察可发现患儿有排尿时哭闹，尿流有臭味或有顽固性尿布疹。随年龄的增长，膀胱刺激症状逐渐明显。哭闹、尿频或有顽固性尿布疹仍以全身症状为主，应想到泌尿系感染的可能。

儿童期其症状与成人相近，在发烧寒战、下腹部疼痛的同时，常伴有腰区疼痛，输尿管区压痛，肾区的压痛与叩痛。多有典型的尿频、尿急、尿痛、排尿困难等膀胱刺激症状。急性肾盂肾炎大多是上行感染所致，所以常伴膀胱炎。根据患儿的临床表现来判断是肾盂肾炎或膀胱炎是不可靠的。尤其是小儿，以全身症状为主，小婴儿膀胱刺激症状不明显，有的发烧即其第一主诉。因此对原因不明的发烧患儿，尽早做尿常规及进一步尿培养检查十分必要。

（二）实验室检查

（1）送尿常规检查和取中段尿送细菌培养：尿常规检查在尿路感染的诊断中必不可少，肉眼观察，尿色可清或混浊，可有腐败气味。急性尿路感染中约40%～60%有镜下血尿，细胞数为2～10/HPF。对尿路感染诊断最有意义的为白细胞尿，亦称为脓尿，尿沉渣镜下白细胞 >5/HPE，即可初步诊断。国内有人用血细胞计数盘检查不离心尿，以 ≥8/mm^3 为脓尿。无论哪种检查方法，脓尿对尿路感染的诊断有着它的特异性和敏感性。虽然临床上目前仍以 Kass 提出的每毫升尿液有 10^3 以上的菌落单位称之为菌尿（10^3～10^4 为可疑菌尿，10^3 以下为污染标本）的标准来对尿路感染进行诊断，但目前有人提出少量细菌也可以引起明显的感染，尤其在小儿，由于尿液稀释，有时菌落数达不到 10^5。

菌尿和脓尿是否有意义，小儿尿液标本的采集过程十分重要。首先彻底清洁外阴部，对婴幼儿可用尿袋留取。其中已接受包皮环切的男孩或大女孩中段尿的检查可信度较高，而未接受包皮环切的男孩或小女孩尿液易被包皮内或尿道外口周围污染的可能性较大，因此取中段尿较为可信。在进行导尿留尿标本时，亦应弃去最初的尿液，留取后部分尿液。经耻骨联合上膀胱穿刺获取的尿液最可靠，此时检查为菌尿（不论菌数多少），均可明确诊断尿路感染。

（2）肾功能检查：反复或慢性尿路感染时，肾小管功能首先受损，出现浓缩功能障碍，晚期肾功能全面受损。可作血尿素氮和肌酐测定、尿浓缩功能试验、酚红排泄率试验检查。近年来提出尿抗体包裹细菌检查、致病菌特异抗体测定、C 反应蛋白测定、尿酶测定、血清铜蓝蛋白测定协助区别上、下尿路感染。

（三）特殊检查

（1）超声波检查：方便、安全、无损伤，在小儿应作为首选的方法。B 超可测定肾脏的大小、肾区肿物的部位，性质，了解有无肾盂、肾盏扩张、重复畸形、巨输尿管；测定膀胱的残余尿量、膀胱的形态、大小、膀胱壁有无异常增厚、膀胱内有无肿瘤、异物、憩室、囊肿等，同时还可以了解肾、输尿管、膀胱内有无结石。

（2）排尿性膀胱尿道造影：在小儿尿路感染中是重要的检查手段之一。其方法是将造影剂经导尿管或耻骨上膀胱穿刺注入膀胱内，也可在静脉肾盂造影时，待肾盂、输尿管内造影剂已排空，而膀胱仍积集大量造影剂时，嘱病儿排尿，在电视荧光屏上动态观察。可了解：①膀胱的位置、形态、大小，其黏膜是否光滑，膀胱内有无真性或假性憩室、囊肿、肿瘤、结石、异物等；②有无膀胱输尿管反流及其反流程度；③膀胱出口以下有无梗阻，如尿道瓣膜、憩室，尿道狭窄等。

（3）静脉尿路造影：由于小儿尿路感染与泌尿生殖系异常有密切关系，而静脉尿路造影检查除可了解双肾功能外，对先天性尿路畸形、梗阻、结石、肿瘤、肾积水等疾病有重要的诊断价值，故应列为常规的检查方法。其临床指征为：①凡尿路感染经用抗生素4～6周而症状持续存在者；②男孩第一次发生尿路感染者；③女孩反复尿路感染者；④上腹肿块可疑来自肾脏者。

（4）核素肾图检查：核素肾图在国内已广泛使用，其方法简便、安全、无创伤，不仅有助于疾病的诊断，而且适用于疗效评价，监测和随访。据需要选用合适的放射性药物，可以获得：①肾、输尿管、膀胱大体形态结构；②肾脏的血供情况；③计算出分侧肾功能、肾小球滤过率和有效肾血流量；④尿路引流情况，从而做出尿路梗阻的定位诊断；⑤了解有无膀胱、输尿管反流及膀胱残余尿量等情况。

（5）磁共振尿路造影（MRU）：通过三维系统成像可获得清晰的全尿路立体水图像。MRU 是无创伤性水成像技术，能显示无功能性肾脏的集合系统，并兼有无 X 线辐射、无需造影剂等优点。在儿童先天性泌尿系畸形辅助检查中有着十分重要的作用。尤其适用于婴幼儿、碘过敏和肾功能不良者。

六、治疗

小儿尿路感染的治疗原则是控制感染、解除梗阻、保持尿流通畅和预防复发。

（1）对症处理：在诊断急性尿路感染后注意休息，多饮水冲洗尿路，促进细菌及其毒素的排出，不利于细菌的生长繁殖。鼓励患儿多进食，以增强机体抵抗力。对中毒症状重，高热、消化道症状明显者，可静脉补液和给予解热镇痛药；对尿路刺激症状明显的，可给予阿托品、654-2 等抗胆碱能药物，以减轻症状，另外使用碳酸氢钠碱化尿液，除能减轻尿路刺激症状外，还可调节尿液酸碱度，有利于抗生素药物发挥作用。在对症处理的同时对疑有泌尿系梗阻或畸形者，要抓紧时间进行必要的辅助检查，尽快确诊，及时手术矫治，以防因泌尿系感染对肾脏的损害。

（2）抗生素的应用：小儿尿路感染治疗的主要问题是抗生素的选用和使用方法。抗生素的选择要以不良反应小，尿液中药物浓度高，细菌耐药发生率低。一般应遵循以下原则：①由于小儿尿路感染的病原菌大多数（80%以上）为大肠杆菌或其他革兰阴性杆菌，而革兰阳性菌仅占 10%以下，因此，在未查出何种细菌以前，最好选用革兰阴性杆菌有效的药物。②上尿路感染选择血浓度高的药物，而下尿路感染则用尿浓度高的药物。③针对尿细菌培养和药敏试验结果而定。④不良反应少，对肾毒性小的药物，当存在肾功能不全时，则更应谨慎用药，如氨基糖苷类及多黏菌素类均有不同程度的肾脏损害作用。⑤联合用药，可以产生协同作用，不仅可以提高疗效，减少耐药菌株的出现，减少不良反应，同时可以避免浪费，减轻患儿家属的经济负担。对复杂和（或）严重的泌尿系感染尤为重要。⑥口服易吸收。⑦新生儿及婴儿一般症状较重，致病菌毒性强，应静脉内给予抗生素。⑧一般静脉内给予抗生素 7～10 天，待体温正常，尿路刺激症状消失，可改口服抗生素，疗程需 2～3 周。

关于疗程，大多数人认为 7～10 天为宜，不管感染是否累及肾脏，均可获得满意疗效。但近年有一些学者支持 1～5 天的短程治疗，若为下尿路感染可给予单次大剂量治疗，其效果与 7～10 天疗程相同，且不良反应小，费用低，用药方便。如膀胱炎患者，用单剂治疗可使尿中抗生素迅速达到高浓度，且尿中短时间有高浓度的抗生素比长期低浓度更为有效。而对上尿路感染（如肾盂肾炎）则仍认为应常规使用抗生素 10～14 天或更长。

（3）手术治疗：小儿尿路感染，尤其是反复发作的泌尿系感染，约半数以上同时合并泌尿系畸形。若经检查明确存在有尿路梗阻，在感染急性期药物不能控制感染时，应引流尿液（如肾造瘘或膀胱造瘘），待感染控制后再据病变部位及性质选择外科根治手术。

（4）原发性膀胱输尿管反流的处理：2 岁以下的病儿经药物控制感染后，80%的反流可望消失，对严重的反流（Ⅳ、Ⅴ度）或经药物治疗久治不愈反而加重者，应考虑手术矫正。

七、预后

急性尿路感染治愈后，预后良好，不会遗留肾脏瘢痕形成和肾功能受损。若治疗不及时、不彻底，反复尿路感染者，可造成不可逆转性肾功能损害。在成人尿毒症患者中，不少起源于小儿期的尿路感染。

八、尿路感染并发症

（一）反流性肾病

小儿的病灶性肾瘢痕多与膀胱输尿管反流及菌尿联合作用有关，由于膀胱输尿管反流与菌尿的联合作用，则发生局灶性肾瘢痕，称之为反流性肾病，而区别于其他原因所致瘢痕。肾瘢痕的形成与肾内反流、反流压力、宿主抗感染的免疫力及个体差异有关。若反流越重，发生肾瘢痕及相应肾功能障碍的机会越多。其发病机制目前仍未完全阐明，尿液反流引起的肾损害可能与下列因素有关：

（1）菌尿：膀胱输尿管反流可能是导致瘢痕形成的重要因素，肾内反流使得致病微生物得以进入肾实质引起炎症反应。动物实验证明在无菌条件下，膀胱输尿管反流对肾脏的生长及肾功能无影响，故认为膀胱输尿管反流及肾内反流必须有菌尿才会产生肾瘢痕。

（2）尿流动力改变：膀胱输尿管反流并不一定有肾内反流，只有严重膀胱输尿管反流在膀胱充盈或排尿时，肾盏、肾盂及输尿管腔内液压与膀胱一样，可达 5.3kPa，结果才引起肾内反流。有动物实验证明无菌尿高压反流可产生肾损害，故提出只要有尿流动力学改变，就可产生肾内反流及肾损害。

（3）免疫损害：有人认为反流使尿液逆流至肾盂、肾盏，产生高压而致肾小管破裂、尿液外溢，结果产生 Tamm – Hosfall（THP，糖蛋白）进入肾间质造成免疫反应或化学刺激，引起间质性肾炎。临床上有部分病例只有一侧反流，但对侧肾也发生病变，从而证明免疫反应参与反流性肾病。

（4）血管性病变：有人发现在反流性肾盂肾炎的初级阶段，感染所累及的部位由于广泛间质水肿的机械性压迫，致肾间质血管闭塞，尤其肾小管旁的小血管，提示由于血管闭塞所致的局部缺血在反流性肾病中致肾损害起重要作用。

（二）肾瘢痕形成的高危因素

（1）随着尿路感染发作次数增多，肾瘢痕的危险呈指数增长。

（2）尿路感染被延误诊断与治疗，动物实验证明，在感染早期（7 天内）迅速有效的治疗可预防瘢痕形成，反之则增加了肾瘢痕形成。

（3）年龄因素：尿路感染在幼儿期更常见，年龄愈小愈易发生肾瘢痕。

（4）梗阻性疾病：存在尿路梗阻时感染可引起快速肾脏损害和瘢痕形成。

（5）膀胱输尿管反流和肾内反流。

（6）排空功能紊乱：排空功能紊乱与 UTI 的关系是近年来的研究热点，有人用膀胱测压研究患有 UTI 的病儿，发现 2/3 的病例存在不稳定性膀胱，表现为排空压力高而膀胱容量低。

（7）宿主因素：宿主对 UTI 反应在引起肾瘢痕中的作用是另一研究热点，急性肾盂肾炎小儿尿中炎症细胞因子如白细胞介素 –8、6、1 升高，尤其新生儿和首次 UTI 时更高。此外肾瘢痕与血管紧张素转换酶（ACE）基因多肽性有关，ACE 使血管紧张素 I 转换为血管紧张素 II，后者通过引起局部血管收缩并刺激转化生长因子 β（TGFβ）产生和刺激胶原合成引起间质纤维化和肾小球硬化。

（李艳红）

第五节　肾衰竭

一、急性肾衰竭

肾脏的生理功能包括排泄（滤过与重吸收）、调节水、电解质及酸碱平衡以及内分泌代谢等方面。这几方面功能是相辅相成，密切相关的。肾小球滤过率（glomerular filtration rate，GFR）减低达正常水平 50% 以下，血清肌酐很快升高 >176μmol/L（2.0mg/dl），BUN 同时升高，并引起水电解质及酸碱平衡紊乱，出现急性尿毒症症状，则称急性肾衰竭（acute renal failure，ARF）。

急性肾衰竭是一常见的临床综合征，见于小儿各年龄组，每个年龄组 ARF 的病因有各自的特点。

ARF 按病因可分为肾前性、肾性及肾后性三种。按临床表现又可分为少尿型与非少尿型以及高分解型。小儿 ARF 如能早期诊断，及时救治，肾功能可逆转至正常，否则遗留慢性肾功能不全。

（一）病因学

ARF 按病因可分为肾前性（约占 55%）、肾性（约占 40%）和肾后性（约占 5%）。

1. **肾前性** 由于肾灌注减少，GFR 降低而出现急性肾衰竭。由于肾脏本身无器质损害，病因消除后肾功能随即恢复。

（1）低血容量：如大出血，胃肠道失液（如腹泻、呕吐及胃肠减压），肾脏失液（如渗透性利尿、利尿剂及肾上腺功能不全），皮肤丢失（如烧伤及大量出汗），第三间隙失液（如胰腺炎、腹膜炎、大面积损伤伴挤压伤）。

（2）心输出量降低：心源性休克、充血性心力衰竭、心包填塞及巨大的肺梗死。

（3）全身性血管扩张：过敏反应、使用降压药、败血症和扩血管药物过量。

（4）全身性或肾血管收缩：麻醉，大手术，α 肾上腺素能激动剂或高剂量多巴胺，肝肾综合征。

（5）肾脏自身调节紊乱：如非类固醇抗炎药物及血管紧张素转换酶抑制剂药物的应用。

2. **肾性** GFR 降低由于：①低灌注或肾毒性物质损害导致小管细胞损害（急性肾小管坏死）；②肾小球、小管间质或血管炎症；③血栓形成导致栓塞性肾血管阻塞，或血管运动性肾病（vasomotor nephropathy）。

（1）急性肾小管坏死

1）急性肾缺血：如创伤、烧伤，大手术，大出血及严重失盐、脱水，急性血红蛋白尿，急性肌红蛋白尿，革兰阴性杆菌败血症等均可引起肾脏缺血、缺氧而导致急性肾小管坏死。

2）肾毒性物质损伤：引起肾小管中毒坏死的物质有：①外源性：如抗生素（如氨基糖苷类，头孢菌素类，四环素、两性霉素 B、万古霉素及多黏菌素等）；X 线造影剂；重金属类（如汞、铅、砷及铋等）；化疗制剂（如顺铂、甲氨蝶呤及丝裂霉素）；免疫抑制剂（如环孢素 A）；有机溶剂（如乙醇及四氯化碳）；杀虫剂；杀真菌剂；生物毒素（如蛇毒、蝎毒、蜂毒、生鱼胆及毒蕈等）；②内源性：如横纹肌溶解，溶血，尿酸，草酸盐，浆细胞病恶病质（如骨髓瘤）。

（2）急性肾小球肾炎和/或血管炎：急性链球菌感染后肾炎，急进性肾炎，肺出血肾炎综合征，急性弥漫性狼疮性肾炎，紫癜性肾炎等。

（3）急性间质性肾炎：感染变态反应，药物变态反应（如青霉素族，磺胺药，止痛药或非类固醇类抗炎药等），感染本身所致（如流行性出血热等）。

（4）急性肾实质坏死：急性肾皮质坏死，急性肾髓质坏死。

（5）肾血管疾患坏死性血管炎，过敏性血管炎，恶性高血压，肾动脉血栓形成或栓塞，双侧肾静脉血栓形成。败血症也可引起弥散性血管内凝血（DIC），导致急性肾衰。

（6）其他移植肾的急性排斥反应等。

3. **肾后性** 肾以下尿路梗阻引起肾盂积水，肾间质压力升高，肾实质因受挤压而损害，时间久后反射性使肾血管收缩，肾发生缺血性损害，若伴继发感染，更加重损害。

（1）尿道梗阻尿道狭窄，先天性瓣膜，包茎，骑跨伤损伤尿道。

（2）膀胱颈梗阻神经源性膀胱，结石，癌瘤，血块。

（3）输尿管梗阻输尿管先天狭窄，结石，血块或坏死肾组织（乳头）脱落，肿瘤压迫，腹膜后纤维化。

（二）病理

肉眼检查：肾脏增大而质软，剖开肾脏可见髓质呈暗红色，皮质因缺血而苍白，两者呈鲜明对照。

显微镜检查：急性肾衰由于病因的不同，病理改变也不同，可出现相应肾血管、肾小球、肾小管及肾间质的改变。急性肾小管坏死（acute tubular necrosis，ATN）可分为缺血性及中毒性两类。中毒性 ATN 的病变限于近端小管，呈局灶性分布，坏死的肾小管基膜完整，小管上皮再生良好。而缺血性

ATN病变可涉及各段肾小管，呈弥漫性分布，坏死的小管基底膜断裂，上皮细胞再生较差。

（三）发病机制

急性肾衰竭的发病机制十分复杂，有多种因素参与，未完全阐明。不同的患者，不同的病因、病情和病期，有不同的发病机制。目前关于肾缺血、中毒引起的急性肾衰竭的发病机制，有多种学说。

1. 急性肾小管损害学说

（1）肾小管返漏学说：肾小管腔内液通过断裂的小管基底膜，返漏入间质，压迫毛细血管，进一步减少肾血流，导致少尿或无尿。现认为无小管基底膜断裂时也可发生返漏。

（2）肾小管阻塞学说：肾小管上皮受损肿胀。各种管型阻塞、间质水肿压迫均可填塞肾小管导致少尿、无尿。

（3）髓袢升支厚壁段（mTAL）与近端直小管（S_3）的易损性：外髓内供氧与需氧存在精细平衡，mTAL及S_3细胞处于缺氧的边缘区段，缺血缺氧时更易于损伤，通过球管反馈使肾实质缺血而进一步加重损伤。

2. 肾内血流动力学改变学说　由于ATN肾脏组织病理改变较轻，因此肾内血流动力学改变是急性肾衰发生的重要机制，这些改变包括：

（1）肾血流量急剧减少。

（2）肾小球小动脉收缩：机制为：①肾素－血管紧张素激活；②内皮素作用；③交感神经兴奋；④前列腺素作用（PGI_2/TXA_2失衡）；⑤氧自由基对内皮细胞的作用；⑥其他：儿茶酚胺、抗利尿数量（ADH）及血小板活化因子（PAF）等。

（3）肾小球毛细血管内皮细胞肿胀。

（4）肾小球超滤系数（kf）降低。

（5）血管内凝血。

（四）细胞学机制

1. ATP耗竭　通过：①增高细胞内游离钙；②激活磷脂酶A_2；③活化钙蛋白酶；④诱发肌动蛋白F的解聚等途径改变细胞骨架，损伤细胞，ATP耗竭是ATN发病的中心环节。

2. 血管活性物质作用　主要涉及内皮素、NO、血小板活化因子（PAF）以及肾素。血管紧张素－醛固酮系统（RAS系统），总的作用是收缩肾血管并损伤肾小管上皮细胞。

3. 肾小管结构与功能异常　各种因素使细胞骨架破坏，细胞极性丧失，破坏近端小管刷状缘，细胞间紧密连接和细胞－基质的黏附作用丧失，加上形成的各种管型等因素，使肾小管的结构和功能遭到破坏。

4. 细胞凋亡的作用　ARF病理中有二次凋亡，第一次凋亡在肾损伤后立即出现，第二次则出现在ARF的恢复期，在ARF的发生与恢复中均起重要作用。

5. 生长因子的作用　ARF时，即刻反应性基因cfos及egr-1表达上调，表皮生长因子ECF、IGF-1、FGF及HGF胰岛血糖素等表达升高，主要在细胞再生及组织修复中起作用。

（五）临床表现

1. 少尿型急性肾功能不全　可分为少尿期、利尿期及恢复期，小儿各期间分界往往不明显。

（1）少尿期：ARF特别是急性肾小管坏死，常有明显少尿期，持续10~14天左右。①少尿：新生儿期尿量<1mL/（kg·h），婴幼儿<200mL/d，学龄前期<300mL/d，学龄期<400mL/d即为少尿，如<50mL/d则为无尿；②氮质血症：血BUN及Cr增高，并出现由于毒素在体内储积而引起的全身各系统中毒症状，如厌食、恶心、呕吐、呕血、嗜睡、烦躁及贫血等；③水钠潴留：全身水肿、血压升高，并可出现肺水肿、脑水肿及心力衰竭等表现；④电解质紊乱：高钾血症，可表现为烦躁、恶心、呕吐、嗜睡、四肢麻木、胸闷、憋气、心率缓慢及心律不齐。ECG示T波高尖及QRS波增宽等；低钠血症，可出现表情淡漠、反应差、恶心呕吐甚至抽搐等。高磷及低钙血症，可出现手足搐搦及惊厥等；⑤代谢性酸中毒：表现为疲乏、嗜睡、面色潮红、恶心、呕吐、呼吸深大，甚至昏迷、休克等；⑥内分泌及代

谢改变：PTH 升高，降钙素（CT）下降；T_3、T_4 下降，TSH 正常；促红细胞生成素降低；ADH 及肾素 – 血管紧张素 – 醛固酮活性均升高；生长激素也升高；糖耐量降低及胰岛素抵抗，胰岛素及胰高血糖素水平升高。

（2）利尿期：当尿量 $>2\,500\mathrm{mL/m^2}$ 时即进入多尿期，肾功能逐渐恢复，血 BUN 及 Cr 在多尿开始后数天下降，毒物积蓄所引起的各系统症状减轻。在多尿期易出现脱水及低血钾、低血钠。

（3）恢复期：多尿期后尿量渐恢复正常，血 BUN 及 Cr 逐渐正常，肾小管浓缩功能和酸化功能亦逐步恢复，少数可遗留不同程度的肾功能损害，表现为慢性肾功能不全，需维持透析治疗。

2. 非少尿型急性肾功能不全

（1）无少尿表现，每日平均尿量 $>1\,000\mathrm{mL}$。

（2）多继发于氨基糖苷类抗生素及造影剂造成肾损害。

（3）临床表现较少尿型轻，并发症少，病死率也低。

3. 高分解型急性肾功能不全

（1）多继发于大面积烧伤、挤压伤、大手术后和严重感染、败血症。

（2）组织分解极为旺盛，血 BUN、Cr 及血钾迅速上升，HCO_3^- 迅速下降：血 BUN 每日升高 $>14.3\mathrm{mmol/L}$，血 Cr 每日上升 $>176\mathrm{\mu mol/L}$；血 K^+ 每日上升 $>1.0\mathrm{mmol/L}$。

（3）高钾血症及代谢性酸中毒极为严重，死亡率高。

（六）实验室检查

1. 尿液　肾实质性 ARF 时尿比重 <1.016，渗透压 $<350\mathrm{mOsm/（kg\cdot H_2O）}$，尿钠 $>40\mathrm{mmol/L}$，并可见到不同程度的蛋白、红细胞及白细胞等。肾前性 ARF 时尿比重 >1.020，渗透压 $>500\mathrm{mOsm/（kg\cdot H_2O）}$，尿钠 $<20\mathrm{mmol/L}$，尿常规正常。

2. 血生化　Cr 及 BUN 升高；尿酸先升高，严重肾衰时反而下降；可出现各种电解质紊乱特别是高钾血症；代谢性酸中毒以及原有疾病的生化、免疫学改变。

3. 超声波检查　ARF 时双肾多弥漫性肿大，肾皮质回声增强。肾后性 ARF 在 B 超下可发现梗阻，表现为肾盂积水。

4. 同位素检查（SPECT）　有助于发现肾血管性病变（栓塞）所致 ARF 以及梗阻所致肾后性 ARF；肾小管坏死时 ^{99m}Tc – 二乙三胺五醋酸（DTPA）三相动态显像示灌注良好，吸收差，而 ^{131}I – 邻碘马尿酸钠（OIH）示肾脏显像不清，有一定特异性。

5. 肾活体组织检查　对病因诊断价值极大，可发现各种肾小球疾病、小管间质病变及小血管病变所致 ARF，能改变 50% 患者的诊断及治疗。

（七）诊断

诊断 ARF 时应首先从临床入手，确定 ARF 是少尿型、非少尿型还是高分解型，然后再弄清其原因是肾前性、肾性还是肾后性，最终明确病因。

中华儿科学会肾脏学组 1993 年拟定 ARF 的诊断标准为：

1. 诊断依据

（1）尿量显著减少：少尿（$<250\mathrm{mL/m^2}$）或无尿（$<50\mathrm{mL/m^2}$），无尿量减少者为非少尿型急性肾衰。

（2）氮质血症：血清肌酐（Scr）$>176\mathrm{\mu mol/L}$，BUN $>15\mathrm{mmol/L}$，或每日 Scr 增加 $>44\sim88\mathrm{\mu mol/L}$ 或 BUN 增加 $>3.57\sim7.5\mathrm{mmol/L}$，有条件时测肾小球滤过率（如内生肌酐清除率），Ccr 常 $<30\mathrm{mL/（min\cdot 1.73m^2）}$。

（3）常有酸中毒及水电解质紊乱等表现。

2. 临床分期

（1）少尿期：少尿或无尿，伴氮质血症、水过多（体重增加，水肿、高血压及脑水肿）、电解质紊乱（高血钾、低血钠、高血磷及低血钙等）及代谢性酸中毒，并可出现循环系统、神经系统、呼吸系统和血液系统多系统受累的表现。

（2）利尿期：尿量渐多或急剧增加（>2 500mL/m²），水肿减轻，氮质血症未消失，甚至轻度升高，可伴水、电解质紊乱等表现。

（3）恢复期：氮质血症恢复，贫血改善，而肾小管浓缩功能恢复较慢，约需数月之久。

（八）治疗

对急性肾衰竭总的治疗原则是去除病因，维持水、电解质及酸碱平衡，减轻症状，改善肾功能，防止并发症发生。对肾前性 ARF，主要是补充液体、纠正细胞外液量及溶质成分异常，改善肾血流，防止演变为急性肾小管坏死。对肾后性 ARF 应积极消除病因，解除梗阻。无论肾前性与肾后性均应在补液或消除梗阻的同时，维持水电解质与酸碱平衡。对肾实质性 ARF，治疗原则如下：

1. 少尿期治疗

（1）一般治疗：保证热量 230～251kJ/（kg·d）[55～60kcal/（kg·d）]，给予低盐、低蛋白、低钾、低磷饮食，蛋白每日摄入量为 0.3～1.0g/kg，且为优质蛋白，因此可输注 5.53% 肾必氨（9R）3～5mL/（kg·d）。

（2）利尿：可采用新型利尿合剂即多巴胺和酚妥拉明各每次 0.3～0.5mg/kg，呋塞米每次 2mg/kg，一起加入 10% 葡萄糖 100～200mL 中静滴，每日 1～2 次，利尿效果优于单用呋塞米。

（3）控制液体摄入量每日入量 = 前日尿量 + 不显性失水 [500mL/（m²·d）] + 异常丢失量 - 内生水量 [100mL/（m²·d）]，此公式可简化为每日入量 = 前日尿量 + 异常丢失量中 30mL/kg（<1岁）或 20mL/kg（1～2岁）或 15mL/kg（>2岁）。体温每升高 1℃ 应增加液体 75mL/m²。

（4）维持水、电解质及酸碱平衡：①高钾血症：可用 5% 碳酸氢钠每次 3～5mL/kg 静滴；10% 葡萄糖酸钙 0.5～1mL/kg（<20mL/次）静滴；胰岛素（0.1U/kg）加葡萄糖（0.5g/kg）静脉滴注；阳离子交换树脂聚磺苯乙烯每次 1.0g/kg 加 20% 山梨醇 50～100mL 口服或灌肠，每 2～3h 一次；上述措施无效，血 K^+ 仍 >6.5mmol/L 时应透析治疗；②低钠血症：一般为稀释性，体内钠总量并未减少，因此仅在 <120mmol/L 或虽在 120～130mmol/L 间但有低钠症状时补给。补钠量（mmol）=（130 - 所测 Na^+ 浓度）×0.6× 体重（kg），折合 3% 氯化钠（mL）=（130 - Na^+）× 体重（kg），或 5% 碳酸氢钠（mL）=（130 - 所测 Na^+ 浓度）×0.85× 体重（kg），可相互配合使用，先补一半后，酌情再补剩余量；③低钙血症与高磷血症：补钙用 10% 葡萄糖酸钙 1～2mL/（kg·d）（<20mL），高磷血症应限含磷食物，并可服用氢氧化铝 6mg/（kg·d）或磷酸钙 20～40mg/（kg·d）；④代谢性酸中毒：轻度酸中毒不必过分强调补碱，当 pH <7.20，HCO_3^- <15mmol/L 或有症状时应纠酸至 HCO_3^- 为 17mmol/L，5% 碳酸氢钠（mL）=（17 - 所测 HCO_3^- 浓度）×0.85× 体重（kg），也可先纠一半，余量酌情后补。

（5）促蛋白合成激素：苯丙酸诺龙 25mg/d，每周 1～2 次。

（6）肾脏保护及修复促进药物：如大剂量维生素 E、促肝细胞生长因子、胰岛素样生长因子、表皮生长因子、甲状腺素以及冬虫夏草等中药。

（7）透析治疗：可行血液透析或腹膜透析，ARF 时透析的指征为：①血钾 >6.5mmol/L；②血 BUN >100mg/dl（357mmol/L）；③血肌酐 >5mg/dl（442mmol/L）；④严重酸中毒，血 HCO_3^- <12mmol/L；⑤严重水中毒、心力衰竭及肺水肿等；⑥高分解代谢型肾衰竭，少尿 2 天以上。

2. 多尿期的治疗

（1）防治水电解质失衡补液要多，防止低血钾及低血钠。

（2）防治感染。

（3）加强营养，纠正贫血。

3. 恢复期的治疗　应注意休息，补充营养并坚持随访肾功能与影像学变化，直至完全正常。

4. 原发病的治疗　对肾小球疾病及间质小管疾病、肾血管疾病所引起的急性肾衰竭，还应针对原发病进行治疗。

二、慢性肾衰竭

慢性肾衰竭（chronic renalailure，CRF）是指各种原因造成的慢性进行性肾实质损害，呈进行性不可逆转的肾小球滤过率下降，导致氮质血症、代谢紊乱和各系统受累的临床综合征。当进展到需肾透析或移植方可维持生命时称为终末期肾病（end stage renal disease，ESRD）。CRF 小儿中的发生率国内尚无确切数据，国外报道为每百万人口中 4～5 人。

（一）病因

慢性肾衰竭的病因以各种原发性及继发性肾小球肾炎占首位，其次为泌尿系统先天畸形（如肾发育不良，先天性多囊肾，膀胱输尿管反流等）及遗传性疾病（如遗传性肾炎，肾髓质囊性病，Fanconi 综合征等）。全身性系统疾病中以肾小动脉硬化、高血压及结缔组织病等多见。近年来肾间质小管损害引起的 CRF 也逐渐受到人们的重视，糖尿病肾病、自身免疫性与结缔组织疾病及肾损害引起的 CRF 也有上升趋势。Topel 统计欧洲 37 个肾移植中心总结 286 例 <15 岁儿童肾移植病例其终末期肾病的分布：慢性肾小球肾炎 52.3%，慢性肾盂肾炎 20.8%，遗传性肾病 8.0%，血管性肾病 4.5%，多囊肾 3.0%，药物性肾病 2.4%，先天性肾发育不全 1.6%，其他（包括胱氨酸沉积症、草酸盐沉积症、Alport 综合征及溶血尿毒综合征）7.4%。然而，要注意到，反流性肾病是小儿终末期肾衰的重要原因之一，我院的资料表明，在小儿慢性肾功能不全的病因中，虽然获得性肾小球疾病仍占重要地位（占 45.9%），但已与先天性和遗传性肾脏疾病平分秋色（占 45.9%）。与 10 年前我院资料相比，病因结构发生了显著的变化。其常见病因获得性肾小球疾病比例下降（66.7%→45.9%），先天性和遗传性肾脏疾病比例明显增加（33.3%→45.9%）。结合 20 世纪 70 年代中期起的国外统计资料，也发现由获得性肾小球疾病引起的慢性肾功能不全逐渐减少，取而代之占主导地位的是先天性和遗传性肾脏疾病。后者在发达国家所占的比例高，而在发展中国家所占的比例相对低。

（二）发生机制

有关慢性肾衰竭的发病机制，历年来先后提出过"尿毒症毒素学说"、"矫枉失衡学说"、"肾小球高滤过学说"、"脂肪代谢紊乱学说"以及"肾小管高代谢学说"等等，晚近又有人提出"蛋白尿学说"、"慢性酸中毒学说"以及高蛋白饮食、肾内低氧对肾功能的影响等。加强 CRF 的发病机制、重视延缓 CRF 病程进展的研究，已成为重要课题。

1. 健存肾单位的血流动力学改变　肾单位受损或失用后，剩余健全的肾单位一系列适应性改变即负担起全肾功能性代偿及小球、小管各部分间的适应，部分健存肾单位功能高于正常，引起单个肾单位的肾小球滤过率增高，肾小球毛细血管压力增加，内皮细胞增生，系膜区基质增多，小球体积增大，逐步出现肾小球硬化。

2. 矫枉失衡学说　20 世纪 60 年代末、70 年代初，Bricker 等根据 CRF 的一系列临床和实验研究结果，提出了矫枉失衡学说（trade - off hypothesis）。这一学说认为，CRF 时体内某些物质的积聚，并非全部由于肾清除减少所致，而是机体为了纠正代谢失调的一种平衡适应，其结果又导致新的不平衡，如此周而复始，造成了进行性损害，成为 CRF 患者病情进展的重要原因之一。CRF 时甲状旁腺素（parathyroid hormone，PTH）升高造成的危害是本学说最好的证据。随着 CRF 降低，尿磷排泄量减少，引起高磷血症。由于血清中钙磷乘积的升高，一方面使无机盐在各器官（包括肾脏）沉积，出现软组织钙化；另一方面，低钙血症又刺激了 PTH 的合成物及细胞因子产生（如 TGF - β_1），导致细胞外基质进行性积聚；抑制细胞外基质的降解；因引起肾小球高滤过而加重蛋白尿；促进肾小管上皮细胞氨的产生，后者又通过激活补体引起肾损伤；促进肾小管上皮细胞钠的重吸收，增加肾组织氧耗，引起肾组织氧供相对不足，加重肾损害。

（三）临床表现

1. 电解质、酸碱代谢失常

（1）水代谢：早期由于浓缩功能减退，尿量不减少或反而增多，晚期尿量才有减少，终末期可发展到无尿。患者对水代谢调节能力减退，当水分摄入过多时，易在体内潴留并形成稀释性低钠血症，摄入过少时也易引起体内水分不足。

（2）钾代谢：有高钾血症趋势，细胞内钾的积聚与 $Na^+ - K^+ - ATP$ 酶活力下降有关。高钾血症可随外伤、手术、麻醉、输血、酸中毒及突然更改饮食等而加剧，慢性肾衰时血钾升高是一方面，但总体钾的存储量仍降低，所以保持钾的正常平衡仍是重要。

（3）钠代谢：CRF 可以维持钠正常平衡状态相当长时间，这与健存肾单位及利钠激素等体液因子有关。

1）钠消耗型：盐分丢失型肾病因细胞外液的缩小及低血压等均有钠的丢失。很多疾病可引起盐分丢失，如肾盂肾炎、肾髓质囊性病、肾积水及间质性肾炎等，这类患者的集合管往往不能吸收运输过来足够量的钠盐而出现低钠。

2）钠潴留型：当摄入钠过多时，不能正常排泄以致钠潴留，体内细胞外容量增加，发生高血压、肺充血与心脏扩大，甚至心力衰竭。

（4）酸碱平衡：慢性肾衰患者早期肾小管合成氨的代偿能力未全丧失，可动员体内其他缓冲系统来代偿代谢性酸中毒，如呼吸系统，组织代偿如骨盐的丢失等。当病情进展，健存肾单位进一步减少，GFR < 20mL/min 时肾脏排泄有机酸能力下降，排氨能力减低，引起酸中毒。当血 pH < 7.25 时要警惕合并酮症酸中毒。

（5）其他电解质：慢性肾衰患者不能充分排泄氯离子，高氯血症与钠浓度成正比；血钙浓度往往降低，慢性肾衰患者常能忍受低血钙而不致搐搦，这些患者的肠道钙的吸收能力下降，口服活性维生素 D 可提高血钙浓度；当 GFR < 20mL/min 时，血镁可升高，尿排泄镁减少。患者多数无症状，不需处理。当血镁较高 （>2mmol/L） 有临床症状时则可应用排钠利尿剂，促镁排出，纠正脱水，必要时给透析疗法。GFR < 20mL/min 时，血磷升高较明显，病情进展到肾脏排磷进一步减少。

2. 血管系统

（1）高血压：常见原因有：①GFR 下降、NO 分泌减少，使 VDML 血管减低的髓脂质下降，引起细胞外容量增加，心搏出量增加，继而外周阻力增加，血管壁增厚；②肾素 - 血管紧张素 - 醛固酮系统活跃，肾素分泌过多。

（2）心包炎：尿毒性心包炎似由不明的生化物质、尿酸沉积及代谢异常所引起。属纤维性心包炎，有渗出、出血，可闻及心包摩擦音，偶发生心包填塞。

（3）心肌病：可在晚期出现，有不同程度的心肌肥厚，间质纤维化，心肌钙化，草酸盐沉积。临床表现心脏扩大，心输出量减少，各种心律失常。

3. 胃肠系统　胃纳减退，常见有呕吐及恶心等症状，加重了水、盐代谢及酸碱平衡紊乱，负氮平衡加剧，对钙的吸收下降。另外消化道出血也较常见，由于黏膜有弥散性小出血点炎症及溃疡引起。

4. 精神神经症状　乏力、失眠、激惹、压抑、记忆力减退或反抗心理行为。尿毒症伴有继发性甲状旁腺功能亢进时可使脑细胞钙离子浓度增高，出现不正常脑电图。临床可有谵妄、木僵，甚至昏迷。周围神经症状如痛性肢体麻痹，深腱反射消失，肌肉软弱、痉挛甚至感觉消失，被认为与体内中分子物质积聚有关。

5. 血液系统

（1）贫血：呈正血色素、正细胞性贫血，随肾功能减退而加剧。主要由于肾脏产生促红细胞生成素减少有关；其次为红细胞寿命缩短，饮食中铁及叶酸摄入不足也参与一定因素。另外，中性粒细胞趋化性改变，淋巴细胞功能受抑制，免疫功能降低。

（2）出血倾向：可有鼻出血，损伤后出血不止。消化道出血与出血时间延长、血小板功能异常、黏附聚集能力降低及第三因子释放减少有关。

6. 糖、蛋白及脂肪代谢障碍　CRF 时肾脏清除胰岛素能力减退，血中胰岛素升高。慢性肾衰患者一般都有负氮平衡、血浆及细胞内游离氨基酸谱异常及低白蛋白血症。血甘油三酯增高，低密度脂蛋白增高，高密度脂蛋白降低，可能与脂蛋白酯酶及肝酯酶活性下降有关。

7. 其他 GFR 降到一定程度时可有高尿素血症及高尿酸血症，皮肤有瘙痒，伴色素沉着，身上散发一股尿毒症臭味，与尿素分泌增加排出减少有关。CRF 患者由于营养不良，免疫功能低下，易罹患各种感染。小儿由于摄入不足及内分泌紊乱等因素可有生长发育迟缓，或发生肾性佝偻病。

（四）诊断与鉴别诊断

慢性肾衰到晚期各种症状明显时容易诊断，重要的是认识早期的慢性肾衰竭，设法延缓肾功能进行性恶化。慢性肾衰分期：①肾功能不全代偿期：血肌酐为 110 ~ 177μmol/L（1.2 ~ 2mg/dl），GFR 剩余 50% ~ 80%，无临床症状；②肾功能不全失代偿期（氮质血症期）：血肌酐为 178 ~ 445μmol/L（2 ~ 5mg/dl），GFR 剩余 25% ~ 50%，可有轻度贫血、酸中毒、夜尿及乏力；③肾衰竭期（尿毒症期）：Cr 为 446 ~ 707μmol/L（5 ~ 8mg/dl），GFR 剩余 10 ~ 25%，有明显消化道症状及贫血体征，可有代谢性酸中毒及钙、磷代谢异常；④终末期肾病：Cr 大于等于 708μmol/L（8mg/dl），GFR 剩余小于 10%，有各种尿毒症症状，包括消化、神经及心血管各系统功能异常，水、盐代谢紊乱，酸碱失衡明显，严重贫血。

目前临床上多使用慢性肾脏疾病（chronic kidneydisease，CKD）概念，CKD 的定义：①肾损害（病理、血、尿及影像学异常）≥3 个月；②GFR <60mL/（min·1.73m²），持续时间≥3 个月。具有以上两条的任何一条者，就可以诊断为 CKD。CKD 分期为：1 期 GFR >90mL/（min·1.73m²）；2 期 GFR60 ~ 89mL/（min·1.73m²）；3 期 GFR 30 ~ 59mL/（min·1.73m²）；4 期 GFR 15 ~ 29mL/（min·1.73m²）；5 期 GFR <15mL/（min·1.73m²）。5 期即为尿毒症期。

引起 CRF 病因多种，如由肾小球疾病引起者多有水肿，尿液异常者较易诊断。但部分患者症状隐匿，无明显肾脏疾病史。某些症状如食欲缺乏、不爱活动、夜尿或遗尿等症状无特异性。也有因贫血待查、难治性佝偻病、生长发育迟缓以及多饮多尿而来就诊者，则需经仔细的体检、尿液检查（包括比重）及血生化肾功能等测定以及时检出 CRF，并尽量寻找病因。如由泌尿系先天性畸形的肾发育不良、多囊肾及遗传性疾病如 Alport 综合征引起的肾衰，发病年龄较早。1 ~ 2 岁即出现症状。常无水肿，以身材矮小及肾性骨病较多见。肾小球疾病引起的 CRF 多见于较大儿童，常 >5 岁，可伴贫血、高血压及水肿，有中等量蛋白尿、血尿及低比重尿，或并发继发性尿路感染。肾衰的急性发作尚需与急性肾衰竭相鉴别。两者的临床表现相似，病因及诱因也有部分相同，但大多数急性肾衰预后良好，少部分患者恢复期后可逐渐发展到 CRF。由于先天性或遗传性肾脏疾病而致慢性肾功能不全，小儿明显多于成人，并且小儿以先天泌尿系发育异常为多，而成人的先天性或遗传性肾脏病则主要见于先天性多囊肾。

（五）治疗

虽然造成慢性肾功能不全的一些原发病尚无特异治疗，但有相当一部分因素引起的肾功能损害是可逆的，如感染、尿路梗阻、脱水及有效循环血量的减少等，及时去除诱因，肾功能仍有部分或全部恢复的可能。有些治疗能延缓慢性肾功能不全的发展。鉴于经济的原因，目前国内仅少数单位开展肾脏替代治疗，对于小儿慢性肾衰竭的治疗，多为对症处理，因此，重点应做到早期诊断，明确病因，纠正代谢紊乱，防治并发症，避免引起肾功能急剧恶化的诱因发生等。

1. 饮食疗法 低蛋白摄入为传统疗法，因肾功能减退到一定程度时不能有效排出蛋白分解产物，高蛋白饮食必然加重氮质血症。但小儿处于生长发育阶段，故需供给一定量优质蛋白质（必需氨基酸含量较高食物），减少植物蛋白摄入。根据 GFR 下降程度计算摄入蛋白质的量为与 0.5 ~ 1.5g/（kg·d）。主食以麦淀粉、红薯、芋艿及土豆等含蛋白较低的食物替代部分米、面，有利于促进肠道内尿素氮的吸附，后由大便排出。蔬菜、水果一般不予限制。有高钾血症时避免水果过分摄入。补充必需氨基酸并配合低蛋白饮食，摄入体内后可利用含氮代谢产物，促进蛋白质合成，减轻氮质血症，维持正氮平衡。常用的口服有肾灵片（含 9 种必需氨基酸）也称开同片（ketosteril），静脉滴注的有肾必氨（含 9 种必需氨基酸）注射液。

2. 纠正水、电解质紊乱及酸碱平衡失调 对有水肿、高血压、心功能差及少尿、无尿者应严格限制摄入量。当有吐、泻或消化道失血等脱水、休克现象应即予以纠正，以保证肾小球的有效肾血流量及滤过率。对慢性肾衰患者均需适当限制钠盐的摄入，成人不超过5g/d，小儿依次酌减。

对伴有稀释性低钠血症，如血钠不低于 120mmol/L，无临床症状者，一般不需补钠。血钠 < 120mmol/L 伴有低钠症状时可口服氯化钠 2～4g/d，或用氯化钠静脉滴入。计算公式按（130 - 患者的血钠毫当量数）×0.6×kg 体重 = 所需钠毫克当量数。常用为 3% NaCl，1mL 3% NaCl 含钠 0.5mmol，先给总量的 1/2，以后根据血压、心脏及复查血钠决定是否再补。尿毒症时血钾常在正常高限，若血钾 > 6.0mmol/L，则需予以治疗。常用药物有 10% 葡萄糖酸钙每次 0.5～1mL/kg，静脉缓注，或 5% 碳酸氢钠每次 3～5mL/kg，静脉滴注。当血钾 >6.5mmol/L，或心电图有高血钾心肌损害时需给透析治疗。轻度酸中毒不予处理。当TCO$_2$ <13mmol/L 伴临床症状时应予治疗。口服 Shohl 氏溶液 [枸橼酸70g 加枸橼酸钠50g，以蒸馏水冲到 500mL，1mL 含 1mmolNa，按钠 2～3mmol/（kg·d）给予]。或用 5% NaHCO$_3$静脉滴注，按下面公式（30 - 缓注实测得的 TCO$_2$ 数）×0.5×kg 体重 = 所需的 5% NaHCO$_3$毫升数。先给 1/2～2/3 量，以后根据血压、水肿程度、心功能及 TCO$_2$和随访的数据决定是否需继续纠正酸中度。高磷血症应限制磷的摄入和使用结合剂，常用药物为碳酸钙。适当补充铁、锌，避免铝的摄入。

3. 各系统症状处理

（1）肾性骨病：定期监测血钙、血磷，并防止甲状腺功能过度亢进及骨骼外钙化治疗。控制高血磷，使用磷结合剂：补充钙盐，如碳酸钙、乳酸钙或葡萄糖酸钙，同时加用活性维生素 D$_3$，常用有双氢速固醇，或1，25（OH）$_2$D$_3$（Rocaltrol），剂量每日 1 次 0.25μg/片，逐渐过渡到隔日 1 次或每周 2 次口服。每 2 周随访血钙，当血钙达 11mg/dl（2.75mmol/L）时应减量或停服。

（2）控制高血压：慢性肾衰高血压的基本处理原则为延缓肾衰的进展，其多数为容量依赖性，故需限制钠的摄入和使用利尿剂。常用药物有双氯噻嗪、氯噻酮及肼屈嗪等。当 Ccr < 15mL/（min·1.73m^2）时，一般利尿药往往疗效不高，可应用呋塞米，剂量由小到大，逐渐递增。降压药常用为血管紧张素转换酶抑制剂（ACEI）中的蒙诺（福辛普利 fosinopnl）或贝那普利（benazepril），此类药可扩张出入球小动脉，但出球小动脉扩张更明显，从而使肾小球内压力降低，有利于延缓肾小球病变的进展，减少蛋白尿。β 受体阻滞剂通过抑制肾素而减少醛固酮分泌和水、钠潴留，起到降血压作用；临床应用的药物有普萘洛尔及阿替洛尔（苯氧胺）等。钙拮抗剂是使 L 型钙通道活性降低，抑制钙离子进入血管平滑肌细胞，使血管平滑肌张力降低，全身动脉扩张，血压下降；临床常用药物有硝苯地平（心痛定）及维拉帕米等。已证明控制了高血压的慢性肾脏病患者其 GFR 下降速度低于未控制血压的患者。

（3）贫血与出血：自从 20 世纪 80 年代应用重组人红细胞生成素（γHuEPO）治疗 CRF 患者的慢性贫血以来，基本上可使大多数患者不再接受输血。剂量为 50～100U/（kg·次），隔天一次皮下注射。血细胞压积上升到 35% 时减为每周 2 次，使其维持在 35%～40%，注意该药可使血黏度增加，血压升高。治疗期间需随访血清铁及转铁蛋白饱和度等各种参数。及时供应铁剂、叶酸及维生素 B$_{12}$等。有出血严重者给予小量新鲜血或血浆。透析疗法可改善血小板功能和血小板第三因子的释放，有助于减少出血。严重出血时可酌用抗纤溶止血剂。

（4）防止小管、间质损伤：肾小管受损重要原因之一是氨产生增加，可激活 C$_3$直接引起肾间质炎性反应。给予碳酸氢钠碱性药物时则尿中产氨下降，尿蛋白减少，理论上碱性药物有保护小管、间质受损的作用。

（杨爱云）

第七章

血液系统疾病

第一节 营养性贫血

营养性贫血是指体内缺乏铁、维生素 B_{12}、叶酸、铜、锌等物质，使循环血液中的血红蛋白、红细胞数、红细胞比容低于正常标准的一种血液病。临床上主要表现为苍白、乏力、头晕、萎靡、食欲缺乏、易感染、肝脾轻度肿大，重者可出现心力衰竭症状。

一、营养性缺铁性贫血

营养性缺铁性贫血是由于体内铁缺乏，导致血红蛋白减少所致，临床上主要表现小细胞低色素贫血、血清铁蛋白减少、铁剂治疗有效为特点。

（一）病因

（1）小儿生长发育迅速，需铁量多，如未能及时添加含铁丰富的食品则产生贫血；某些慢性病造成铁吸收不良或食物搭配不合理；钩虫病、肠息肉等疾病导致铁丢失过多；食品含铁量低又未及时添加含铁高的食品；早产、多胎等原因导致的铁储备不足；均是导致缺铁性贫血的原因。

（2）铁是合成血红蛋白的主要原料，缺铁红细胞内血红蛋白含量不足，则细胞变小；铁可使多种含铁酶活性降低，由于这些酶与生物氧化、组织呼吸、神经介质分解与合成有关，从而造成细胞功能紊乱出现乏力、易疲劳、表情淡漠、注意力不集中，组织器官异常如口腔黏膜异常角化、舌炎反甲等。

（二）诊断

1. 病史 多发生于 6 个月 ~2 岁的婴幼儿（常有早产、双胎史），可因未及时添加富含铁的辅食、消化道吸收障碍、铁丢失过多等引起。

2. 临床表现 如下所述。

（1）症状：发病缓慢，面色苍白，易疲乏，精神不振，烦躁不安，注意力不集中，智力发育落后或停滞，食欲减退，异嗜癖，有时腹泻、呕吐。

（2）体征：皮肤、黏膜、甲床及手足掌苍白，头发干枯稀黄，肝脾和淋巴结轻度肿大，贫血严重时可有心率增快，心脏扩大，有收缩期杂音，重度贫血可有心力衰竭体征。

3. 辅助检查 如下所述。

（1）血常规：红细胞及血红蛋白降低，血红蛋白降低比红细胞降低更明显，呈小细胞低色素性贫血，即红细胞平均容积（MVC）<80fl，红细胞平均血红蛋白量（MCH）<26pg，红细胞平均血红蛋白浓度（MCHC）<31%，红细胞形态大小不等，以小细胞为主，中心淡染区扩大，重者呈环状，网织红细胞正常或偏低。

（2）骨髓象：骨髓呈增生活跃现象，以红细胞系增生明显，各期红细胞均较正常小，胞质量少，不规则，呈毛刺状，嗜碱性强，核小而细密，表现为细胞质成熟落后于细胞核，即所谓"老核幼浆"现象，铁粒幼红细胞低于15%以下，细胞外铁消失或极少。

（3）铁代谢检查：①血清铁蛋白：在储铁缺乏期即减少，正常值 < 3 个月患儿为 194 ～ 238μg/L，> 3 个月患儿为 18 ～ 91μg/L，< 12μg/L 视为铁缺乏。②红细胞游离原卟啉：正常值为 0.09 ～ 0.9μmol/L（5 ～ 50μg/dl），如 > 0.9μmol/L 则表示生成红细胞的铁缺乏。③血清铁、总铁结合力：血清铁 < 9.0 ～ 10.7μmol/L（50 ～ 60μg/dl），总铁结合力增高 > 62.7μmol/L（350μg/dl），血清转铁蛋白饱和度降低 < 15%，可考虑缺铁。

具备临床表现应高度怀疑本病；加血常规结果可临床诊断；确诊尚需铁代谢检查和骨髓象。

4. 鉴别诊断　营养性巨幼红细胞性贫血：该病血色素也降低，临床常有神经精神症状，外周血红细胞体积增大，骨髓中出现巨幼红细胞。用维生素 B$_{12}$ 及叶酸治疗有效。

（三）治疗

1. 病因治疗　药物治疗期间，同时逐渐增加富含铁的辅食，并去除引起缺铁的各种原因。

2. 对症治疗　重度贫血血红蛋白 < 30g/L 可输血，尤其贫血而引起心功不全或者合并感染时，应及时输血。输血量可按 10mL/kg，输血要注意输血量及速度，预防发生心力衰竭，贫血越重，每次输血量应越少。可多次输。极重患者可用浓缩红细胞换血。

3. 药物治疗　如下所述。

（1）硫酸亚铁剂量 30 ～ 50mg/（kg·d），分 3 次进食期间口服，同时服用维生素 C 和稀盐酸，疗程至血红蛋白正常后 2 个月。

（2）3% 铁维合剂剂量 30 ～ 40mg/（kg·d），分 3 次进食期间服用。

（3）力蜚能儿童 6 岁以上 100 ～ 150mg/d，6 岁以下 50mg/d，成人 150mg/d。

二、营养性巨幼红细胞性贫血

营养性巨幼红细胞性贫血又称大细胞性贫血，主要是由于缺乏维生素 B$_{12}$ 及叶酸所致，临床上主要表现为面色苍白、神经精神发育减退、肝脏肿大、红细胞数目减少，骨髓中出现巨幼红细胞。

（一）病因

缺乏维生素 B$_{12}$ 及叶酸是本病的主要原因，维生素 B$_{12}$ 主要存在于肝、牛肉、肾脏米糠、麦胚中；叶酸主要存在于绿色蔬菜中，肝肾酵母等含量也较丰富，母亲或小儿摄入上述食品较少即可造成缺乏维生素 B$_{12}$ 及叶酸。另外维生素 C 缺乏也可影响叶酸的形成。

（二）诊断

1. 病史　多见于 6 ～ 18 个月的婴儿，生后未及时添加辅食、辅食中含维生素 B$_{12}$ 和叶酸少、单纯羊奶喂养、有偏食及胃肠道疾病影响吸收等原因，均可引起。

2. 临床表现　如下所述。

（1）症状：进行性贫血貌，表情呆滞，反应迟钝，嗜睡，少哭不笑，哭时无泪，声音嘶哑，智力和运动发育缓慢，甚至出现"倒退现象"。

（2）体征：面色苍黄或蜡黄，口唇和手足掌苍白，虚胖，头发稀黄，干枯无光泽，手、足、舌及头部颤动，舌系带溃疡，肝脾轻度肿大；心率快，心脏扩大，可听到收缩期杂音，甚至发生心衰；皮肤可见针尖大小出血点，重者肌张力增强和腱反射亢进。

3. 辅助检查　①血常规：红细胞和血红蛋白减少，红细胞数减少更明显，MCV > 94fl，MCH > 32pg，MCHC 正常。白细胞数可减少，粒细胞早期可见分叶增多，少数可见血小板减少，网织红细胞正常或稍减少。②骨髓象：骨髓增生活跃，以红系增生为主，红系巨幼变，各阶段红细胞体积大，核染色质疏松，显示细胞核发育落后于细胞质，呈现"老浆幼核"现象。粒细胞可见胞体增大，巨核细胞可见分叶过多，血小板体积大。③血清维生素 B$_{12}$ 缺乏的检查：维生素 B$_{12}$ 定量，正常值为 200 ～ 800ng/L，< 100ng/L 为维生素 B$_{12}$ 缺乏。血清叶酸定量正常值为 5 ～ 6μg/L，< 3μg/L 为维生素 B$_{12}$ 缺乏。血清乳酸脱氢酶明显增高，尿甲基丙二酸增高也是诊断维生素 B$_{12}$ 缺乏的一个可靠指标。具备病史、临床表现应

高度怀疑本病；加血象检查结果可临床诊断；加骨髓结果及血清维生素 B$_{12}$ 缺乏的检查即可确诊。

4. 鉴别诊断　该病精神神经症状比较突出，需与脑发育不全鉴别，巨幼红细胞性贫血首先表现为贫血，外周血中血红蛋白降低，红细胞减少，而且有典型的中央淡染的大红细胞足以鉴别。

（三）治疗

1. 一般治疗　随着精神和食欲的好转，逐渐添加富含叶酸、维生素 B$_{12}$、蛋白质和铁的饮食，直至达到人体所需要的饮食量为止。

2. 对症处理　震颤严重者，可给少量镇静剂；有感染者，应积极治疗；注意口腔护理；贫血严重者或贫血并有感染可给予输血治疗。

3. 药物治疗　如下所述。

（1）对神经症状重者，肌内注射维生素 B$_{12}$，剂量为每次 100μg，每周 2~3 次；震颤严重者可每日 1 次，每次 100μg，连续 2~4 周，或至血常规恢复正常为止。

（2）对叶酸缺乏者，口服叶酸 5mg，每日 3 次，连续用 2~3 周后改为每日 1 次，至血常规恢复正常。同时服用足量维生素 B$_6$ 能加速神经症状的恢复。治疗后期需加铁剂，持续用 1 个月左右。

（3）对单纯维生素 B$_{12}$ 缺乏者，不宜用叶酸治疗，以防加重神经症状；对于维生素 B$_{12}$ 吸收不良者，需长期肌内注射维生素 B$_{12}$，每月 1mg。

（4）对于抗叶酸制剂致病者可用甲酰四氢叶酸钙治疗；对于叶酸缺乏者，予叶酸 5mg，每日 3 次口服，加服维生素 C。对先天性叶酸吸收障碍者，口服叶酸量每日可达 15~50mg 才能有效。

三、营养性混合性贫血

具有营养性缺铁性贫血和营养性巨幼红细胞性贫血两种贫血的原因及临床特点。

（一）病因

参考营养性缺铁性贫血和营养性巨幼红细胞性贫血。

（二）诊断

1. 临床表现　有引起铁、维生素 B$_{12}$ 及叶酸缺乏的原因。皮肤蜡黄色，有神经系统症状。可因缺铁、缺乏维生素 B$_{12}$ 及叶酸，程度不同，表现不同。贫血程度多较重，少数患儿可见皮肤有出血点。

2. 辅助检查　如下所述。

（1）血常规：血红蛋白和红细胞可呈平行降低，红细胞呈现明显大小不等，大红细胞呈中空淡染的特征，MCHC <32%，WBC 有体积变大和分叶增多，白细胞和血小板减少。

（2）骨髓象：骨髓增生活跃，以红系增生为主，红细胞巨幼变，胞质疏松，胞质嗜碱性增强，白细胞有体积变大，具有两种贫血的特点，成熟的红细胞大小不等。

具备临床表现应高度怀疑；加辅助检查可临床诊断；确诊尚需维生素 B$_{12}$、叶酸及血清铁定量检查。

（三）治疗

铁剂和维生素 B$_{12}$ 或叶酸合并使用。输血指征同缺铁性贫血。改善饮食喂养，增加富含铁、维生素 B$_{12}$ 和叶酸的饮食。加强护理，预防感染，积极治疗急慢性感染。

（杨爱云）

第二节　再生障碍性贫血

再生障碍性贫血（简称再障）是由多种病因导致的骨髓造血功能衰竭的一种全血细胞减少综合征。临床上主要表现为贫血、出血、发热、全血细胞减少，多无脾及淋巴结肿大。

一、病因

（1）本病有一定遗传倾向，部分患者存在对某些致病因素诱发的特异性异常免疫反应易感性增强及"脆弱"骨髓造血功能倾向。

（2）造血干/祖细胞内在早缺陷，包括量的减少和质的异常，特别是 CD_{34}^+ 细胞减少程度与病情严重性呈正相关。

（3）异常免疫反应损伤造血干/祖细胞，造血微循环支持功能缺陷，均能导致再障性贫血。

二、诊断

（一）急性型（重型再障 I 型）

1. 临床表现　如下所述。

（1）发病急，病程短，1～7 个月，进展快，贫血呈进行性加剧且重。

（2）常伴有难以控制的严重感染。

（3）出血严重，常有内脏及颅内出血，肝、脾、淋巴结无肿大。

2. 辅助检查　如下所述。

（1）血象：有重度贫血，呈正细胞正色素性贫血；网织红细胞 <1%，绝对值 $<15 \times 10^9/L$；中性粒细胞绝对值 $<0.5 \times 10^9/L$；血小板 $<（10\sim20）\times 10^9/L$。

（2）骨髓象：多部位增生严重减低，三系造血细胞明显减少，非造血细胞增加，骨髓小粒中非造血细胞明显增多。

具备急性贫血的临床表现，外周血三系减少应高度怀疑本病；确诊要依据骨髓检查结果。

（二）慢性型

1. 临床表现　起病缓慢，病程长，1～4 年以上；贫血、出血及感染较轻。

2. 辅助检查　如下所述。

（1）血常规常：有全血细胞减少，呈正细胞正色素性贫血，红细胞形态轻度异常，多见椭圆形红细胞，网织红细胞 <1%，偶有白细胞 $<4.0 \times 10^9/L$，淋巴细胞相对升高。

（2）骨髓象：骨髓增生不良，亦可有灶性增生，如增生良好，红系中晚幼红炭核细胞增多，巨核细胞明显减少，非造血细胞增多，常 >50%。

（3）重型再障 II 型：为慢性型治疗过程中病情恶化所至，临床症状、血象及骨髓象与急性再障相同。

（4）中性粒细胞碱性磷酸酶染色积分值多增高。

（5）骨髓造血干细胞培养显示粒单细胞集落、突发粒单集落及红系集落均减少。

本病诊断依据骨髓象检查结果。

三、鉴别诊断

1. 小儿白血病　该病也有全血细胞减少，但周围血中可发现大量幼稚细胞，骨髓穿刺涂片可鉴别。

2. 阵发性血红蛋白尿　该病也可出现全血细胞减少，但反复进行尿液检查可出现血红蛋白尿，网织红细胞虽然可明显减低，但波动较大。

四、治疗

1. 一般疗法　如下所述。

（1）病因治疗：查找病因并及时去除。停止接触或口服可能致病药物、化学毒品、避免放射线照射。

（2）加强护理，保证营养供给，防止出血及感染，一旦感染，选择两种以上有效抗生素联合治疗。

2. 对症治疗　颅内出血及失血性休克时，应输新鲜血和血小板；对决定进行骨髓移植的患儿，移植前尽量避免输血，以免增加排斥反应的发生。

3. 急性再障的治疗　如下所述。

（1）免疫疗法：①抗胸腺细胞球蛋白（ATG）或抗淋巴细胞球蛋白（ALG）的应用：马 ATG 或猪 ATG，剂量 15mg/（kg·d），[ALG 20～40mg/（kg·d）]，如用兔 ATG，剂量为 3～5mg/（kg·d），连续静滴 5 日；用前需做过敏试验。注意血清病和血小板减少等不良反应，必要时反复输新鲜血或血小板悬液，防止出血及感染。②大剂量甲基强地松龙：剂量为 30mg/（kg·d），连续静滴 3 日后，减量，一般每周减量一半，直至 1mg/（kg·d）后停药。③环孢素 A：剂量 10～20mg/（kg·d），使血浓度达 500～800ng/mL 后，逐渐减量到 1～5mg/（kg·d），维持 3 个月以上。④大剂量丙种球蛋白：静脉滴注剂量按 1g/kg，每 4 周 1 次，6 个月可缓解。

（2）骨髓移植：应用组织相容性一致的供者骨髓做同种异体骨髓移植。

（3）胚胎肝输注：用胚胎肝单个核细胞悬液，可以连续数次，可改善症状。

4. 慢性再障的治疗　如下所述。

（1）雄激素：能使血清中促红细胞生成素（EPO）增多，使骨髓中红系祖细胞及粒单系祖细胞生成增加，促进定向干细胞进入增殖周期。

以上药物应用至少 2～3 个月后网织红细胞先上升，然后血红蛋白逐渐上升，继之白细胞回升，血小板回升最慢，半年后才回升。应长期用药，但应注意肝功能损害等不良反应。

（2）糖皮质激素：可减轻雄激素的不良反应，防止长骨骨化和早期融合，可减少出血倾向，一般常用泼尼松 0.5～1mg/（kg·d）分次口服。

（3）改善造血微环境药物：包括神经刺激或血管扩张药，可通过兴奋骨髓神经，扩张骨髓血管，改善骨髓造血微环境，从而刺激和滋养造血祖细胞增生。①硝酸士的宁：5 日疗法：分别以 1mg、1mg、2mg、2mg、3mg 连续肌内注射 5 日，间隔 2 日，重复应用。10 日疗法：分别以 1mg 2 日，2mg 5 日，3mg 3 日，连续肌内注射，间隔 4 日，重复应用，直至缓解。20 日疗法：剂量 2～3mg/d，连续肌内注射 20 日，间隔 5 日，重复应用。②一叶萩碱：剂量 8mg/d 肌内注射，每日 1 次，一般用药 1.5～2 月见效，疗程不少于 4 个月，与司坦唑醇合用较单用疗效好。③山莨菪碱（654-2）：0.5～2mg/（kg·d），每日 2 次，静脉滴注。

（4）其他药物：氯化钴、碳酸锂、植物血凝素（PHA）、左旋咪唑、胸腺素、多抗甲素等均可试应用。

（5）胎肝输注：用于慢性再障较急性再障疗效好。

（6）脐血输注：脐血中含有较多的造血干细胞及较高水平的造血刺激因子，输注后近期内可改善血常规，稳定病情，减少输血次数。

（7）脾切除：骨髓增生接近正常，有红细胞寿命缩短的证据，内科疗法 0.5 年以上无效的较重病例，可考虑脾切除。

（8）造血生长因子的应用：文献中已应用了重组粒系集落刺激因子（rhCSF-G），重组单系集落刺激因子（rhCSF-GM）。

（9）骨髓移植：急性型再障或慢性重型再障于诊断后 2～3 周内可进行骨髓移植。

（杨爱云）

第三节　原发性血小板减少性紫癜

原发性血小板减少性紫癜，急性型发病前多有病毒感染史，病毒感染后使机体产生相关抗体，抗体与血小板膜发生交叉反应使血小板受到损伤；同时病毒感染后抗原抗体形成抗原抗体复合物，附着在血小板表面；血小板相关抗体与血小板上相关抗原相结合，均能导致血小板被单核-巨噬细胞系统所清除，从而使血小板寿命缩短，导致血小板减少；而慢性型者除免疫因素外，还与肝、脾作用有关。临床主要表现为皮肤、黏膜自发性出血、血小板减少，骨髓巨核细胞正常或增多，但产生血小板的成熟巨核细胞减少或缺如，出血时间延长，血块收缩不良。

一、病因

（1）目前发现该病发病前均有病毒感染史，由于病毒感染后使机体产生相应抗体，这类抗体可与血小板膜发生交叉反应，使血小板受损而被单核－巨噬细胞系统清除。

（2）病毒感染后，体内形成抗原－抗体复合物，可附着于血小板表面，使血小板易被单核－巨噬细胞系统清除。

（3）患者血清中血小板相关抗体含量增高，与血小板数量呈负相关。

（4）血小板与巨核细胞有共同抗原性，抗血小板抗体同样作用于骨髓中巨核细胞，导致巨核细胞成熟障碍，巨核细胞生成、释放均会受到严重影响。

二、诊断

1. 临床表现 如下所述。

（1）急性型：发病急，发病前 1 ~ 3 周多有病毒感染史，如上感、风疹、水痘和流行性腮腺炎等。预防接种也可发生。以皮肤黏膜自发性出血点、出血斑和鼻衄，牙龈出血最多见，也可有便血、呕血和尿血，青春期女孩月经过多，少数患者可发生颅内出血。出血重的可有贫血，病程一般在 6 个月以内。

（2）慢性型：起病较缓慢，出血症状一般较轻。重者也可发生瘀斑和血肿。可有颅内出血。病程超过 6 个月。缓解与发作可以交替称反复发作型。

2. 辅助检查 如下所述。

（1）血常规检查：血常规中红细胞及白细胞基本正常，如出血重而发生失血性贫血时网织红细胞也可增高；血小板数量降低，急性型常达 $20 \times 10^9/L$ 以下，慢性型一般为（30 ~ 80）$\times 10^9/L$，血小板形态可较大，在慢性型较明显；出血时间延长，凝血时间正常。血块收缩不良，毛细血管脆性试验阳性。

（2）骨髓检查：骨髓细胞增生活跃，粒红系一般正常。巨核细胞数增多或正常，但产生血小板的成熟巨核细胞减少甚至缺如。巨核细胞胞浆少，颗粒少和空泡变性等。

（3）血小板抗体检查：血小板表面相关免疫球蛋白（PAIg）80% 以上阳性，其他的 PAIgM、PAIgA 或血小板相关补体（PAC）阳性，血清抗体阳性率较低。

具备临床表现应高度怀疑本病，加血常规检查除外过敏性紫癜等可临床诊断；确诊需骨髓和血小板抗体检查。

3. 鉴别诊断 如下所述。

（1）过敏性紫癜：该病可出现出血性斑丘疹，呈对称分布，成批出现，多见于下肢及臀部，但外周血血小板数目正常，容易鉴别。

（2）急性白血病：该病皮肤也可出现瘀点，本病混淆，但临床上有肝脾淋巴结肿大，外周血及骨髓检查可见幼稚白细胞足以鉴别。

三、治疗

（一）急性型

1. 一般对症 起病急、出血重、血小板过低者，要卧床休息，避免外伤，控制感染，加强鼻腔和口腔护理，鼻衄时填塞止血，防止创伤及自发性颅内出血。

2. 药物治疗 如下所述。

（1）糖皮质激素：可减轻毛细血管通透性，抑制抗体产生及免疫反应，抑制单核巨噬细胞系统对血小板的吞噬破坏。泼尼松剂量 1 ~ 2mg/（kg·d）。急重症者，可用氢化可的松 5 ~ 10mg/kg 或地塞米松 2 ~ 4mg 静脉滴注，每日 1 次，可连续 7 ~ 14 日。好转后改为口服，疗程 4 ~ 6 周。

（2）止血药及生血药：维生素 C、芦丁片、氨肽素片、卡巴克洛片口服；三磷腺苷、辅酶 A、酚磺乙胺等静脉滴注。

（3）大剂量丙种球蛋白：静脉滴注，可能通过封闭单核巨噬细胞系统，减少对血小板的吞噬破坏。

剂量 0.4g/（kg·d），连续 5 日，或 0.1 ~ 0.2g/（kg·d）连续 5 日，均有效。适用于急重病例抢救。

3. 脾切除　仅在发生危及生命的大出血或颅内出血、内科疗法无效时才可考虑紧急切脾。或输血小板和红细胞，但必须同时使用大剂量糖皮质激素。

（二）慢性型

1. 一般疗法　基本同急性型。学龄儿童无明显出血倾向时可继续上学，避免外伤，注意防止上呼吸道感染。

2. 对症治疗　血小板 < 25×10^9/L，出血严重，可输新鲜血按 10mL/kg 或输血小板 2 ~ 4 单位。

3. 药物治疗　如下所述。

（1）糖皮质激素：首选泼尼松，剂量 1 ~ 2mg/（kg·d），分次口服，连用 4 ~ 6 周后减量，每 1 ~ 2 周用量减 1/4，并改为隔日 1 次，清晨口服，以减少不良反应，如治疗 3 ~ 4 周无效，宜停药，改用其他疗法。如有效，血小板 > 50×10^9/L，可以小量维持，以不出血及无明显不良反应为度。

（2）止血和生血药：详见急性型药物治疗，用氨肽素和利血生等。

（3）免疫抑制剂：激素无效时可试用，也可用于脾切除无效者。①长春新碱每次 0.025mg/kg，每周 1 次缓慢静脉滴注，连用 7 ~ 8 次。②环磷酰胺 2.5 ~ 3mg/（kg·d），分 2 ~ 3 次口服。③硫唑嘌呤 2.5mg/（kg·d），分 2 ~ 3 次口服。一般数月后见效，疗程可达 1 年以上。④上述 3 药联合应用，4 周为 1 疗程。

（4）输大剂量丙种球蛋白。

（5）抗 - D 免疫球蛋白，25 ~ 50μg/（kg·d），静脉注射，连用 5 日。

（6）达那唑 10 ~ 15mg/（kg·d），分 3 ~ 4 次口服，连用 2 ~ 4 月。大剂量维生素 C 0.2g/（kg·d），加入等渗葡萄糖液中静滴，20 日为 1 疗程。干扰素 1 ~ 5 单位/kg，皮下或肌内注射，疗程 12 日。

4. 其他治疗　病程在 1 年以上，血小板持续 < 50×10^9/L，出血较重，激素无效或依赖者，年龄在 4 岁以上，可考虑切脾，有效率可在 65% ~ 85%。

（吕爱婷）

第四节　急性白血病

白血病（leukemia）是造血组织中某一血细胞系统过度增生，浸润到各组织和器官，从而引起一系列临床表现的恶性血液病。据调查，我国 < 10 岁小儿白血病的发生率为 3/10 万 ~ 4/10 万，在 < 15 岁的恶性肿瘤患病构成的调查中约占 35%；是我国最常见的小儿恶性肿瘤。男性发病率高于女性。急性白血病占 90% ~ 95%，慢性白血病仅占 3% ~ 5%。

一、病因

尚未完全明了，可能与下列因素有关。

1. 病毒因素　多年研究已证明属于 RNA 病毒的反转录病毒（retrovirus，又称人类 T 细胞白血病病毒，HTLV）可引起人类 T 淋巴细胞白血病。其他病毒（如 EB 病毒）与白血病的关系也引起关注。

2. 物理和化学因素　电离辐射能引起白血病。小儿对电离辐射较为敏感，在曾经放射治疗胸腺肥大的小儿中，白血病发生率较正常小儿高 10 倍；妊娠妇女照射腹部后，其新生儿的白血病发病率比未经照射者高 17.4 倍。苯及其衍生物、氯霉素、保泰松、乙双吗啉和细胞毒药物等均可诱发急性白血病。

3. 遗传素质　白血病不属遗传性疾病，但在家族中却可有多发性恶性肿瘤的情况；少数患儿可能患有其他遗传性疾病，如 21 - 三体综合征、先天性睾丸发育不全症、先天性再生障碍性贫血伴有多发畸形（Fanconi 贫血）、先天性远端毛细血管扩张性红斑症（Bloom 综合征）以及严重联合免疫缺陷病等，这些疾病患儿的白血病发病率比一般小儿明显增高。此外，同卵孪生儿中一个患急性白血病，另一个患白血病的概率为 20%，比双卵孪生儿的发病率高 12 倍。以上现象均提示白血病的发生与遗传素质有关。

二、诊断

（一）临床表现

各型急性白血病的临床表现基本相同，主要表现如下。

1. 起病　大多较急，少数缓慢。早期症状有：面色苍白、精神不振、乏力、食欲低下，鼻衄或齿龈出血等；少数患儿以发热和类似风湿热的骨关节痛为首发症状。

2. 发热　多数患儿起病时有发热，热型不定，可低热、不规则发热、持续高热或弛张热，一般不伴寒战。发热原因之一是白血病性发热，多为低热且抗生素治疗无效；另一原因是感染，常见者为呼吸道炎症，齿龈炎，皮肤疖肿，肾盂肾炎、败血症等。

3. 贫血　出现较早，并随病情发展而加重，表现为苍白、虚弱无力、活动后气促等。贫血主要是由于骨髓造血干细胞受到抑制所致。

4. 出血　以皮肤和黏膜出血多见，表现为紫癜、瘀斑、鼻衄、齿龈出血，消化道出血和血尿。偶有颅内出血，为引起死亡的重要原因之一。出血的主要原因是由于骨髓被白血病细胞浸润，巨核细胞受抑制使血小板的生成减少。血小板还可有质的改变而致功能不足，从而加剧出血倾向。白血病细胞浸润肝脏，使肝功能受损，纤维蛋白原、凝血酶原和第V因子等生成不足，亦与出血的发生有关。感染和白血病细胞浸润使毛细血管受损，血管通透性增加，也可导致出血倾向。此外，当并发弥散性血管内凝血时，出血症状更加明显。在各类型白血病中，以 M_3 型白血病的出血最为显著。

5. 白血病细胞浸润引起的症状和体征　如下所述。

（1）肝、脾、淋巴结肿大：白血病细胞浸润多发生于肝、脾而造成其肿大，这在急性淋巴细胞白血病尤其显著。肿大的肝、脾质软，表面光滑，可有压痛。全身浅表淋巴结轻度肿大，但多局限于颈部、颌下、腋下和腹股沟等处，其肿大程度以急性淋巴细胞白血病较为显著。有时因纵隔淋巴结肿大引起压迫症状而发生呛咳、呼吸困难和静脉回流受阻。

（2）骨和关节浸润：小儿骨髓多为红骨髓，易被白血病细胞侵犯，故患儿骨、关节疼痛较为常见。约25%患儿以四肢长骨、肩、膝、腕、踝等关节疼痛为首发症状，其中部分患儿呈游走性关节痛，局部红肿现象多不明显，并常伴有胸骨压痛。骨和关节痛多见于急性淋巴细胞白血病。骨痛的原因主要与骨髓腔内白血病细胞大量增生、压迫和破坏邻近骨质以及骨膜浸润有关。骨骼 X 线检查可见骨质疏松、溶解，骨骺端出现密度减低横带和骨膜下新骨形成等征象。

（3）中枢神经系统浸润：白血病细胞侵犯脑实质和（或）脑膜时即引起中枢神经系统白血病（central nervous system leukemia，CNSL）。由于近年联合化疗的进展，使患儿的寿命得以延长，但因多数化疗药物不能透过血脑屏障，故中枢神经系统便成为白血病细胞的"庇护所"，造成 CNSL 的发生率增高，这在急性淋巴细胞白血病尤其多见。浸润可发生于病程中任何时候，但多见于化疗后缓解期。它是导致急性白血病复发的主要原因。

常见症状为：颅内压增高，出现头痛、呕吐、嗜睡、视盘水肿等；浸润脑膜时，可出现脑膜刺激征；浸润脑神经核或根时，可引起脑神经麻痹；脊髓浸润可引起横贯性损害而致截瘫。此外，也可有惊厥，昏迷。检查脑脊液可以确诊：脑脊液色清或微浊，压力增高；细胞数 $> 10 \times 10^6$/L，蛋白 > 0.45g/L；将脑脊液离心沉淀作涂片检查可发现白血病细胞。

（4）睾丸浸润：白血病细胞侵犯睾丸时即引起睾丸白血病（testic leukemia，TL），表现为局部肿大、触痛，阴囊皮肤可呈红黑色。由于化疗药物不易进入睾丸，在病情完全缓解时，该处白血病细胞仍存在，因而常成为导致白血病复发的另一重要原因。

（5）绿色瘤：是急性粒细胞白血病的一种特殊类型，白血病细胞浸润眶骨、颅骨、胸骨、肋骨或肝、肾、肌肉等，在局部呈块状隆起而形成绿色瘤。此瘤切面呈绿色，暴露于空气中绿色迅速消退，这种绿色素的性质尚未明确，可能是光紫质或胆绿蛋白的衍生物。绿色瘤偶由急性单核细胞白血病局部浸润形成。

（6）其他器官浸润：少数患儿有皮肤浸润，表现为丘疹、斑疹、结节或肿块；心脏浸润可引起心脏扩大、传导阻滞、心包积液和心力衰竭等；消化系统浸润可引起食欲不振、腹痛、腹泻、出血等；肾脏浸润可引起肾肿大、蛋白尿、血尿、管型尿等；齿龈和口腔黏膜浸润可引起局部肿胀和口腔溃疡，这在急性单核细胞白血病较为常见。

（二）辅助检查

为确诊白血病和观察疗效的重要方法。

1. 血象　红细胞及血红蛋白均减少，大多为正细胞正血色素性贫血。网织红细胞数大多较低，少数正常；偶在外周血中见到有核红细胞。白细胞数增高者约占50%以上，其余正常或减少，但在整个病程中白细胞数可有增、减变化；白细胞分类示原始细胞和幼稚细胞占多数。血小板减少。

2. 骨髓象　骨髓检查是确立诊断和评定疗效的重要依据。典型的骨髓象为该类型白血病的原始及幼稚细胞极度增生；幼红细胞和巨核细胞减少。但有少数患儿的骨髓表现为增生低下，其预后和治疗均有特殊之处。

3. 组织化学染色　常用以下组织化学染色以协助鉴别细胞类型。

（1）过氧化酶：在早幼阶段以后的粒细胞为阳性；幼稚及成熟单核细胞为弱阳性；淋巴细胞和浆细胞均为阴性。各类型分化较低的原始细胞均为阴性。

（2）酸性磷酸酶：原始粒细胞大多为阴性，早幼粒以后各阶段粒细胞为阳性；原始淋巴细胞弱阳性，T细胞强阳性，B细胞阴性；原始和幼稚单核细胞强阳性。

（3）碱性磷酸酶：成熟粒细胞中此酶的活性在急性粒细胞白血病时明显降低，积分极低或为0；在急性淋巴细胞白血病时积分增加；在急性单核细胞白血病时积分大多正常。

（4）苏丹黑：此染色结果与过氧化酶染色的结果相似：原始及早幼粒细胞阳性；原淋巴细胞阴性；原单核细胞弱阳性。

（5）糖原：原始粒细胞为阴性，早幼粒细胞以后各阶段粒细胞为阳性；原始及幼稚淋巴细胞约半数为强阳性，余为阳性；原始及幼稚单核细胞多为阳性。

（6）非特异性酯酶（萘酚酯 NASDA）：这是单核细胞的标记酶，幼稚单核细胞强阳性，原始粒细胞和早幼粒细胞以下各阶段细胞为阳性或弱阳性，原始淋巴细胞阴性或弱阳性。

（三）溶菌酶检查

血清中的溶菌酶主要来源于破碎的单核细胞和中性粒细胞，测定血清与尿液中溶菌酶的含量可以协助鉴别白血病细胞类型。正常人血清含量为 4~20mg/L；尿液中不含此酶。在急性单核细胞白血病时，其血清及尿液的溶菌酶浓度明显增高；急性粒细胞白血病时中度增高；急性淋巴细胞白血病时则减少或正常。

（四）鉴别诊断

1. 再生障碍性贫血　本病血象呈全血细胞减少；肝、脾、淋巴结不肿大；骨髓有核细胞增生低下，无幼稚白细胞。

2. 传染性单核细胞增多症　本病肝、脾、淋巴结常肿大；白细胞数增高并出现异型淋巴细胞，易与急性淋巴细胞白血病混淆。但本病病程经过一般良好，血象多于1个月左右恢复正常；血清嗜异性凝集反应阳性；多数病例血清 EB 病毒 DNA 阳性，可血清 EB 病毒抗原 IgM 阳性；骨髓无白血病细胞形态学改变。

3. 类白血病反应　为造血系统对感染、中毒和溶血等刺激因素的一种"应激"反应，以外周血出现幼稚白细胞或/和白细胞数增高为特征。当原发疾病被控制后，血象即恢复正常。此外，根据：血小板数多正常；白细胞中有中毒性改变，如中毒颗粒和空泡形成；中性粒细胞碱性磷酸酶积分显著增高等，可与白血病区别。

4. 风湿性关节炎　有发热、关节疼痛症状者易与风湿性关节炎混淆，需注意鉴别。

三、治疗

急性白血病的治疗主要是以化疗为主的综合疗法，其原则是：要早期诊断、早期治疗；应严格区分患儿的白血病类型，按照类型选用不同的化疗药物和相应的药物剂量联合治疗；采用早期连续适度化疗和分阶段长期规范治疗的方针。同时要早期防治中枢神经系统白血病和睾丸白血病，化疗的同时给予积极的支持治疗。ALL（急性淋巴细胞性白血病）者于完全缓解后予维持治疗，总治疗时间为2.5~3.5年；ANLL（急性非淋巴细胞性白血病）者则为高强度短疗程的化疗，不需维持治疗；总治疗时间约为6~8个月。

（一）支持疗法

1. 防治感染　在化疗阶段，保护性环境隔离对降低院内交叉感染具有较好效果。用抗生素预防细菌性感染，可减少感染性并发症。并发细菌性感染时，应首选强力的抗生素以控制病情，根据不同致病菌和药敏试验结果选用有效的抗生素治疗。并发真菌感染者，可选用抗真菌药物如两性霉素B、伊曲康唑、伏立康唑或卡泊芬净等治疗；并发病毒感染者可用阿昔洛韦（acyclovir）或更昔洛韦（ganciclovir）治疗；怀疑并发卡氏囊虫肺炎者，应及早采用复方新诺明治疗。

2. 输血和成分输血　明显贫血者可输给红细胞；因血小板减少而致出血者，可输浓缩血小板。有条件时可酌情静脉输注丙种球蛋白。

3. 集落刺激因子　化疗期间如骨髓抑制明显者，可予以G-CSF、GM-CSF等集落刺激因子。

4. 防治高尿酸血症　在化疗早期，由于大量白血病细胞破坏分解而引起高尿酸血症，导致尿酸结石梗阻、少尿或急性肾功能衰竭，故应注意"水化和利尿"。为预防高尿酸血症，可口服别嘌呤醇（allopurinol）。

5. 其他　在治疗过程中，要增加营养。有发热、出血时应卧床休息。要注意口腔卫生，防止感染和黏膜糜烂。并发播散性血管内凝血时，可用肝素等治疗。

（二）化学药物治疗

目的是杀灭白血病细胞，解除白血病细胞浸润引起的症状，使病情缓解，以至治愈。急性白血病的化疗通常按下述次序分阶段进行。

1. 诱导治疗　诱导缓解治疗是患儿能否长期无病生存的关键。在MICM分型结合治疗反应等确定临床分型的前提下，选择合适的化疗强度，是现代诱导治疗小儿白血病的理念。柔红霉素（DNR）和左旋门冬酰胺酶（L-ASP）是提高急性淋巴细胞白血病（ALL）完全缓解率和长期生存率的两个重要药物，故大多数ALL诱导缓解方案均为包含这两种药物的联合化疗，如VDLP等。而阿糖胞苷（Ara-C）则对治疗急性非淋巴细胞白血病至关重要。M_3型常选用全反式维A酸（ATAR）或三氧化二砷（AS_2O_3）进行"诱导分化"治疗。

2. 巩固治疗　强力的巩固治疗是在缓解状态下最大限度地杀灭微小残留白血病（minimal residual disease，MRD）的有力措施，可有效地防止早期复发，并使在尽可能少的MRD状况下进行维持治疗。ALL一般首选环磷酰胺（C）、Ara-C（A）及6-巯基嘌呤（M），即CAM联合治疗方案；ANLL常选用有效的原诱导方案1~2个疗程。

3. 预防髓外白血病　由于大多数药物不能进入中枢神经系统、睾丸等部位，如果不积极预防髓外白血病，则CNSL（中枢神经系统白血病）在3年化疗期间的发生率可高达50%~70%；TL（睾丸白血病）的发生率在男孩中亦可有5%~30%。CNSL和TL均会导致骨髓复发、治疗失败，因此有效的髓外白血病的预防是白血病特别是急性淋巴细胞白血病患儿获得长期生存的关键之一。ALL通常首选大剂量甲氨蝶呤+四氢叶酸钙（HDMTX+CF）方案，配合甲氨蝶呤（MTX）、Ara-C和地塞米松（Dex）三联药物鞘内注射治疗。

4. 维持治疗和加强治疗　为了巩固疗效、达到长期缓解或治愈的目的，ALL应在上述疗程后进行维持治疗或/和加强治疗：对ALL一般主张用6-巯基嘌呤（6-MF,）+MTX维持治疗；国内方案强调维持期间定期用原诱导缓解方案或其他方案强化，但I-BFM（international Berlin-Frankfurt-Munster）方案则采用一直维持治疗74~77周的策略，总疗程2.5~3年；ANLL常选用几个有效方案序贯治疗，研究已经证实：ANLL的维持治疗不能降低复发率，故总疗程为6~8个月。

（三）中枢神经系统白血病的防治

CNSL 是造成白血病复发或者死亡的重要原因之一，在治疗过程中一定要重视 CNSL 的防治。

1. 预防性治疗　常用方法有以下 3 种，依据白血病的类型和病情选择应用。

（1）三联鞘内注射法（IT）：常用甲氨蝶呤、阿糖胞苷、地塞米松 3 种药物联合鞘内注射，不同类型白血病的用法稍有不同。

（2）大剂量甲氨蝶呤 – 四氢叶酸钙（HDMTT – CF）疗法：只用于急淋，每 10 ~ 14 天为 1 疗程。每疗程 MTX 剂量为 2 ~ 5g/m^2（剂量根据分型而定），其中 1/10 ~ 1/5 量（<500mg）作为突击量，在 30 分钟内快速静脉滴入，余量于 23.5 小时内匀速滴入；突击量 MTX 滴入后 0.5 ~ 2 小时内行三联鞘内注射 1 次；于开始滴注 MTX 后 36 小时进行第一次 CF 解救，剂量为每次 15mg/m^2，首剂静脉注射，以后每 6 小时口服或肌内注射，共 6 ~ 8 次。>3g/m^2 者应常规监测血浆 MTX 浓度，以调整 CF 用量和次数；无监测者 MTX 不宜 >3g/m^2，但 HR 型或 IR 的 T 细胞型者远期复发的可能性增加。HDMTX 治疗前、后 3 天口服碳酸氢钠 1.0g，每日 3 次，并在治疗当天给 5% 碳酸氢钠 3 ~ 5mL/kg 静脉滴注，使尿 pH >7.0；用 HDMXT 当天及后 3 天需水化治疗，每日液体总量 3 000mL/m^2。在用 HDMTX 同时，每天口服 6 – MP 25mg/m^2。

（3）颅脑放射治疗：颅脑放射治疗适用于：>3 岁的高危 ALL，诊断时白细胞数 >100×10^9/L，或有 t（9；22）或 t（4；11）核型异常，或有 CNSL，或因种种原因不宜 HDMTX – CF 治疗者。通常在完全缓解后 6 个月时进行，放射总剂量为 18Gy，分 15 次于 3 周内完成；或总剂量为 12Gy，分 10 次于 2 周内完成。

2. 中枢神经系统白血病的治疗　初诊时已发生 CNSL 者，照常进行诱导治疗，同时给予三联鞘内注射，第 1 周 3 次，第 2 和第 3 周各 2 次，第 4 周 1 次，共 8 次。一般在鞘内注射化疗 2 ~ 3 次后 CSF 常转为阴性。在完成诱导缓解、巩固、髓外白血病防治和早期强化后，作颅脑放射治疗，剂量同上。颅脑放疗后不再用 HDMTX – CF 治疗，但三联鞘内注射必须每 8 周 1 次，直到治疗终止。完全缓解后在维持巩固期发生 CNSL 者，也可按上述方法进行，但在完成第 5 次三联鞘注后，必须作全身强化治疗以免骨髓复发，常用早期强化治疗的 VDLDex 和 VP16 + Ara – C 方案各一疗程，然后继续完成余下的 3 次鞘内注射。紧接全身强化治疗之后应作颅脑放射治疗。此后每 8 周三联鞘内注射 1 次，直到终止治疗。

（四）睾丸白血病（TL）治疗

初诊时已发生 TL 者，先诱导治疗到完全缓解，双侧 TL 者做双侧睾丸放射治疗，总剂量为 24 ~ 30Gy，分 6 ~ 8 天完成；单侧者可行切除术，亦可作双侧睾丸放射治疗（无单侧放疗）；与此同时继续进行巩固、髓外白血病防治和早期强化治疗。在缓解维持治疗期发生 TL，按上法予以治疗，紧接着用 VDLDex 和 VP16 + Ara – C 方案各一疗程。

（五）造血干细胞移植

联合化疗是目前根治大多数 ALL 和部分 ANLL 的首选方法。鉴于 HSCT 是一种高风险（移植相关并发症及死亡），高投入（经济承受力）的医疗手段，即使移植成功，仍存在着复发的可能性。因此，要严格掌握移植时机：①高危型（HR）ALL 首次缓解后，中危型（MR）或者标危型（SR）ALL 化疗期间复发，经重新化疗第 2 次缓解；②除外 M$_3$，M$_{2b}$，M$_4$EO 的 ANLL 第 1 次完全缓解；③M$_3$ 治疗 1 年后融合基因仍持续阳性，且复发者。

（吕爱婷）

第五节　骨髓增生异常综合征

骨髓增生异常综合征（myelo dysplastic syndrome，MDS）是一组临床表现为难治性贫血、感染和出血，外周血象表现为血细胞减少，骨髓为活跃或明显活跃增生，三系有病态造血，或原始细胞和早期细胞增多的综合征。各年龄组均可发病。1953 年 Block 等首先称之为白血病前期（preleukemia），简称

"白前"。但并非所有的"白前"均转化为白血病,"白前"的诊断仅合适于已转化为白血病的回顾性诊断,因此 1976 年巴黎会议建议将这一组疾病称之为骨髓增生异常综合征,并渐被广泛接受。

Hasle 等报告丹麦 1980—1991 年 <15 岁的儿童 MDS 年发病率为 4/100 万,婴幼儿 MDS 的年发病率显著高于年长儿童,近 1/3 患儿伴发先天性或遗传性异常。

一、分类

2003 年 Hasle 等参照成人 MDS 的 WHO 诊断分型标准提出了一个儿童 MDS 的 WHO 分型标准(表 7-1),并提出了儿童 MDS 的最低诊断标准,认为至少符合以下四项中的任何两项方可诊断为 MDS。

(1) 持续性不能解释的血细胞减少(中性粒细胞减少、血小板减少或贫血)。

(2) 至少二系有发育异常的形态学特征。

(3) 造血细胞存在获得性克隆性细胞遗传学异常。

(4) 原始细胞增高(≥5%)。

表 7-1 儿童骨髓增生异常和骨髓增殖性疾病的诊断分类

Ⅰ骨髓增生异常/骨髓增殖性疾病
　幼年型粒单核细胞白血病(JMML)
　慢性粒单核细胞白血病(CMML)(仅为继发性)
　BCR-ABL 阴性慢性粒细胞白血病(Ph-CML)
Ⅱ Down 综合征(DS)疾病
　短暂性异常髓系造血(TAM)
　DS 髓系白血病
Ⅲ骨髓增生异常综合征(MDS)
　难治性血细胞减少(RC)(外周血原始细胞 <2%,骨髓原始细胞 <5%)
　难治性贫血伴原始细胞过多(RAEB)(外周血原始细胞 2%~19%,骨髓原始细胞 5%~19%)
　转化中的 RAEB(RAEB-T)(外周血或骨髓原始细胞 20%~29%)

按 FAB 标准诊断的儿童难治性贫血(RA)患儿与成人 RA 患者相比具有以下几点主要区别:①外周血贫血(Hb<100g/L)所占比例较低(46%),主要表现为中性粒细胞绝对值(ANC)减少(其中 ANC<0.5×10⁹/L 比例为 27%)和/或血小板数减低(<150×10⁹/L 比例为 75%);②骨髓增生减低比例较高(43%);③粒细胞系统和巨核细胞系统发育异常的细胞形态学改变与疾病演进和预后无相关性。

因此,采用难治性血细胞减少(RC)的定义而非 RA。RC 的确诊,特别是无克隆性染色体核型异常患儿,有时显得较困难。首先需能除外感染、代谢性疾病、营养缺乏症、药物。

二、临床表现

(一)MDS 的临床表现

通常起病隐匿,症状轻重取决于贫血、白细胞和血小板减少的程度和速度。有头晕、乏力、衰弱、食欲减退和长达数月至数年的贫血症,部分病例体重减轻。并发症以出血和感染多见,在未转变为急性白血病的病例中,大多死于这两个原因,两者的发生率约分别为 20% 和 39%。出血常表现为皮肤黏膜瘀点和瘀斑,重者反复鼻衄、牙龈渗血、血尿、消化道出血,甚至颅内出血,有出血表现者约占 MDS 患者的 60%~80%。感染中以下呼吸道感染为多见,约占 60%~70%,其他可表现为肛门、会阴部感染,脓疱症和败血症等。肝、脾大者较多见,但淋巴结增大者不多,约 5%~20%。还可有四肢骨关节酸痛。MDS 的病程长短不一,最短者 2 个月,较长者 8~10 年,个别可达 20 年,但大多在 2 年以下。

(二)儿童 MDS FAB 亚型的特异表现

儿童 MDS 与成人不同,以外周血细胞减少的增生低下型 MDS 多见,幼稚细胞增多向白细胞转化的 MDS 相对少见。幼年型慢性粒单核细胞白血病(juvenile myelo monocytic leukemia,JMML)是儿童特有的 MDS 亚类。MDS 有原发和继发于治疗相关 MDS 之分，儿童原发性 MDS 可进一步分为难治性血细胞减少症（RC）、难治性贫血伴幼稚细胞增多（RAEB）、难治性贫血伴幼稚细胞增多向白细胞转化（RAEBT）。新的 WHO MDS 分型是否适合于儿童患者一直受到质疑。

1. JMML　也称 JCMML 在临床血液学、细胞生物学和分子学等方面与成人慢性髓系白血病（CML）明显不同。JMML 主要发生在 4 岁以下的婴幼儿，男性较女性多见。皮肤损害症状明显，特别是面部皮疹是常见而重要的体征之一，多数患儿脾大，部分患儿肝脏和淋巴结增大。外周血中白细胞计数及单核细胞绝对数增多，贫血、血小板减少，血液中胎儿血红蛋白（HbF）持续性的明显增高，常 >10%，骨髓增生明显活跃，原始细胞及单核细胞增多，巨核细胞减少，病态造血的特征常不明显，6% ~24% 的患儿表现有 7 号染色体单体(－7)，体外培养 CFU－GM 呈自发性生长，对 GM－CSF 刺激敏感性增高，患儿对化疗反应不敏感，生存期短，但急性白血病转化率相对较低，多数患儿死于骨髓衰竭并发症。

2. 7 号染色体单体　是儿童 MDS 较多见的染色体异常变化。占原发性儿童 MDS 的 40%，伴发先天性或遗传异常的儿童 MDS 常出现 7 号染色体单体（－7）。男孩多见，男女比为 4.7：1。外周血白细胞和单核细胞增多，贫血，血小板减少，常见幼稚红细胞和幼稚粒细胞，骨髓呈增生性特征。患儿经常发生感染，肝、脾、淋巴结增大，多很快转化为 AML。7 号染色体单体（－7）在 MDS 发病中的作用机制尚不明。

3. 约 1/3 儿童 MDS 存在先天或遗传异常　如 Down 综合征、Fanconi 综合征、神经纤维瘤Ⅰ型（NF－1）、Bloom 综合征、先天性中性粒细胞减少、血小板储存池病、家族性－7 综合征、线粒体细胞病、非特异性免疫缺陷以及不能分类的其他先天性异常等，这些患儿发病年龄大多大于 2 岁，AML 的转化率较原发性儿童 MDS 为低。

成人 WHO MDS 诊断分型标准中按骨髓原始粒细胞比例将 RAEB 再分为 RAEB－Ⅰ（骨髓原始细胞 5% ~9%）和 RAEB－Ⅱ（骨髓原始细胞 10% ~19%）两型，此外，将 MDS 和 AML 骨髓原始细胞的分界降低为 0.20，取消了 RAEB－t 亚型，但现有资料表明这并不适合儿童 MDS。如果患者有原发性 AML 特有的染色体及其融合基因异常，如 t（8；21）/AML1－ETO，t（15；17）/PML－RARa，Inv（16）/CBFβ－MYH11，t（9；11）/MLL－AF9 等，不管原始细胞比例是多少均应诊断 AML。对于那些骨髓原始细胞比例在 20% ~30% 的患儿，如无临床和儿童 MDS 特征性 7 号染色单体异常或前述原发性 AML 特征性染色体核型异常，应在几周后重复骨髓检查，如果骨髓原始细胞比例超过 30% 则诊断为 AML，如果骨髓原始细胞比例保持稳定则诊断为 RAEB－t。

三、诊断

1. 外周血象　常表现为一系或一系以上血细胞减少，部分患儿网织红细胞百分率有增高。贫血一般呈正细胞、正色素性，红细胞大小不一，可见单个核或多核有核红细胞及卵形大红细胞。粒系形态变化较明显，核浆发育不平衡，可出现 Pelgen－Huet 畸形（分叶减少的中性粒细胞），也可伴分叶过多畸形，或中性粒细胞胞质中颗粒减少，或无颗粒以及其他的形态异常表现。单核细胞常可见增多。血小板及其颗粒常减少，可见大型血小板或形态异常，电镜下可呈空泡形成，糖原减少，微小管缺乏，小管系统扩张等变化。有些患儿血小板计数可正常，但有出血倾向，血小板对胶原、ADP 等诱导的聚集作用异常，黏附性降低。

2. 骨髓涂片　MDS 的骨髓象呈现病态造血的现象。1/2 ~3/4 患儿骨髓有核细胞增生亢进或正常，约 1/4 左右患儿骨髓增生减低，尤其是继发性 MDS 骨髓增生常低下，而骨髓增生活跃时常伴有纤维化，因此常出现骨髓不易抽出（"干抽"现象）。红系病态造血表现为，红系增生过多（>60%）或过少（<5%），多数患儿的幼红细胞有巨幼样改变，出现环状铁粒幼红细胞、多核红细胞、核分裂、核凹陷以至核分叶、胞质染色不均匀、多嗜性红细胞及点彩红细胞，尤其 MDS 转变为白血病前，上述变化为较突出的表现。粒系病态造血表现为，颗粒减少或缺如或过大，成熟粒细胞胞质仍嗜碱，呈核浆发育不平衡表现，细胞核分叶过少（Pelger－Huet 异常）或过多。巨核系病态造血表现为巨核细胞减少，出现小巨核细胞、大单个核巨核细胞、多核巨核细胞、胞质中颗粒加大或形态异常。小巨核细胞及巨大血小

板偶尔出现在外周血中。

3. 骨髓活检 除了观察骨髓中细胞学改变之外，还可见到下列主要的组织学变化红系前体细胞成熟过程障碍，常形成分化在同一阶段的幼红细胞岛，伴有早幼红细胞增多，骨髓中原粒细胞和早幼粒细胞离开骨小梁附近呈中心性簇生，这些异位的原粒和早幼粒细胞形成聚集（ > 5 个粒系前体细胞）或小簇（3 ~ 5 个粒系前体细胞），称为异位的不成熟前体细胞（abnormal localization of immature precursor, ALIP），巨核细胞形态异常，表现为体积有显著的大小不一，细胞核呈低分叶的鹿角样和不规则的过多分叶，小型巨核细胞（体积仅为正常的 1/6）普遍多见。骨髓组织内细胞增生活跃者（造血组织 > 50% ）约 60% ~ 70% ，部分患者增生正常（造血组织 30% ~ 50% ），少数患者骨髓造血细胞增生减低（ < 30% ）。还可见骨髓组织中硬蛋白纤维增多的现象，但没有胶原纤维增多。上述变化中，尤其是 ALIP 不仅有诊断价值，而且对估计 MDS 的预后有价值，有 ALIP 的患儿约有 40% 可发展成急性粒细胞白血病，平均生存期约 16 个月，无 ALIP 的 MDS 患儿仅 10% 发展成急性粒细胞白血病，平均生存期为 33个月。

4. 细胞遗传学 较常见的染色体异常有 5q - ，- 7，+ 8，+ 21，7q - ，假二倍体，亚二倍体，超二倍体，21 - 4 体及 - 5 等。极少数可出现 ph 染色体。5q - 综合征患儿均有第 5 号染色体长臂缺失（其断裂点位置常在 2 区或 3 区）。细胞遗传学改变对 MDS 预后方面有以下共同特点：①正常核型者比异常核型者好；②单一异常者比多种异常者好（ - 7 或 7q - 例外）；③核型稳定者比核型演变者好。

5. 造血干细胞培养 一般采用 Pike 和 Robinson 建立的造血干细胞培养技术。MDS 时有明显的粒细胞，单核细胞集落形成单位（CFU - GM）形成障碍。凡在琼脂中生长形成 3 ~ 20 个细胞的细胞团称为小簇，形成 21 ~ 40 个细胞者称为大簇，形成 41 个以上细胞者称为集落。正常人 CFU - GM 体外培养形成中性粒细胞、单核、巨噬细胞或粒细胞性混合集落，细胞分化和形态均正常。MDS 的 CFU - GM 体外培养结果往往集落数低下，细胞集落和细胞簇中细胞成熟度及两者间比例显著低于正常对照组，为急性白血病相似的集落形成和细胞分化障碍。

6. MDS 患者机体免疫功能 有多种变化，有体液免疫异常和细胞免疫异常的各种表现，但无特异性，提示有免疫功能紊乱，主要以体液免疫和细胞免疫功能降低为主。

四、治疗

支持疗法是 MDS 最基本的治疗措施，贫血严重者输血或少浆红细胞，感染时用相应的抗生素。造血干细胞移植是目前唯一可以根治 MDS 的治疗方法。

1. 造血干细胞移植 因造血干细胞移植唯一能使 MDS 治愈，如患儿一般情况好，应积极考虑作造血干细胞移植治疗，争取治愈。

大约 50% 的患者可以通过造血干细胞移植得到治愈，但不同的 MDS 亚型移植时机是不一样的，伴有幼稚细胞增多的 MDS 因为随时可能向白血病转化，且一旦转化成白血病治疗难度是很大的，所以应该尽早移植。不伴有幼稚细胞增高的 MDS 一般病情进展缓慢，有较长的稳定期，研究发现早移植与晚移植的疗效是没有差别的，所以一般不需要马上移植，只有当病情进展到反复输血依赖时才需要尽早移植。对于伴有 - 7 染色体异常的 MDS，因为其病情进展比较快，所以也应该尽早移植。

作为儿童 MDS 的特有亚型——JMML，造血干细胞移植前患者往往伴有明显肝脾大，对于巨大的脾脏是否移植前需要切脾有一定的争议，虽然切脾有助于植入、有助于减少血小板的输注，但来自欧洲 EWOG - MDS 100 例儿童 JMML 移植资料提示切脾并不能提高疗效，所以推荐移植前不必要切脾。

RAEBT 患者移植前是否需要化疗就有很大争议，临床实践中往往从两个方面可以帮助我们做出决定，第一我们可以看看这些患者有否非随机的染色体异常，如：t（8，21）或 inv16，如果伴有这样的染色体异常，即使幼稚细胞比例没有达到 30% ，也已经是经典的 AML 了，也可以在严密观察下随访等待看幼稚细胞是否马上升高。第二就是看 RAEB、RAEBT 患者移植前化疗是否有助于提高疗效，来自欧美的研究并未发现这些患者在移植前接受化疗能提高疗效。因此目前一般认为伴有幼稚细胞增高的 MDS 患者不必要接受化疗，应该直接移植。

因为移植治疗是 MDS 患者获得治愈的唯一希望,其移植指针应该比任何类型的白血病还要强,所以一旦诊断明确,应积极寻找供体准备移植,为了防止病情变化,RAEB、RAEBT 患者不能花更多时间在选择供体上,即使是配型条件较差的非血缘相关供体甚至半相合供体都应积极考虑,以争取时间。

2. 化学治疗 如下所述。

(1)小剂量阿糖胞苷:剂量为 $10 \sim 20mg/m^2$,每日 $1 \sim 2$ 次,皮下注射 10 日至 10 月,完全缓解者约 30%,部分缓解者约 30%,似乎延长存活期。

(2)小剂量三尖杉酯碱:$0.5 \sim 1mg$ 静滴,每日或隔日 1 次,$10 \sim 15$ 次为一疗程,休息 $5 \sim 10$ 日,再接下一疗程。不良反应是骨髓抑制。

(3)联合化疗:常用联合化疗方案有 HOAP、HA、VP－16＋Arc－C、COAP、DA 等。但联合化疗后骨髓抑制持续的时间比急性白血病化疗后骨髓抑制时间长,且不易恢复,病态造血也难以纠正,容易并发致死性的严重感染,故宜慎重。

3. 其他 包括免疫抑制药(环孢霉素、ATG)和 DNA 甲基化酶抑制药 [5－氮杂胞苷(azacytidine,5AC)和地西他滨(decitabine,DAC)],除有 ATG 治疗儿童 MDS 的小系列报道外,其他药物极少有用于儿童 MDS 的研究报道。全反式维 A 酸对 MDS 剂量为每日 $20 \sim 60mg/m^2$,疗程 $1 \sim 9$ 个月。不良反应为皮肤黏膜干燥,ALT 增高,颅压增高等。

(戴庆妍)

第八章

内分泌系统疾病

第一节　生长激素缺乏症

一、概述

身材矮小是指在相似生活环境下，儿童身高低于同种族、同年龄、同性别个体正常身高 2 个标准差（s）以上，或者低于正常儿童生长曲线第 3 百分位数。在众多因素中，内分泌的生长激素（GH）对身高的影响起着十分重要的作用。患儿因 GH 缺乏所导致的矮小，称为生长激素缺乏症（growth hormone deficiency），以前又称为垂体性侏儒症。GH 缺乏症是儿科临床常见的内分泌疾病之一，大多为散发性，少部分为家族性遗传。

特发性 GH 缺乏症在英国、德国和法国人群中的发病率约为 18/100 万 ~24/100 万人，瑞典的发病率约 62/100 万人，美国报道的发病率最高，约 287/100 万人。各国发病率的不同与诊断标准差异有关。在 20 世纪 80 年代末，北京协和医院调查了 103 753 名年龄在 6 ~15 岁的中小学生身高，发现 202 人低于第 3 百分位数，其中 12 例诊断生长激素缺乏症，发病率为 115/100 万人。

二、病因病理

（一）病因分类

根据下丘脑 - GH - IGF 生长轴功能缺陷，病因可分为原发性、继发性 GH 缺乏症，单纯性 GH 缺乏症或多种垂体激素缺乏。

1. 原发性　如下所述。

（1）遗传：正常生长激素功能的维持，需要下丘脑 GHRH 的分泌到 GH、IGF - 1 的分泌，受体效应都要完整，目前下丘脑 - 垂体 - IGF - 1 轴的多种基因都已发现突变，导致功能障碍，包括与垂体发育有关的基因缺陷、GH、IGF - 1 的编码基因和受体基因，例如 PROP - 1、POUIF1、GHRH、GHRH 受体、GH、GH 受体、IGF - 1 以及 IGF - 1 受体等。

（2）特发性：下丘脑功能异常，神经递质 - 神经激素信号传导途径的缺陷。

各种先天原因引起的垂体不发育、发育不良，空蝶鞍及视中隔发育异常等。

2. 继发性　如下所述。

（1）肿瘤：下丘脑、垂体或颅内其他肿瘤，例如颅咽管瘤、神经纤维瘤以及错构瘤等可影响 GH 的分泌，造成 GH 缺乏。

（2）放射性损伤：下丘脑、垂体肿瘤放疗后，有一大部分存在生长激素缺乏，患急性淋巴细胞白血病的儿童，接受预防性头颅照光者也属于这一类。放疗和化疗引起典型的生长缓慢见于治疗 1 ~2 年后，由于 GH 缺乏，患者身高逐渐偏离正常。除 GH 缺乏外，亦可有 TSH 和 ACTH 缺乏发生。

（3）头部创伤：任何疾病损伤下丘脑、垂体柄及腺垂体均可导致垂体激素缺乏。由于这种病变是非选择性的，常存在多种垂体激素缺乏，例如在产伤、手术损伤以及颅底骨折等情况发生时。创伤还包括儿童受虐待、牵引产、缺氧及出血性梗死等损伤垂体、垂体柄及下丘脑。

（二）病理生理

1. 生长激素基因　生长激素由腺垂体嗜酸性粒细胞分泌，其基因 GH 的表达产物含 191 个氨基酸，分子量 22kD，属非糖基化蛋白质激素，GH 的半衰期为 15～30 分钟。人类 GH 基因定位于第 17 号染色体长臂 q22～24 区带，由 5 个外显子和 4 个内含子组成。GH 基因突变包括错义突变、无义突变及移码突变等。

2. GH 的分泌　在胎龄 3 个月内，垂体尚无 GH 分泌，其后血中 GH 水平逐步增高。至 12 周时，GH 血浓度可达到 60μg/L，30 周时达 130μg/L，以后 GH 浓度逐渐下降，出生时为 30μg/L，以后进一步下降。GH 分泌一般呈脉冲式释放，昼夜波动大，在分泌低峰时，常难以测到，一般在夜间深睡眠后的早期分泌最高。在血循环中，大约 50% 的 GH 与生长激素结合蛋白（GHBP）结合，以 GH–GHBP 复合物的形式存在。

3. GH 的分泌调节　在垂体生长激素细胞中，GH 基因的表达受三种下丘脑激素的控制：生长激素释放激素（GHRH）刺激 GH 释放，生长抑素则抑制 GH 释放，以及 Ghrelin 的调节。GHRH 和生长抑素的交替性分泌可以解释 GH 的节律性分泌。GH 的分泌高峰发生在 GHRH 的分泌高峰，同时又是生长抑素分泌的低谷。GH 分泌呈脉冲式，其高峰在睡眠期间。Ghrelin 由下丘脑的弓形核产生，胃部也产生较大量的 Ghrelin。GH 的释放受下丘脑–垂体–门脉循环和体循环的 Ghrelin 水平的影响，饥饿能刺激 Ghrelin 释放入体循环，而进食能抑制 Ghrelin 释放入体循环。

4. GH 与受体的结合　GH 通过与靶细胞表面的受体分子相结合而发挥作用。GH 受体是一个具有 620 个氨基酸的单链分子；GH 受体有细胞外区，单体的跨膜区以及胞质区。细胞外区的蛋白水解片段，循环于血浆中，充当为一种 GH 结合蛋白。与细胞因子受体族的其他成分一样，GH 受体的胞质区缺乏内在的激酶活性，而 GH 的结合，可以诱导受体的二聚作用和一种与受体相连的 Jak2 的活性，该激酶和其他蛋白质底物的磷酸化作用可引起一系列的反应。

5. GH 的生理作用　GH 的生理作用非常广泛，既促进生长，也调节代谢。其主要作用是：①促进骨生长。②促进蛋白质合成。③促进脂肪降解。④对糖代谢作用复杂，能减少外周组织对葡萄糖的利用，亦降低细胞对胰岛素的敏感性。⑤促进水、矿物质代谢。⑥促进脑功能效应，增强心肌功能，提高免疫功能等作用。

6. 类胰岛素生长因子–1（IGF–1）　IGF–1 为肝脏对 GH 反应时产生的一种多肽，这是一种单链多肽，由 70 个氨基酸组成，基因定位于第 12 号染色体长臂，含有 6 个外显子，IGF–1 与胰岛素具有相当的同源性。血中 90% 的 IGF–1 由肝脏合成，其余由成纤维细胞及胶原等细胞在局部合成。GH 通过增加 IGF–1 的合成，介导其促进有丝分裂的作用。循环中的 IGF–1 与数种不同的结合蛋白相结合，其中主要的一种是分子量为 150kD 的复合物 IGFBP3，IGFBP3 在 GH 缺乏症的儿童中是降低的，但在因其他原因引起矮小的儿童中则仍在正常范围。

三、临床表现

GH 缺乏症的部分患儿出生时有难产史、窒息史或者胎位不正，以臀位和足位产多见。出生时身长正常，5 个月起出现生长减慢，1～2 岁明显。多于 2～3 岁后才引起注意。随年龄的增长，生长缓慢程度也增加，体型较实际年龄幼稚。自幼食欲低下。典型者矮小，皮下脂肪相对较多，腹脂堆积，圆脸，前额略突出，小下颌，上下部量正常、肢体匀称，高音调声音。学龄期身高年增长率不足 5cm，严重者仅 2～3cm，身高偏离在正常均数 –2S 以下。患儿智力正常。出牙、换牙及骨龄落后。青春发育大多延缓（与骨龄成熟程度有关）。

伴有垂体其他促激素不足者，多为促性腺激素缺乏，表现为青春发育延缓，男孩小阴茎、小睾丸，女孩乳房不发育，原发闭经；若伴有 ACTH 缺乏，则常有皮肤色素沉着和严重的低血糖表现；伴有促甲状腺激素不足，则表现为甲状腺功能低下。部分病例伴有多饮多尿，呈部分性尿崩症。

多种垂体激素缺乏患者根据病因有不同的激素缺乏和相应的临床表现。垂体 MRI 表现多数为腺垂体发育不良，蝶鞍常增大或正常，但患者中也有少数表现出增大的垂体（腺垂体增生）、垂体囊性肿物（似颅咽管瘤，或 Rathke 囊肿）或插入垂体前后叶之间的信号不增强的垂体肿物。

继发性 GHD 可发生于任何年龄，并伴有原发疾病的相应症状。当病变是一个进展性的肿瘤时，可有头痛、呕吐、视力障碍、行为异常、癫痫发作、多尿及生长障碍等表现。生长缓慢出现在神经系统症状体征出现前，尤其多见于颅咽管瘤。但以垂体激素缺乏症状为主诉就诊者仅约 10%。颅咽管瘤的儿童常见有视野缺损、视神经萎缩、视盘水肿及中枢神经瘫痪。外科手术后可首先出现垂体功能减退。

四、诊断与鉴别诊断

（一）诊断

1. 血 GH 测定　血清 GH 呈脉冲式分泌，半衰期较短，随机取血检测 GH 无诊断价值，不能区别正常人与 GH 缺乏症。通过 GH 刺激试验，GH 缺乏或低水平可明确诊断。临床多采用药物激发试验来判断垂体分泌 GH 状况（表 8-1），常用药物激发剂有胰岛素、精氨酸、L-多巴及可乐定。由于各种药物激发 GH 反应途径不同，各种试验的敏感性及特异性亦有差异，故通常采用至少 2 种作用途径不同的药物进行激发试验才能作为判断的结果。当两个不同激发试验的 GH 峰值均低于 $10\mu g/L$ 时可确诊为 GHD。一般认为两种试验若 GH 峰值均 $<5\mu g/L$，为完全性 GH 缺乏症；GH 峰值在 $5.1\sim9.9\mu g/L$ 为部分性 GH 缺乏；GH 峰值 $\geq10\mu g/L$ 为正常反应。单次试验约有 20% 的正常儿童呈阴性反应。GH 激发试验前需禁食 8 小时以上。

表 8-1　GH 缺乏症诊断常用药物激发试验

	方法	峰值	机制
可乐定	$4\mu g/kg$ 或 $0.15mg/m^2$ 口服，服药后 0、30、60、90min 取血测定 GH	$60\sim90min$	α-肾上腺能受体激动剂，刺激下丘脑 GHRH 释放
L-多巴	$10mg/kg$ 或 $0.5g/1.73m^2$，服药前后取血，时间同上	$60\sim90min$	介导下丘脑神经递质多巴胺能途径的兴奋，刺激下丘脑 GHRH 释放
精氨酸	$0.5g/kg$ 静脉滴注，最大量 30g 30min 滴完，滴注前、后 30、60、90、120min 取血	$60\sim90min$	通过 α-受体的介导作用，抑制下丘脑生长激素抑制激素的分泌
胰岛素	胰岛素 $0.05U/kg$，生理盐水稀释后静注，注射前、后 15、30、45、60min 取血	$15\sim30min$	通过胰岛素诱导低血糖，刺激 GH 分泌。血糖降至基础值 50% 时为有效刺激

2. 血清 IGF-1 及 IGFBP₃ 测定　血循环中 $IGF-1$ 大多与 $IGFBP_3$ 结合（95% 以上），$IGFBP_3$ 有运送和调节 $IGF-1$ 的功能，两者分泌模式与 GH 不同，$IGF-1$ 呈非脉冲性分泌和较少日夜波动，故血中浓度稳定，并与 GH 水平呈一致关系，是检测下丘脑-GH-IGF 生长轴功能的指标。$IGF-1$ 浓度与年龄有关，亦受其他内分泌激素和营养状态影响。

3. 影像学检查　颅脑磁共振显像（MRI）可显示蝶鞍容积大小，垂体前、后叶大小，可诊断垂体不发育、发育不良，空蝶鞍及视中隔发育不良等，在区分蝶鞍饱满还是空蝶鞍上 MRI 优于 CT，并且可发现颅咽管瘤、神经纤维瘤及错构瘤等肿瘤。

生长激素缺乏者，骨成熟常明显延迟。骨龄落后实际年龄。TSH 和 GH 同时缺乏者骨龄延迟更加明显。

4. 染色体检查　对女性矮小伴青春期发育延迟者应常规作染色体检查，以排除染色体病，如 Turner 综合征等。

5. 其他垂体功能检查　除了确定 GHD 诊断外，根据临床表现可选择性地检测血 TSH、T₃、T₄、PRL、ACTH、皮质醇及 LHRH 激发试验等，以判断有无甲状腺和性腺激素等缺乏。垂体功能减退时血浆 PRL 水平升高，强烈提示病变在下丘脑而不是垂体。

（二）鉴别诊断

对身高低于同种族、同年龄、同性别正常儿童平均身高 2 个标准差或第 3 百分位数以下者都应分析原因，仔细了解母亲孕期、围生期、喂养和疾病等情况，结合体格检查和实验室资料，进行综合分析诊断和鉴别诊断。GHD 患儿的年增长速率往往 <5cm，骨龄延迟一般可大于 2 年以上，GH 激发峰值 <10μg/L。

1. 家族性矮小症　父母身高都矮，身高常在第 3 百分位数左右，但其年增长速率 >5cm，骨龄与年龄相称，智能与性发育均正常，GH 激发峰值 >10μg/L。

2. 体质性青春期延迟　属正常发育中的一种变异，较为常见。多见男孩。出生时及生后数年生长无异常，以后则逐年的身高增长及成熟缓慢，尤于青春发育前或即将进入青春发育期时，性发育出现可延迟数年。骨龄落后与性发育延迟相关，亦与身高平行。父母中大多有类似既往史。

3. 宫内发育迟缓　本症可由母孕期营养或供氧不足、胎盘存在病理性因素、宫内感染以及胎儿基因组遗传印迹等因素导致胎儿宫内发育障碍。初生时多为足月小样儿，散发起病，无家族史，亦无内分泌异常。出生后极易发生低血糖，生长缓慢。

4. 染色体异常　典型 Turner 综合征不难鉴别，但部分患儿系因 X 染色体结构异常（如等臂畸形及部分缺失等）或各种嵌合体所致病。其临床表现不甚典型，常仅以生长迟缓为主，应进行染色体核型分析鉴别。21 - 三体综合征除身材矮小外，同时伴有智能落后及特殊面容等特征，故临床诊断一般不易混淆。

5. 骨骼发育异常　如各种骨、软骨发育不良等，都有特殊的体态和外貌，可选择进行骨骼 X 线片及相关溶酶体酶学测定、基因分析等，以明确诊断。

6. 其他　包括心、肝、肾等慢性疾病，长期营养不良，遗传代谢病（如黏多糖病及糖原累积症等），以及精神心理压抑等因素导致者，都应通过对病史、体检资料分析和必要的特殊检查予以鉴别。

五、治疗

对生长激素缺乏症的治疗主要采用基因重组人生长激素替代治疗。无论特发性或继发性 GH 缺乏性矮小均可用 GH 治疗。开始治疗年龄越小，效果越好，以缩小患者与同龄儿的身高距离，并对达到成人靶身高有很大帮助。但是对颅内肿瘤术后导致的继发性生长激素缺乏症患者需做好解释，对恶性肿瘤或有潜在肿瘤恶变者及严重糖尿病患者禁用。

生长激素替代治疗剂量采用 0.1U/（kg·d），于每晚睡前半小时皮下注射，可选择在上臂、大腿前侧和腹壁、脐周等部位注射。治疗必须持续至接近终身高。GH 治疗第 1 年的效果最好，以后随治疗时间延长 GH 效果减低。停止治疗的标准是身高增长小于 2cm/年，或女孩骨龄大于 14 岁，男孩骨龄大于 16 岁。少数患者在用 GH 治疗过程中可出现甲状腺激素水平下降，故须监测甲状腺功能，必要时予甲状腺激素补充治疗。应用 GH 治疗后的副反应包括假性脑瘤，股骨头脱位，并加重脊柱侧弯及血糖暂时性升高等，但糖尿病的发生率极少。

对于伴有其他垂体激素缺乏者需进行相应的替代治疗。TSH 缺乏者可完全用甲状腺素替代。对于 ACTH 缺乏的患者，适当的补充氢化可的松，剂量不超过 10mg/（m²·24h），在患病或手术前需增加剂量。对于促性腺激素缺乏者，当骨龄接近青春期时需用性激素治疗。

蛋白同化类固醇药物可促进生长，但是该类药物可加速骨龄发育，加快骨骺融合，对最终身高无明显改善。

（戴庆妍）

第二节　甲状腺功能亢进症

甲状腺功能亢进症（hyperthyroidism，甲亢）是指由于甲状腺激素分泌过多所致的临床综合征，常伴有甲状腺肿大、眼球外突及基础代谢率增高等表现。儿童甲亢主要见于弥漫性毒性甲状腺肿（Graves病）。患有 Graves 病孕妇的胎儿约有 2% 在出生后会呈现甲亢症状，这是由于母体内高浓度的促甲状腺素受体刺激性抗体经胎盘进入胎儿所致，新生儿甲亢通常在生后 3 个月左右逐渐缓解。

一、概述

根据一项 20 年回顾性统计，甲亢在成年女性中的发病率约（1 : 1 000）/年。15 岁以下儿童甲亢约占总甲亢发生率 5%，多见于青少年。女性发病率约是男性的 7 ~ 10 倍。

弥漫性毒性甲状腺肿是一种自身免疫性疾病，约 15% 患者亲属中患有同样疾病，近半数亲属中呈现抗甲状腺抗体阳性。患者及其亲属 HLA 的某些类型的等位基因分布频率增高。国内外资料都已证实本病与 HLA - Ⅱ类抗原的某些等位基因类型及自身免疫有关。在白种人中，Graves 病与 HLA - B8 和 HLA - DR3 有关，后者发生甲亢的危险增加 7 倍。该病还可并发其他与之相关的疾病，例如 Addison 病、重症肌无力、1 型糖尿病、全身性红斑狼疮、类风湿性关节炎、白癜风、特发性血小板减少性紫癜和恶性贫血等。

患者的甲状腺功能状态与甲状腺自身抗体关系密切，可在体内测到多种甲状腺自身抗体。据报道，80% ~ 100% 的患者可测到 TSH 受体抗体，此抗体为甲状腺刺激免疫球蛋白，能产生刺激甲状腺功能作用，使甲状腺对碘的摄取增加，cAMP 介导的甲状腺激素合成和甲状腺球蛋白合成增加，促进蛋白质合成与细胞生长。甲亢经治疗后随着 TSH 受体阻断抗体的升高，疾病也逐步缓解。在部分甲亢病例中可发现一些其他抗甲状腺的抗体，如甲状腺球蛋白抗体（TGAb）及甲状腺过氧化物酶抗体（TPOAb）。这些抗体在部分正常人中也可存在，其特异性不如 TSH 受体抗体。

二、病理

Graves 病的甲状腺腺体呈对称性肿大，滤泡细胞增多，由立方形变为柱状，滤泡内胶质丧失或仅少量染色极浅的胶质，在上皮及胶质间有大量排列成行的空泡，血管明显增多，淋巴组织也增多，有大量淋巴细胞浸润。在电镜下可见滤泡细胞内高尔基体肥大，内浆网和核蛋白体增多，微绒毛数量增多而且变长，呈分泌活跃的表现。组织化学方面，滤泡细胞的过氧化酶活性增强，胞质内核糖核酸增多，间质毛细血管内皮细胞碱性磷酸酶活性增强，胞质内出现 PAS 染色阳性的胶质小滴。致密的淋巴样集合物内以辅助 T 细胞（CD_4^+）为主，在细胞密度较低的区域内则以细胞毒性 T 细胞（CD_8^+）为主。甲状腺内浸润的活化 B 淋巴细胞的百分率高于在周围血管中者。推测是由于 T 抑制细胞的功能障碍，使得 T 辅助细胞得以表达，被 TSH 抗原所激活，然后与 B 细胞发生反应。这些细胞分化成为浆细胞，产生促甲状腺激素受体刺激抗体。

目前认为 Graves 病浸润性突眼发生机制是抗甲状腺抗体和抗眼眶肌肉抗体与眼外肌和眼眶内成纤维细胞结合，产生毒性反应。亦有人认为浸润性突眼是眼眶肌肉内沉积甲状腺球蛋白 - 抗甲状腺球蛋白免疫复合物，引起免疫复合物的炎性反应。

除了 Graves 病外，有少数病例甲状腺内有结节（包括腺瘤），称结节性毒性甲状腺肿伴功能亢进。能引起儿童甲状腺功能亢进的其他病因有慢性淋巴性甲状腺炎、亚急性甲状腺炎、甲状腺腺瘤、Mc-Cune Albright 综合征、甲状腺癌、碘过多诱发甲亢、TSH 分泌过多、垂体性腺瘤、下丘脑性甲亢以及医源性甲亢等。

三、临床表现

大多数患儿在青春期发病，<5 岁者发病少见。儿童甲亢临床过程个体差异很大，症状逐渐加重，症状开始到确诊时间一般在 6 ~ 12 个月。本症初发病时症状不甚明显、进展缓慢，常先呈现情绪不稳定，上课思想不集中，易激惹、多动和注意力不集中等轻微行为改变。典型的症状与体征有以下表现：

1. 交感神经兴奋性增加，基础代谢率增加　如消瘦、多汗、怕热、低热及食欲增加，但体重下降，大便次数增多，睡眠障碍和易于疲乏等。因交感神经系统过于兴奋，出现心率加快、脾气急躁，大龄儿童常感到心悸，严重病例可出现心律失常，心房颤动。两手常有细微而迅速的震颤。

甲状腺"危象"是甲状腺功能亢进症的一种类型，表现为急性发病、高热、严重的心动过速和不安，可迅速发展为谵妄、昏迷以至死亡。

2. 所有患儿都有甲状腺肿大 肿大程度不一，一般为左右对称，质地柔软，表面光滑，边界清楚，可随吞咽动作上、下移动。在肿大的甲状腺上有时可听到收缩期杂音或者扣及震颤。结节性肿大者可扣及大小不一、质硬、单个或多个结节。有时患者表现有颈部不适，压迫感，吞咽困难。

3. 眼部变化 是甲亢特有表现，由于眼球突出常作凝视状，不常瞬目，上眼睑挛缩，眼向下看时上眼睑不能随眼球立即下落，上眼睑外翻困难。眼征还包括眼裂增宽、眼睑水肿、结膜水肿及角膜充血等。

4. 其他 可有青春期性发育缓慢，月经紊乱，闭经及月经过少等。

四、诊断及鉴别诊断

甲亢典型者根据临床症状、实验室检查发现总 T_3 和 FT_3，增高而 TSH 水平低下可确立诊断，TRS-Ab 的存在可确定弥漫性毒性甲状腺肿的原因。

实验室检查：主要测定血清 FT_3、FT_4 及超敏感 TSH 浓度。患者 FT_4、FT_3 浓度都升高。甲亢疾病初期，临床症状轻微时，常先出现 FT_3 升高，以后再出现 FT_4 增高，并出现典型临床症状。甲亢复发早期亦常见 FT_3 先升高，后再出现 FT_4 升高的情况。甲亢治疗中症状尚未完全控制时，亦可只见 FT_3 升高。认识 T_3 型甲亢，对甲亢早期诊断和甲亢的复发监测具有重要意义。甲亢时 TSH 降低，TSH 水平受抑制而低于正常。

在多数新近被诊断为 Graves 病的患者中，可测出 TSH 受体刺激抗体（TRSAb），这种抗体的消失预告本病的缓解。测定抗甲状腺球蛋白抗体（TGAb）及抗甲状腺微粒体抗体（TMAb）以便明确是否为桥本病引致甲亢。

甲状腺 B 超可以显示甲状腺大小，显示结节及囊肿等，必要时进行甲状腺同位素扫描。

淋巴细胞性甲状腺炎（桥本病）在病程早期可呈现甲亢症状，但多数是一过性的，经随访可区别，检测 TGAb 和 TPOAb 有助于与弥漫性毒性甲状腺肿鉴别，但无法区别两者同时并存的患儿。当甲状腺可触及结节或血清 T_3 值极度增高时，应进行甲状腺 B 超和（或）同位素扫描检查，以正确诊断结节性甲状腺肿和鉴别癌肿；对甲状腺轻度肿大和甲亢症状轻微的患儿应考虑亚急性甲状腺炎（病毒感染所致）的可能性，必要时可以考虑同位素扫描检查和细针穿刺细胞学检查。

新生儿甲亢较少见，大多属暂时性，常见于患有甲亢的孕妇。极少数是由于 TSH 受体基因激活性突变引起。多数新生儿甲亢在出生时即有症状，表现为突眼、甲状腺肿大、烦躁、多动、心动过速、呼吸急促，严重可出现心力衰竭，血 T_3、T_4 升高，TSH 下降。这些症状经 6~12 周后，随体内甲状腺刺激免疫球蛋白水平下降而缓解。

单纯性甲状腺肿多发生在青春期，心率正常，大便次数正常，血 FT_3、FT_4 正常。

五、治疗

小儿甲亢的治疗不同于成人，在口服药、手术切除及同位素碘治疗三者中，首选为口服药，一般需口服治疗 2~3 年；桥本病导致者可缩短些。疗法的选择应根据患儿年龄、病程、甲亢类型、甲状腺大小、药物反应、有无桥本病以及家长能否坚持治疗等。仅在药物治疗无效时才考虑手术或用同位素碘疗法。

1. 一般治疗 在疾病期间应注意休息，在读学生免修体育课。避免外来的刺激和压力，饮食应富有蛋白质、糖类及维生素等。

2. 甲巯咪唑（又称他巴唑） 本药能阻抑碘与酪氨酸结合，抑制甲状腺激素的合成，口服后奏效快而作用时间较长（半衰期为 6~8 小时），可按每日 0.3~0.5mg/kg，分 2 次口服。用药 1~3 个月后病情基本得到控制，心率降到 80~90 次/分，血 T_3、T_4 亦降到正常时可减量 1/3~1/2，如仍稳定，逐步减至维持量，一般用药 2~3 年为宜。少数小儿用药后可能发生暂时性白细胞减少症或皮疹，停药即消失，严重者可发生粒细胞减少、肝损害、肾小球肾炎及脉管炎等，虽属罕见，在使用中仍须仔细观察。粒细胞缺乏症多发生在服药开始几周或几个月，常伴有发热，故在治疗最初期间，应经常复查血常规，一旦白细胞低于 $4 \times 10^9/L$，应减少或停服抗甲状腺药物，并给予升白细胞药物（如鲨肝醇、利血生及 MG – CSF 等）治疗。皮疹一般经抗过敏药治疗可好转，严重的皮疹可试用糖皮质激素。

3. 丙硫氧嘧啶（PTU）　除抑制甲状腺激素的合成外，同时还减少在外周组织的 T_4 转化成 T_3，毒性与甲巯咪唑类相同，初始剂量为每日 $4 \sim 6mg/kg$，因其半衰期较甲巯咪唑短，故需分 3 次服用。PTU 被吸收后大多在血循环中与蛋白质结合，极少通过胎盘，不致损伤胎儿。

根据统计，治疗后弥漫性毒性甲状腺肿每 2 年只有 25% 的缓解率，因此药物治疗可能必须维持达 5 年或更久。如果复发，则通常在停止治疗后 3 个月内出现，并且几乎都在 6 个月以内。复发的病例需要重新治疗。13 岁以上的患者、男孩以及甲状腺肿较小和甲状腺激素水平轻度升高者，症状可能较早缓解。

4. 心血管症状治疗　如心血管症状明显者可加用肾上腺素能受体阻断药普萘洛尔作为辅助药物，减轻交感神经过度兴奋所致的心律快、多汗及震颤等症状，用量为 $1 \sim 2mg/$（$kg \cdot d$），分 3 次口服。

5. 其他　如下所述。

（1）治疗过程中若出现甲低、甲状腺肿大或者突眼更明显者，应加服甲状腺素，并酌情减少甲巯咪唑用量。

（2）对有药物过敏、粒细胞减少、甲状腺肿瘤、甲状腺明显肿大且服药后缩小不明显、服药后复发不愈者等，则有甲状腺手术切除治疗适应证。术前应用抗甲状腺药物 $2 \sim 3$ 个月使甲状腺功能正常。术前服复方碘溶液 $1 \sim 2$ 周防止术中出血。自术前 4 日至术后 7 日，口服普萘洛尔 $1 \sim 2mg/kg$，每 6 小时 1 次。手术后甲低发生率为 50%，少数出现暂时性或永久性甲状旁腺功能减低。

（3）近来不少学者推荐甲亢用同位素碘治疗，认为简单、有效、经济且无致癌危险。治疗后甲状腺可缩小 35% ~ 54%，但远期甲低发生率可高达 92%。

（4）新生儿甲亢轻者不必用药，症状明显的可用丙硫氧嘧啶，重症加服普萘洛尔及对症治疗，必要时输液、加用抗生素及皮质激素等。

（马丽霞）

第三节　先天性甲状腺功能减低症

先天性甲状腺功能减低症（congenital hypothyroidism）简称先天性甲低，因先天性或者遗传因素引起甲状腺发育障碍、激素合成障碍、分泌减少，导致患儿生长障碍，智能落后。先天性甲低是儿科最常见内分泌疾病之一，根据病因可为两大类：散发性和地方性。散发性甲低是由于先天性甲状腺发育不良、异位或甲状腺激素合成途径缺陷所致，临床较常见，发生率为 1/3 000 ~ 1/5 000；地方性甲低多见于甲状腺肿流行的地区，系由于地区性水、土和食物中碘缺乏所致。随着新生儿疾病筛查的推广和碘盐的食用的普及，先天性甲低的发病率已经大大降低。

一、病理生理和发病机制

（一）甲状腺的胚胎发育

在妊娠第 3 周，胎儿甲状腺起始于前肠上皮细胞突起的甲状腺原始组织，妊娠第 5 周甲状舌导管萎缩，甲状腺从咽部向下移行，第 7 周甲状腺移至颈前正常位置。妊娠第 10 周起，胎儿脑垂体可测出 TSH，妊娠 18 ~ 20 周脐血中可测到 TSH。

胎儿甲状腺能摄取碘及碘化酪氨酸，耦联成三碘甲腺原氨酸（T_3）、甲状腺素（T_4），并释放甲状腺激素至血循环。妊娠 8 ~ 10 周，甲状腺滤泡内出现胶状物，开始合成 T_4。妊娠 20 周时 T_4 水平升高，但在 20 周前胎儿血清中 TSH、T_3、T_4、游离 T_3（FT_3）、游离 T_4（FT_4）水平均十分低，甚至测不出。胎盘不能通过 TSH，很少通过甲状腺激素，说明胎儿的垂体 – 甲状腺轴与母体是彼此独立的。至妊娠中期，胎儿下丘脑 – 垂体 – 甲状腺轴开始发挥作用，TSH 分泌水平渐增高，一直持续至分娩。TSH 在母

— 130 —

亲整个孕期均无明显变化，羊水中 TSH 在正常情况下测不出。由于胎儿血 T_4 在 TSH 影响下渐渐升高，甲状腺素结合球蛋白（TBG）的浓度也同时升高。抗甲状腺药，包括放射性碘，可自由通过胎盘，所以患甲状腺功能亢进症（简称甲亢）的母亲孕期接受抗甲状腺药物治疗后娩出的新生儿，可患甲状腺功能减低症合并甲状腺肿。

新生儿 TSH 正常值逐日变化，生后不久，约 30 ~ 90 分钟，由于冷环境刺激，血中的 TSH 突然升高，于 3 ~ 4 天后降至正常，在 TSH 影响下，T_3 与 T_4 在生后 24 ~ 48 小时内亦升高。了解以上这些激素浓度的生理性变化，才能正确地估价新生儿期的甲状腺功能。

（二）甲状腺激素的合成和分泌（图 8 - 1）

甲状腺激素的合成分以下几个步骤：

1. 碘在甲状腺的浓集　食物中的碘经肠道吸收后以无机碘化物形式进入血液，通过甲状腺上皮细胞膜上碘泵浓集，进入细胞内。此时的碘化物是无机碘。

2. 碘化物的氧化及酪氨酸的碘化　在过氧化酶的作用下，碘化物氧化成活性碘，并与酪氨酸结合成单碘酪氨酸（MIT）及二碘酪氨酸（DIT）。

3. 碘酪氨酸的耦联　两分子 DIT 缩合成一分子 T_4，MIT、DIT 各一分子缩合成一分子 T_3。T_4 与 T_3 均是甲状腺激素。

4. 甲状腺激素的分泌　酪氨酸的碘化及 T_3、T_4 的合成，均是在球蛋白分子上进行的，此种球蛋白称为甲状腺球蛋白（TG），经溶酶体的蛋白水解酶作用，释放出 T_3、T_4 和 TG，透过滤泡细胞膜和血管壁进入血液，发挥生理效应。

甲状腺激素分泌入血后，绝大部分和血浆蛋白质结合，约 75% 的 T_4 和 TBG 结合，约 15% 和甲状腺素结合前白蛋白（TBPA）结合，约 10% 和白蛋白结合。T_3 约 65% ~ 70% 与 TBG 结合，约 8% 与 TBPA 结合，其余与白蛋白结合。仅 0.03% T_4 和 0.3% T_3 呈游离状态。T_3 的活性比 T_4 强 3 ~ 4 倍，机体所需的 T_3 约 80% 是 T_4 经周围组织 5 - 脱碘酶的作用转化而来。

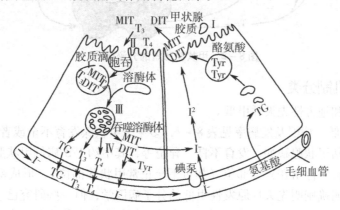

图 8 - 1　甲状腺激素的合成和分泌

（三）甲状腺激素的分泌调节（图 8 - 2）

甲状腺的功能受下丘脑、垂体前叶和血中 T_3、T_4 浓度的调节，三者组成一个反馈系统。下丘脑的神经分泌细胞产生促甲状腺激素释放激素（TRH），释放到垂体门脉系中，兴奋垂体前叶产生 TSH，TSH 再兴奋甲状腺分泌 T_3、T_4。血中游离 T_3、T_4 过高时，抑制 TSH 的分泌，过低时 TSH 分泌增多，从而兴奋甲状腺的分泌。上述反馈系统使血中 T_4、T_3 保持动态平衡，以保证机体的正常物质代谢和生理活动。

（四）甲状腺激素的生理作用

1. 产热作用　甲状腺激素能刺激物质氧化、使氧化磷酸化作用加强，促进新陈代谢。

2. 蛋白质代谢　生理剂量的甲状腺激素使蛋白质和核酸合成增加，氮的排泄减少，若给大剂量甲状腺激素则抑制蛋白质的合成，血浆、肝、肌肉中游离的氨基酸浓度增高。

3. 糖代谢　甲状腺激素能促进小肠吸收葡萄糖和半乳糖，并使脂肪组织和肌肉组织摄取葡萄糖的速度增加，还可加强儿茶酚胺和胰岛素对糖代谢的作用，使细胞儿茶酚胺受体对肾上腺素的敏感性增强。

4. 脂肪代谢　甲状腺激素可以增强脂肪组织对儿茶酚胺、胰高糖素的敏感性，这些激素的作用都是通过腺苷酸环化酶系统，活化细胞内的脂肪酶，促使脂肪水解。

5. 水盐代谢　甲状腺激素具有利尿作用，甲低时细胞间液增多，并聚积大量白蛋白与黏蛋白，称为黏液性水肿。

6. 对生长发育　甲状腺激素通过对蛋白质的合成作用能促进生长，与生长激素一起在促进生长方面具有协同作用。甲低患者生长缓慢，骨龄发育落后。

7. 促进大脑发育　胎儿脑细胞数目在妊娠末3月增长最快，出生后第一年仍快速增长。在脑细胞增殖、分化期，甲状腺激素必不可少，尤其是妊娠后半期与生后第一年期间更为重要。甲低发生越早，脑损害越重，且常不可逆。

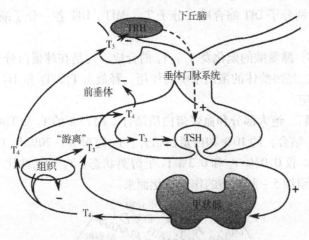

图 8-2　甲状腺激素的分泌调节

（五）根据发病机制分类

散发性先天性甲低和地方性先天性甲低。

1. 散发性先天性甲低　病因及发病率见表 8-2，多见于甲状腺发育不全或者异位。

甲状腺发育不良包括甲状腺缺如、发育不良、异位等，其中约 1/3 病例甲状腺可完全缺如。甲状腺异位为甲状腺在下移过程中停留在异常部位（如舌下至正常甲状腺部位），形成部分或完全丧失功能的异位甲状腺。目前尚未明确阐明先天性原发性甲低的分子病因学，但一些研究已表明，其发病可能与某些在甲状腺胚胎发育和分化中发挥作用的基因变化有关，例如调控甲状腺胚胎发育的甲状腺转录因子Ⅰ（thyroid transcription factor-Ⅰ，TTF-Ⅰ）、甲状腺转录因子Ⅱ（thyroid transcription factor-Ⅱ，TTF-Ⅱ）、Pax8 基因及促甲状腺激素受体基因（TSH-R）等，甲状腺特异转录因子的靶基因 NIS、TG、TPO 等，这些基因的改变也可导致甲状腺发育不良。

表 8-2　散发性先天性甲低的病因及发病率

缺陷类型	发病率
甲状腺生成不良	1：4 000
甲状腺缺如	
甲状腺发育不良	
甲状腺异位	
甲状腺素合成障碍	1：30 000

缺陷类型	发病率
甲状腺摄取或转运碘障碍	
过氧化物酶缺陷	
碘化酪氨酸耦联酶缺陷	
脱碘酶缺陷	
甲状腺对 TSH 无反应	
甲状腺激素分泌困难	
周围组织对甲状腺激素无反应	
下丘脑 - 垂体性甲低	1∶100 000
下丘脑 - 垂体异常	
全垂体功能低下	
单纯性 TSH 缺乏	
暂时性甲低	1∶40 000
药物（甲巯咪唑、丙硫脲嘧啶）	
母亲抗体	
特发性	

甲状腺激素合成途径障碍多为常染色体隐性遗传病。甲状腺激素的合成需各种酶参与（钠碘转运体、过氧化物酶、耦联酶、脱碘酶及甲状腺球蛋白合成酶），任何因素引起酶的先天缺陷都可导致甲状腺激素水平低下。

2. 地方性先天性甲低 主要发生在缺碘地区，多见孕妇饮食缺碘，致使胎儿在胚胎期即因碘缺乏而导致先天性甲低。随着我国广泛使用碘化食盐作为预防措施，其发病率已明显下降，碘缺乏在我国已经基本控制，但在个别地区还可见到。

（六）根据血清 TSH 浓度分类

1. TSH 浓度增高 如下所述。

（1）原发性甲低：包括甲状腺缺如、甲状腺发育不良、甲状腺异位、甲状腺激素合成障碍、碘缺乏等。

（2）暂时性甲低：包括孕母在服用抗甲状腺药物、未成熟儿等。

2. TSH 浓度正常或降低 如下所述。

（1）下丘脑，垂体性甲低。

（2）低甲状腺结合球蛋白。

（3）暂时性甲低，可见于未成熟儿、非甲状腺疾病等情况。

二、临床表现

主要临床特征为生长发育落后、智能低下和基础代谢率降低。

1. 新生儿及婴儿甲低 新生儿甲低症状和体征缺乏特异性，大多数较轻微，或者无明显症状和体征，但仔细询问病史及体检常可发现可疑线索，如母怀孕时常感到胎动少、过期产、面部呈臃肿状、皮肤粗糙、生理性黄疸延迟、嗜睡、少哭、哭声低下、纳呆、吸吮力差、体温低、便秘、前囟较大、后囟未闭、腹胀、脐疝、心率缓慢、心音低钝等。

2. 幼儿和儿童期 多数常在出生后数月或 1 岁后因发育落后就诊，此时甲状腺素缺乏严重，症状典型。临床症状严重程度与甲状腺激素缺乏程度和持续时间密切相关。

（1）特殊面容：头大，颈短，面部臃肿，眼睑水肿，眼距宽，鼻梁宽平，唇厚舌大，舌外伸，毛发稀疏，表情淡漠，反应迟钝。

（2）神经系统功能障碍：智能低下，记忆力、注意力均下降。运动发育障碍，行走延迟，常有听力下降，感觉迟钝，嗜睡，严重者可产生黏液性水肿、昏迷。

（3）生长发育迟缓：身材矮小，表现躯体长，四肢短，骨龄发育落后。

（4）心血管功能低下：脉搏弱，心音低钝，心脏扩大，可伴心包积液，胸腔积液，心电图呈低电压，P-R延长，传导阻滞等。

（5）消化道功能紊乱：纳呆，腹胀，便秘，大便干燥，胃酸减少，易被误诊为先天性巨结肠。

三、实验室检查

1. 甲状腺功能检查　测定 TSH、FT_4，FT_3 能较好反映甲状腺功能。原发性甲低 TSH 升高、FT_3，FT_4 浓度下降；继发于下丘脑-垂体原因的甲低，FT_4，FT_3 浓度下降，TSH 正常或者下降。新生儿筛查采用滤纸血片法，在生后 3 天取足跟毛细血管血检测 TSH。

2. 甲状腺同位素显像（^{99m}Tc，^{131}I）　可判断甲状腺位置，大小，发育情况及摄碘功能。甲状腺 B 超亦可了解甲状腺位置及大小。

3. 骨龄测定　骨龄是发育成熟程度的良好指标，可以通过 X 线摄片观察手腕、膝关节骨化中心的出现及大小来加以判断。患儿骨骼生长和成熟均延迟，常呈点状或不规则，以后逐渐增大融合成单一密度不均匀、边缘不规则的骨化中心。

四、诊断和鉴别诊断

（一）诊断

1. 新生儿甲低筛查　本病在新生儿期症状不明显，故对新生儿进行群体筛查是诊断本病的重要手段。目前广泛开展的新生儿疾病筛查可以在先天性甲低出现症状、体征之前，但是血生化已经有改变时即做出早期诊断。由于出生时的环境刺激会引起新生儿一过性 TSH 增高，故应避开这一生理性 TSH 高峰，标本采集须在出生第 3 天以后进行。新生儿甲低筛查采用干血滤纸片方法。必须指出，测定 TSH 进行新生儿疾病筛查，对继发于下丘脑-垂体原因的甲低无法诊断。由于生理指标的变化和个体的差异，新生儿疾病筛查会出现个别假阴性。因此，对甲低筛查阴性病例，如临床有甲低可疑，仍应提高警惕，进一步详细检查甲状腺功能。

2. 年幼儿童甲低诊断　根据典型的临床症状、有甲状腺功能降低，可以确诊。甲状腺放射性核素显像、超声波检查和骨龄测定皆有助于诊断。

（二）鉴别诊断

1. 21-三体综合征　亦称先天愚型。患儿智能、骨骼和运动发育均迟缓，有特殊面容：眼距宽、外眼角上斜、鼻梁低、舌外伸，关节松弛，皮肤和毛发正常，无黏液水肿。染色体核型分析呈 21-三体型。

2. 先天性软骨发育不良　主要表现四肢短，尤其上臂和股部，直立位时手指尖摸不到股骨大粗隆，头大，囟门大，额前突，鼻凹，常呈鸡胸和肋骨外翻，指短分开，腹膨隆，臀后翘，X 线检查有全部长骨变短，增粗，密度增高，干骺端向两侧膨出可资鉴别。

3. 先天性巨结肠　患儿出生后即开始便秘，腹胀，可有脐疝，但其面容、精神反应和哭声等均正常，血 T_3、T_4、TSH 检查均正常。

4. 黏多糖病　本病是由于在黏多糖降解过程中缺乏溶酶体酶，造成过多黏多糖积聚于组织器官而致病。出生时大多正常，不久便可出现临床症状。头大，鼻梁低平，丑陋面容，毛发增多，肝脾肿大，X 线检查可见特征性肋骨飘带状、椎体前部呈楔状，长骨骨骺增宽，掌骨和指骨较短。

五、治疗

先天性甲低的治疗原则包括：

（1）不论病因在甲状腺本身或在下丘脑–垂体，一旦确诊立即治疗。

（2）先天性甲低系甲状腺发育异常者，需终身治疗。

（3）新生儿疾病筛查诊断的先天性甲低，治疗剂量应该一次足量给予，使血 FT_4 维持在正常高值水平。而对于大年龄的下丘脑–垂体性甲低，甲状腺素治疗需从小剂量开始，同时给予生理需要量可的松治疗，防止突发性肾上腺皮质功能衰竭。

（4）若疑有暂时性甲低者，可在治疗 2 年后减药或停药 1 个月复查甲状腺功能，若功能正常，则可停药定期观察。

左旋甲状腺素钠（L – thyroxine，L – T_4）是治疗先天性甲低的最有效药物。新生儿甲低初始治疗剂量 $6 \sim 15\mu g/$（kg·d），每日一次口服，目的使高 TSH 在 2 周内恢复正常，使 FT_4 达到正常范围，以尽早纠正甲低状态。在随后的随访中，甲状腺素维持剂量必须个体化，根据血 FT_4、TSH 浓度调整。当血清 FT_4 和 TSH 正常后，随访可减为每 $2 \sim 3$ 月一次，2 岁以后可减为每 $3 \sim 6$ 月一次，定期随访需观察患者生长曲线、智商、骨龄，以及血清 FT_4、TSH 变化等。甲状腺素用量不足时，患儿身高及骨骼发育落后，剂量过大则引起烦躁、多汗、消瘦、腹痛和腹泻等症状，必须引起注意，及时调整。

（马丽霞）

第四节　糖尿病

糖尿病（diabetes mellitus，DM）是一种常见的，慢性的代谢综合征，其基本的生化特点是高血糖，并由胰岛素绝对或者相对缺乏而造成糖、脂肪及蛋白质代谢紊乱。儿童原发性糖尿病主要分为三大类：①1 型糖尿病：因胰岛 β 细胞破坏、胰岛素分泌绝对缺乏所造成，必须使用胰岛素治疗，故又称胰岛素依赖型糖尿病（IDDM），95% 儿童期糖尿病属此类型。②2 型糖尿病：肌肉、肝脏和脂肪组织的胰岛素抵抗为主，伴胰岛 β 细胞分泌胰岛素不足或相对缺乏，亦称非胰岛素依赖型糖尿病（NIDDM），在儿童期发病者较少，但由于我国近年来发生的儿童肥胖症明显增多，发病率有增加趋势。③其他特殊类型糖尿病：如青少年早发的 2 型糖尿病（maturityonset type diabetes of the young，MODY），包括 HNF – 1α、葡萄糖激酶及 HNF – 4α 等基因缺陷，这是一类常染色体显性的单基因遗传，属非胰岛素依赖型糖尿病，儿童极为罕见。还有线粒体糖尿病等。本章主要叙述儿童期 1 型糖尿病。

一、概述

世界各国、各地区儿童糖尿病发病率不同。根据 WHO 对 1990—1994 年全球 15 岁以下儿童 1 型糖尿病调查作的回顾总结，发病率最高的地区为芬兰和意大利，这 2 个地区的发病率为 36/10 万。芬兰 1982—1992 年为 35.0/10 万，1996 年达 40/10 万。日本为 1.9/10 万（1985—1989），新加坡为 2.46/10 万（1992—1994），中国台湾为 1.5/10 万（1984—1989），中国香港为 2.0/10 万。我国 22 个地区 15 岁以下儿童糖尿病平均发病率为 0.56/10 万，其中北京 0.90/10 万，上海 0.83/10 万（1989—1993）。我国发病率最高为武汉 4.6/10 万，最低为贵州遵义 0.12/10 万。随着社会经济的发展，儿童时期的糖尿病与成年人一样，有逐年升高趋势。

二、病因病理

（一）病因机制

（1）流行病学调查提示，糖尿病的发生与种族、地理环境、生活方式、饮食及感染等有关。儿童糖尿病各年龄均可发病，但以 $5 \sim 7$ 岁和 $10 \sim 13$ 岁两组年龄多见，婴幼儿糖尿病较少。患病率男女无性别差异。秋、冬季节相对高发。随着经济发展和生活方式的改变，儿童糖尿病亦有逐年增高趋势。

（2）自身免疫：环境因素有病毒感染：Coxsackie B 组病毒、EB 病毒及腮腺炎病毒等；牛乳蛋白：过早、过多地摄入牛乳制品，其中酪蛋白作为抗原，触发糖尿病发生。牛乳中牛胰岛素可能引起破坏人 β 细胞功能的免疫反应。自身抗原有谷氨酸脱羧酶（GAD）、胰岛素、胰岛抗原及胰岛细胞抗原，产生相应的自身抗体如 GAD 抗体、胰岛细胞抗体（ICA）和胰岛素自身抗体（IAA）等。

（3）遗传易感：遗传因素在 1 型糖尿病的发病过程中起着重要的作用。目前已知该病为多基因遗传病，有多个基因与糖尿病的遗传易感性有关。目前研究最多的是 1 型糖尿病与人类白细胞抗原（HLA）D 区的 Ⅱ 类抗原基因，后者位于第 6 号染色体短臂（6p21.3）。人群调查发现 1 型糖尿病的发病与 HLA Ⅱ 类抗原 DR3、DR4 有关，单卵双胎先后发生糖尿病的一致性为 35% ~ 50%，如同时有 HLA - DR3/DR4 者发生糖尿病一致性为 70%。近年研究发现，HLA - DQα 链第 52 位精氨酸及 DQβ 链第 57 位非门冬氨酸等位基因为 1 型糖尿病易感性基因；HLA - DQα 链第 52 位非精氨酸及 DQβ 链第 57 位门冬氨酸等为糖尿病保护基因。因此 HLA - Ⅱ 类分子 DR - DQα$_1$ - DQβ$_1$ 的结构是影响 1 型糖尿病的易感性和保护性的主要因素。

（二）病理生理

糖尿病患儿由于胰岛素分泌不足或缺如，使葡萄糖的利用（进入细胞）量减少，而增高的胰高血糖素、生长激素和皮质醇等却又促进肝糖原分解和葡萄糖异生，脂肪和蛋白质分解加速，造成血糖增高和细胞外液渗透压增高、细胞内液向细胞外转移。当血糖浓度超过肾阈值时，即产生糖尿。自尿液排出的葡萄糖量可达 200 ~ 300g/d，导致渗透性利尿，临床出现多尿症状，每日丢失大量的水分和电解质，因而造成严重的电解质失衡和慢性脱水。由于机体的代偿作用，患儿渴感增加，饮水增多；又因为组织不能利用葡萄糖，能量不足而产生饥饿感，引起多食。胰岛素不足和胰岛素拮抗激素，如胰高糖素、肾上腺素、皮质醇及生长激素的增高，促进了脂肪分解，血中脂肪酸增高，肌肉和胰岛素依赖性组织即利用这类游离脂肪酸供能以弥补细胞内葡萄糖不足，而过多的游离脂肪酸在进入肝脏后则在胰高糖素等生酮激素作用下加速氧化，导致乙酰乙酸、β - 羟丁酸等酮体累积在各种体液中，形成酮症酸中毒。血渗透压升高、水和电解质紊乱以及酮症酸中毒等代谢失常的发生，最终都造成中枢神经系统的损伤，甚至导致意识障碍或昏迷。

三、临床表现

胰岛细胞破坏 90% 左右可出现糖尿病临床症状。各年龄均可发病，小至新生儿糖尿病，但以 5 ~ 7 岁和 10 ~ 13 岁两组年龄多见，患病率男女无性别差异。

1 型糖尿病起病多数较急骤，几天内可突然表现明显多饮、多尿，每天饮水量和尿量可达 3 ~ 5L，易饿多食，但体重下降，称为"三多一少"。部分患儿因感染、饮食不当或情绪波动诱发而起病。

婴幼儿多饮多尿不易发现，有相当多的患者常以急性酮症酸中毒为首发症状，表现为胃纳减退、恶心、呕吐、腹痛、关节肌肉疼痛、呼吸深快、呼气中带有酮味、神志萎靡、嗜睡、反应迟钝，严重者可出现昏迷。

学龄儿童亦有因夜间遗尿而就诊者。在病史较长的年长儿中，消瘦、精神不振及倦怠乏力等体质显著下降颇为突出。除消瘦外，一般无阳性体征发现。

四、诊断和鉴别诊断

（一）诊断

1 型糖尿病的诊断根据脱水、体重不增、多饮多尿、高血糖、糖尿和酮尿便能迅速判定。糖尿病诊断标准如下：

（1）空腹血糖 ≥7.0mmol/L（≥126mg/dl）。

（2）随机血糖 ≥11.1mmol/L（≥200mg/dl）。

（3）OGTT 2h 血糖 ≥11.1mmol/L（≥200mg/dl）。

凡符合上述任何一条即可诊断为糖尿病。儿童 1 型糖尿病一旦出现临床症状、尿糖阳性、空腹血糖达 7.0mmol/L 以上和随机血糖在 11.1mmol/L 以上，不需做糖耐量试验就能确诊。

若 OGTT 后 2h 血糖 7.8 ~ 11.1mmol/L，为糖耐量减低。空腹血糖 6.1 ~ 7.0mmol/L 为空腹血糖损害（IFG）。

糖耐量损害是指处于正常体内稳态葡萄糖与糖尿病之间的代谢阶段。空腹葡萄糖浓度超过正常值的上限，则当静脉给予葡萄糖时发生急性胰岛素分泌反应丧失以及发生微血管和大血管并发症的危险性进行性增大。许多存在糖耐量损害的个体，其日常生活中的血糖是正常的，而且糖化血红蛋白水平也可能正常或接近正常，仅当进行标准的口服葡萄糖耐量试验时才表现出高血糖。

1. 血糖　血糖增高，空腹血糖 >7.0mmol/L，随机血糖 ≥11.1mmol/L。

2. 糖化血红蛋白（HbA1c）　是血中葡萄糖与血红蛋白非酶性结合而产生，其寿命周期与红细胞相同，反映过去 3 个月的血糖平均水平。测定治疗前的糖化血红蛋白（HbA1c）以估计高血糖的持续时间，这有利于进行治疗前后的对照以判断疗效，正常人 <6%，未治疗患者常大于正常的 2 倍以上。若糖尿病患者血糖控制水平 <8.3mmol/L 时，HbA1c 常 <7%，为最理想的控制水平。若 HbA1c >9%，发生糖尿病微血管并发症的危险性明显增加。

3. 血电解质　酮症酸中毒时血电解质紊乱，应测血 Na、K、Cl、CO_2CP、血 pH 及血浆渗透压。

4. 血脂　代谢紊乱期血清胆固醇及甘油三酯均明显增高。

5. 尿液检测　尿糖增高及尿酮体阳性。

6. 葡萄糖耐量试验（OGTT）　1 型糖尿病一般不需做 OGTT，仅用于无明显症状、尿糖偶尔阳性而血糖正常或稍增高的患儿。通常采用口服葡萄糖法。试验当日禁食，于清晨按 1.75g/kg 口服葡萄糖（最大量不超过 75g），3 ~ 5 分钟内服完；在口服 0、120 分钟分别采血测血糖浓度。

7. 抗体测定　检测抗体 GAD、IAA、IA2 和 ICA，主要用于 1 型糖尿病诊断和鉴别诊断。

（二）鉴别诊断

1. 儿童 2 型糖尿病　胰岛素抵抗为主伴胰岛素相对分泌不足，或胰岛素分泌不足伴或不伴胰岛素抵抗，属多基因遗传，近年来发病率有增高趋势。肥胖、高胰岛素血症（黑棘皮病）及家族 2 型糖尿病史是导致儿童发生该型糖尿病的高危因素。约 1/3 患儿无临床症状，有时因肥胖就诊，给予糖耐量试验后才发现。一般无酮症酸中毒，但在应激情况下也会发生。血 C 肽水平正常或增高，各种自身抗体 ICA、IAA 及 GAD 均阴性。饮食控制、锻炼或口服降糖药治疗有效。

2. 青少年型糖尿病（MODY）　为单基因遗传的常染色体显性遗传病，是一种特殊类型的非胰岛素依赖性糖尿病。临床特征是发病年龄小于 25 岁，有三代以上家族糖尿病史，起病后几年内不需要胰岛素治疗。至今发现 MODY 有 5 种类型及其相关基因。治疗同 2 型糖尿病。

3. 肾性糖尿病　无糖尿病症状，多在体检或者做尿常规检查时发现，血糖正常，胰岛素分泌正常。也可见于范可尼综合征及近端肾小管功能障碍时。

4. 假性高血糖　短期大量食入或者输入葡萄糖液，可使尿糖暂时阳性，血糖升高。另外，在应急状态时血糖也可一过性升高，需注意鉴别。

五、治疗

儿童糖尿病强调综合治疗，应加强对患者或者家庭的健康教育，使患儿能长期维持血糖接近正常水平，保证儿童获得正常的生活和活动。治疗目的是：①消除糖尿病症状。②避免或减少酮症酸中毒及低血糖产生。③维持儿童正常生长和性发育。④解除患儿心理障碍。⑤防止中晚期并发症出现。

（一）胰岛素替代治疗

（1）胰岛素制剂和作用：目前所用的胰岛素主要为基因重组技术合成人胰岛素。从作用时间上分为短效、中效和长效三类。短、中效配合使用，每日 2 次注射方案在国内外均较普遍。

（2）新诊患儿的初始治疗：开始胰岛素治疗应选用短效胰岛素（RI），初始剂量应根据患儿体重计算，每天 0.5～1.0U/kg，分 4 次于早、中、晚餐前 30 分钟皮下注射，临睡前再注射一次。每日胰岛素总量的分配：早餐前 30%～40%、中餐前 20%～30%、晚餐前 30% 以及临睡前 10%。以后可过渡到短、中效胰岛素配合使用。

（3）胰岛素的调节：一般当饮食和运动量固定时血糖是调节胰岛素的根据。用 RI 时应根据每餐后及下一餐前的血糖调节次日该餐前的胰岛素剂量。每次增加或减少胰岛素的剂量不宜过大，以 1～2U 为宜。在非危重状态下每 2～3 天调整一次。

（4）胰岛素的注射方式有较多选择，如注射针、注射笔、无针喷射装置及胰岛素泵等，目前已经有较多青少年 1 型糖尿病患者采用胰岛素泵持续皮下输注胰岛素（CSⅡ）疗法，用此法与传统的胰岛素注射方案比较，可以增加患者吃主餐和点心的时间灵活性，可以改善代谢，减少严重低血糖的危险。7～10 岁糖尿病儿使用 CSⅡ 能够改善代谢，CSⅡ 在低龄患儿也取得了好的疗效。但也有人认为仅在 39% 的患者中显示代谢控制的改善。血糖控制的程度主要取决于患者遵循糖尿病自我监测的严格性，而与使用的胰岛素种类无关。大多数运用胰岛素泵治疗的患者都能减少低血糖频度和严重低血糖发作的疗效。CSⅡ 不会发生体重异常增加。

（5）胰岛素治疗的并发症有低血糖，应及时加餐或饮含糖饮料。慢性胰岛素过量（Somogyi 反应）是指胰岛素（尤其是晚餐前中效胰岛素）慢性过量，凌晨 2～3 时易发生低血糖，低血糖又引发反调节激素分泌增高，清晨出现高血糖，即低 - 高血糖反应。如清晨尿糖阴性或弱阳性，而尿酮体阳性，则提示夜间低血糖，应检测早晨 2～3 时血糖，并减少晚餐前或睡前胰岛素用量。

（二）营养管理

营养管理的目的是使血糖能控制在要求达到的范围内，既要保证儿童正常生长，又避免肥胖，营养师应定期进行营养评估和指导。患者的饮食应基于个人口味和嗜好，且必须与胰岛素治疗同步进行。

（1）需要量：应满足儿童年龄、生长发育和日常生活的需要。每日总热量 kcal（千卡）= 1 000 + [年龄×70～100]。

（2）食物的成分：糖类 50%～55%，蛋白质 10%～15% 及脂肪 30%。碳水化合物成分应主要来自淀粉类，高纤维成分的食品有利于促进血糖控制，使食物的消化和吸收时间延长，血糖水平上升较慢。要限制食用蔗糖及精制糖，包括碳酸饮料，防止糖类吸收过快引起血糖的大幅波动。脂肪摄入应减少动物源性的食物脂肪，增加不饱和脂肪的植物油，不饱和脂肪与饱脂肪的比例约为 1.2：1.0。蛋白质宜选动物蛋白，多吃瘦肉和鱼，限制摄入蛋黄数。

（3）热量分配：全日热量分三大餐和三次点心，早餐为总热量的 2/10，午餐和晚餐各 3/10，上午和下午的餐间点心各 0.5/10，睡前点心为 1/10。大龄儿童可省略上午点心，而把这部分的热量加在午餐里。应强调根据患者的生活方式制定食谱，注重现实可行，鼓励父母或家庭的积极配合，使患者有较好的依从性。

（三）运动治疗

运动对糖尿病患儿至关重要，是儿童正常生长发育所必需的生活内容，不要限制糖尿病患儿参加任何形式的锻炼，包括竞技运动：如果运动不引起低血糖，则不必调节饮食和胰岛素，运动可使肌肉对葡萄糖利用增加，血糖的调节得以改善。糖尿病患儿应每天安排适当的运动，尤其在进行大运动量时应注意进食，防止发生低血糖。运动应在血糖控制良好后才开始，并坚持每天固定时间运动，有利于热量摄入量和胰岛素用量的调节。

（四）糖尿病酮症酸中毒（DKA）

是由于胰岛素缺乏或胰岛素效能不足引起的代谢异常的最终后果，胰岛素效能不足是指应激时拮抗激素阻断胰岛素的作用。20%～40% 的新患者以及老患者漏打胰岛素或未能控制并发症时可发生 DKA。临床症状取决于酮症酸中毒的程度，有大量酮尿、血离子间隙增加、HCO_3^- 和 pH 下降，血清渗透压增高提示高渗性脱水。DKA 是糖尿病最常见的死亡原因，大多是由于脑水肿的原因。治疗应该：

（1）纠正脱水、酸中毒及电解质紊乱：按中度脱水计算输液量（80～100mL/kg），再加继续丢失量后为 24 小时的总液量，开始先给生理盐水 20mL/kg，脱水严重时可再加入 20mL/kg，以后根据血钠决定给半张或 1/3 张不含糖的液体。前 8 小时输入总液量的 1/2，余量在后 16 小时输入。输入液体应遵循先快后慢，先浓后淡的原则进行。见排尿后即加入氯化钾 3 ~ 6mmol/kg。只有当血 pH < 7.2 时才用 SB 纠正酸中毒，HCO_3^- 的补充量 =（15 − 所测 HCO_3^-）× 体重（kg）× 0.6，通常先给计算量的一半，再测血 pH > 7.2 时则不再需碱性液。

（2）胰岛素应用：采用小剂量胰岛素持续静脉输入，儿童胰岛素用量为 0.1U/（kg·h），加入生理盐水中输入，要检测血糖，防止血糖下降过快。

（3）监测：每小时监测血糖一次，每 2 ~ 4 小时重复一次电解质、血糖、尿糖及血气分析，直至酸中毒纠正。血清渗透压下降过快有脑水肿的危险。

（五）糖尿病的教育和监控

糖尿病的治疗不仅是使用和调整胰岛素，而且包括对患者及其家人的教育。由于糖尿病是慢性终生性疾病，因此对本病的管理和监控非常重要。应做到及时联络和定期随访。

（1）血糖测定：由于血糖是调节胰岛素用量的根据，故每天应常规四次测量血糖（三餐前及临睡前），每周测一次凌晨 2 ~ 3 时血糖。血糖应控制在餐前 4.4 ~ 6.7mmol/L（80 ~ 120mg/L）、餐后血糖 < 8.3 ~ 10mmol/L（150 ~ 180mg/L），每日平均血糖应 < 8.3mmol/L（150mg/L）为理想，微血管并发症的发生可以明显减少。

（2）糖化血红蛋白（HbA1c）测定：应每 3 ~ 4 个月检测一次。糖尿病患者 HbA1c < 7% 为控制理想，> 9% 控制不当，超过 11% 则表示控制差。

（3）尿微量白蛋白排泄率测定：一般每年检测 1 ~ 2 次，以监测早期糖尿病肾病的发生。同时严密观察血压，若发生高血压应予治疗。

（汪忠鸿）

第五节 尿崩症

尿崩症（diabetes insipidus，DI）是一种以患儿完全或部分丧失尿浓缩功能的临床综合征，临床主要特征为烦渴、多饮、多尿和排出低比重尿。造成尿崩症的病因很多，根据不同病因可将尿崩症分为三种类型：①中枢性尿崩症（central diabetes insipidus，CDI）；②肾性尿崩症（nephrogenic diabetes insipidus，NDI）；③精神性烦渴症（psychogenic polydipsia，PP），其中以中枢性尿崩症较多见。中枢性尿崩症是由于垂体抗利尿激素（anti diuretic hormone，ADH）即精氨酸加压素（arginine vaso pressin，AVP）分泌不足或缺乏所引起。

一、病理生理和发病机制

由下丘脑视上核与室旁核内神经元细胞合成的 9 肽 ADH，因第 8 位氨基酸残基为精氨酸，故命名为精氨酸加压素。ADH 以神经分泌颗粒的形式沿轴突向下移行，储存至垂体后叶，在特殊神经细胞和轴突中储存，并释放入血循环。正常人 ADH 在深夜和早晨分泌增加，午后较低。ADH 的循环半衰期为 5 分钟，通过肾小管膜和集合管的 V_2 受体对肾脏发挥作用，其主要生理功能是增加肾远曲小管和集合管上皮细胞对水的通透性，促进水的重吸收，使尿量减少，保留水分，使血浆渗透压相对稳定而维持于正常范围。位于下丘脑视上核和渴觉中枢附近的渗透压感受器同时控制着 AVP 的分泌和饮水行为。

ADH 的分泌主要受细胞外液的渗透压和血容量变化影响。正常人尿液渗透压在 50 ~ 1 200mmol/L，人体通过 ADH 的分泌保持血浆渗透压在 280 ~ 290mmol/L。正常人在脱水时，血浆渗透压升高，血容量下降，前者刺激位于视上核的渗透压感受器，使 ADH 分泌增加，尿量减少，后者则引起下丘脑渴感中枢兴奋，饮水量增加，使血浆渗透压恢复到正常状态。反之，体内水分过多时，血浆渗透压下降，血容量增加，ADH 的分泌和口渴中枢的兴奋性均受到抑制，尿量增多，饮水停止，血浆渗透压恢复到正常。尿崩症者，由于 ADH 的分泌不足或肾小管对 ADH 不反应，水分不能再吸收，因而大量排尿，口渴，兴奋口渴中枢，大量饮水，使血浆渗透压基本上能保持在正常渗透压的高限，多数尿崩症患者血浆渗透压略高于正常人。对于口渴中枢不成熟的早产儿、新生儿、婴幼儿虽大量排尿，但不能多饮，则出现持续性高钠血症，造成高渗脱水。

1. 中枢性尿崩症（CDI）　中枢性尿崩症由 ADH 缺乏引起，下丘脑及垂体任何部位的病变均可引起尿崩症，其中因下丘脑视上核与室旁核内神经元发育不良或退行性病变引起的最多见，在以往报道中约占 50%。血浆 AVP 水平降低，导致尿渗透压降低、尿量增加。当合成 AVP 神经元部分受损或仍有 10%~20% 分泌功能时，患儿可表现为部分性尿崩症。

CDI 的病因大致可分为获得性、遗传性或特发性三种。

（1）获得性：通常是由不同类型的损伤或疾病而造成：如①肿瘤：由颅内肿瘤引起的患儿至少占 30%，如颅咽管瘤、垂体瘤、松果体瘤、神经胶质细胞瘤及黄色瘤等；②损伤：新生儿期的低氧血症、缺血缺氧性脑病均可在儿童期发生 DI。又如颅脑外伤、手术损伤及产伤等；③感染：少数患儿可由脑炎、脑膜炎、寄生虫病等；④其他：全身性疾病（白血病、结核病、组织细胞增生症等）、先天性脑畸形、药物等。值得警惕的是有一些中枢性尿崩症实际上是继发于颅内肿瘤，往往先有尿崩症，多年后才出现肿瘤症状，由肿瘤引起的尿崩症在小儿至少约占 30%。所以必须高度警惕，定期做头颅影像学检查。

（2）遗传性：遗传性（家族性）尿崩症较少见，仅占 1% 左右。目前了解的分子病理改变有垂体加压素基因（AVP-NPⅡ）。AVP-NPⅡ基因定位于 20p13，基因全长 2.6kb，包含 3 个外显子，由基因转录翻译编码形成 AVP。部分家族性单纯性 DI 患者发现 AVP-NPⅡ基因有突变，大多为基因点突变，且突变类型及位点具有一定的异质性，有的呈现常染色体显性遗传，也有常染色体隐性遗传。其他能引起 DI 的致病基因有 HESX1、HPE1、SIX3、SHH 等。

（3）特发性：是儿童最常见的原发性尿崩症，即未发现原因的 ADH 缺乏。某些病例可能与中枢神经元的退行性变有关。大多为散发，发病较晚，无家族史，无 AVP-NPⅡ基因突变。

2. 肾性尿崩症　肾性尿崩症是一种遗传性疾病，为 X 伴性隐性遗传，少数为常染色体显性遗传。由于中枢分泌的 ADH 无生物活性，或 ADH 受体异常，ADH 不能与肾小管受体结合或肾小管本身缺陷等所致远端肾小管对 ADH 的敏感性低下或抵抗而产生尿崩症。该型也可由于各种疾病如肾盂肾炎、肾小管酸中毒、肾小管坏死、肾脏移植与氮质血症等损害肾小管所致。

二、临床表现

本病自生后数月到少年时期任何年龄均可发病，多见于儿童期，男孩多于女孩。年长儿多突然发病，也可渐进性。以烦渴、多饮和多尿为主要症状，并表现为较固定的低比重尿。临床症状轻重不一，这不仅取决于患儿体内 AVP 完全或部分缺乏的程度不同，而且还与渴觉中枢、渗透压感受器是否受损及饮食内容相关。

婴幼儿患者烦渴时哭闹不安，但饮水后即可安静，多饮在婴儿表现喜欢饮水甚于吃奶。由于喂水不足可发生便秘、体重下降和高钠血症，低热、脱水甚至惊厥和昏迷。

儿童期患者多尿或遗尿常是父母最早发现的症状，每日尿量多在 4 升以上，多者达 10 升以上（每天 300~400mL/kg 或每小时 400mL/m²，或者每天 3 000mL/m² 以上）。晨尿尿色可清淡如水。儿童一般多喜饮冷水，即使在冬天也爱饮冷水，饮水量大致与尿量相等，如不饮水，烦渴难忍，但尿量不减少。因多饮、多尿可影响学习和睡眠，出现少汗、精神不振、食欲低下、体重不增和生长缓慢等症状。若能充分饮水，一般无其他症状。

颅内肿瘤引起继发性尿崩症，除尿崩症外可有颅压增高表现，如头痛、呕吐、视力障碍等。肾性尿崩症多为男性，有家族史，发病年龄较早。

三、辅助检查

1. 尿液检查　尿量多，尿色清淡无气味、尿比重低，一般为 1.001~1.005（约 50~200mmol/L）。

而尿蛋白、尿糖及其他均为阴性。

2. 血肾功能及电解质检查 尿崩症患者通常尿常规正常，尿糖阴性，血钠正常或稍高，血浆渗透压多正常或偏高。如有肾脏受累，可有不同程度的肾功能异常。

3. 头颅 MRI 检查 了解下丘脑和垂体的形态改变，排除颅内肿瘤。一般尿崩症者其垂体后叶高信号区消失，同时有侏儒症者可发现垂体容量变小。儿童颅内肿瘤常以尿崩症形式起病，故应对患儿进行长期随访。

4. 尿崩症特殊试验检查 如下所述。

（1）禁水试验：主要用于鉴定尿崩症和精神性烦渴。于早晨 8 时开始，试验前先排尿，测体重、尿量、尿比重及尿渗透压，测血钠和血浆渗透压。于 1h 内给饮水 20mL/kg，随后禁饮 6~8h，每 1h 收集一次尿，测尿量、尿比重及尿渗透压，共收集 6 次，试验结束时采血测血钠及血浆渗透压。本试验过程中必须严加观察，如果患者排尿甚多，虽然禁饮还不到 6h，而体重已较原来下降 5%，或血压明显下降，立即停止试验。

正常人禁水后不出现严重的脱水症状，血渗透压变化不大，尿量明显减少，尿比重超过 1.015，尿渗透压超过 800mmol/L，尿渗透压与血浆渗透压比率大于 2.5；完全性尿崩症患者尿量无明显减少，比重 <1.010，尿渗透压 <280mmol/L，血浆渗透压 >300mmol/L。尿渗透压低于血渗透压；而部分性尿崩症血浆渗透压最高值 <300mmol/L；若尿比重最高达 1.015 以上，尿渗透压达 300mmol/L，或尿渗透压与血渗透压比率大于等于 2，则提示 ADH 分泌量正常，为精神性烦渴。

（2）禁饮结合加压素试验：用于中枢性尿崩症与肾性尿崩症的鉴别。先禁水，每小时收集尿一次，测尿比重及渗透压。待连续两次尿渗透压差 <30mmol/L 时，注射水溶性加压素 0.1U/kg，注射后每 1h 测定尿比重或尿渗透压，连续 2~4 次。正常人注射加压素后，尿渗透压不能较禁饮后再升高，少数增高不超过 5%。有时还稍降低，中枢性尿崩症者禁饮后，尿渗透压不能显著升高，但在注射加压素后，尿渗透压升高，且超过血浆渗透压，尿量明显减少，比重达 1.015 以上，甚至 1.020，尿渗透压达 300mmol/L 以上；部分性中枢性尿崩症患者，禁饮后尿渗透压能够升高，可超过血浆渗透压，注射加压素后，尿渗透压可进一步升高；如用加压素后反应不良，尿量及比重、尿渗透压无明显变化，可诊断为肾性尿崩症。

（3）血浆 AVP 定量：本病患者血 AVP 浓度降低（正常值约为 10μU/mL），但由于检测方法的特异性和敏感性均不高，故分析结果须动态观察。直接检测血浆 AVP 浓度为 DI 的鉴别诊断提供了新途径：中枢性 DI 患者血浆 AVP 低于正常；而肾性 DI 者血浆 AVP 浓度升高，但尿液仍不能浓缩而持续排出低渗尿；精神性烦渴症 AVP 分泌功能正常，但对病程久、病情重者可由于长期低渗状态，而使 AVP 分泌障碍。

四、诊断和鉴别诊断

尿崩症的诊断可依据临床烦渴、多饮、多尿，以及血、尿渗透压测定、禁水和加压素试验及血浆 AVP 定量来进行。临床须与其他具有多尿症状的疾病相鉴别。

1. 高渗性利尿 如糖尿病、肾小管酸中毒等，根据尿比重、尿渗透压、尿 pH 及其他临床表现即可鉴别。

2. 高钙血症 见于维生素 D 中毒、甲状旁腺功能亢进症等。

3. 低钾血症 见于原发性醛固酮增多症、慢性腹泻，Bartter 综合征等。

4. 继发性肾性多尿 慢性肾炎、慢性肾盂肾炎等病导致慢性肾功能减退时。

5. 精神性烦渴症 又称精神性多饮。儿童期较少见，常有精神因素存在。多为渐进起病，多饮多尿症状逐渐加重，但夜间饮水较少，且有时症状出现缓解。患儿血清钠和渗透压均处于正常低限，由于患儿分泌 AVP 能力正常，因此，禁水试验较加压素试验更能使其尿渗透压增高。

五、治疗

对尿崩症者应积极寻找病因、观察是否存在垂体其他激素缺乏，在药物治疗前，要供给充足的水分，尤其是新生儿和小婴儿，避免脱水及高钠血症，如有脱水、高钠血症发生时应缓慢给水，以免造成脑水肿。肿瘤者应根据肿瘤的性质、部位决定外科手术或放疗方案。对精神性烦渴综合征者进行寻找导致多饮多尿的精神因素，以对症指导。

1. 鞣酸加压素　即长效尿崩停，为混悬液制剂，浓度每 mL 含 5U，用前须稍加温，并摇匀后再行深部肌内注射，开始剂量为 0.1～0.2mL，作用时间可维持 3～7 天，一般须待患儿多尿症状复现时才行第二次给药。用药期间应注意患儿的饮水量，以防止发生水中毒。

2. 去氨加压素　即精氨酸加压素，0.1mg/片，口服后疗效可维持 8～12h，宜从小剂量每次 0.05mg 开始，2 次/d。小年龄儿可从更小量开始。不良反应较小，少部分患者可出现头痛、恶心、胃不适等。

（汪忠鸿）

第九章

风湿免疫系统疾病

第一节　风湿热

风湿热是一种与 A 组乙型链球菌感染有关的有反复发作倾向的自身免疫性疾病。临床主要表现为发热心脏炎、游走性关节炎、环形红斑、皮下结节和舞蹈病。心脏炎是最重要的表现，急性期可危及患儿生命，反复发作可致永久性心脏瓣膜病变。一年四季均可发病，以冬春季多见，农村与边远地区发病率高，发病年龄以 5~16 岁多见。

一、病因

本病与 A 组乙型链球菌感染有关，并非直接由细菌侵犯结缔组织所致，多数认为是人体对 A 组乙型链球菌感染后产生免疫反应的结果。

二、病理

风湿热的基本病理变化是全身结缔组织炎性病变和具有特征的"风湿小体"。各器官均可受累，但以心、关节、浆膜等处的改变最明显。病理过程分为 3 个期。

（一）急性渗出期

病变部位如心脏、关节、血管、浆膜的结缔组织变性和水肿，淋巴细胞、浆细胞浸润和关节腔内浆液性渗出。此期持续约 1 个月。

（二）增殖期

在渗出性病变的基础上，出现增殖性变化，形成风湿性肉芽肿或称风湿小体。风湿小体可分布于肌肉及结缔组织，在关节处皮下组织和腱鞘形成皮下小结，是诊断风湿热的病理依据。本期持续 3~4 个月。

（三）硬化期

"风湿小体"中央变性和坏死物质被吸收，炎症细胞减少，纤维组织增生，瘢痕形成，常累及心脏瓣膜，以二尖瓣最常见，其次为主动脉瓣，很少累及三尖瓣，引起瓣膜狭窄或关闭不全。此期持续 2~3 个月。

三、临床表现

发病前 1~5 周，病儿常有 A 组乙型链球菌咽峡炎感染史。起病较急，多累及心脏、关节、皮肤及神经系统的锥体外系。如未经治疗，一次急性风湿热发作一般不超过 6 个月；未进行预防的患者常反复发作。

（一）一般表现

初期可有低热或中度发热，少数短期高热后再转为低热。热型多不规则，可持续数周。可有精神不

143

振、乏力、食欲减退、体重减轻、面色苍白、多汗、鼻出血，有时可伴有腹痛。

（二）心脏炎

心肌、心内膜、心包膜均可累及，如果同时累及称全心炎。临床上以心肌炎及心内膜炎最多见，首次风湿热发作时，一般于起病1~2周内出现心脏炎的表现。小儿风湿热对心脏的损害较成人更为突出，亦为成人慢性心瓣膜病之主要原因。

1. 心肌炎　轻者仅心率增快。重者症状明显，甚至并发心力衰竭。一般表现如下：

（1）心率增快：与体温升高不成比例或睡眠时不减慢。

（2）心音减弱：心尖部第1心音低钝，有时可出现奔马律。

（3）心尖冲动弥散：心脏轻度或明显扩大。由于心脏扩大产生相对二尖瓣关闭不全，心尖区可听到吹风样收缩期杂音。

（4）心电图检查：可出现期前收缩和心动过速，一度房室传导阻滞，P–R间期延长，S–T段下移及T波平坦或倒置。

（5）X线检查：心脏可轻度或明显扩大，心尖冲动减弱。

（6）严重者可发展为慢性心力衰竭。

2. 心内膜炎　常累及左心房、左心室的内膜，其中二尖瓣受累最多见，其次为主动脉瓣，其他瓣膜很少受累。凡心肌受累者几乎都同时存在心内膜炎。在急性期时，心尖部可听到2~4级吹风样全收缩期杂音，有时可伴有轻至中度舒张中期杂音，杂音为可逆性。多次反复发作后，可使瓣膜永久性瘢痕形成，成为风湿性心脏瓣膜病。二尖瓣关闭不全的形成约需半年以上，二尖瓣狭窄的形成则需2年左右。

3. 心包炎　常与严重心肌炎、心内膜炎同时存在。病儿心前区疼痛，呼吸困难或端坐呼吸，有心包摩擦音。有大量心包积液时，心音遥远、心界扩大、颈静脉怒张、肝大，奇脉（吸气时脉搏减弱）。X线检查可见心脏搏动减弱或消失，心影向左右扩大，呈烧瓶状，卧位时心腰部明显增宽；立位时阴影又变窄。心电图检查：早期低电压，ST段抬高，以后ST段下降，T波倒置或平坦。

（三）多发性关节炎

以游走性、多发性为特点，多侵犯大关节，以膝、踝、肘、肩、腕等关节为著。以关节局部可见红、肿、热、痛及功能障碍为主要症状。痊愈后可恢复，不遗留关节畸形。

（四）皮肤损害

1. 皮下结节　常见于踝、肘、腕、膝关节伸侧隆起处或肌腱附着部位，数个至十几个不等。无痛、质硬、与皮肤无粘连，多为豌豆大小，常与严重的心脏炎并存。

2. 环形红斑　多见于躯干及四肢屈侧，呈环形或半环形，边缘稍高起，淡红色或暗红色，环内肤色正常，红斑出现迅速，常于数小时或1~2d内消失或时隐时现呈迁延性，可持续数周。

（五）舞蹈病

多见于8~12岁小儿，女孩多见。可单独出现或伴有其他风湿热症状。是由锥体外系受累所致。初起常有情绪不稳、易激动，喜怒无常，继而出现全身或部分肌肉的不自主、不协调的无意识的动作，如挤眉弄眼、伸舌歪嘴、耸肩缩颈、手足舞动，甚至晃头、扭腰、语言障碍、书写困难、细微动作不协调。兴奋或注意力集中时上述症状加剧，入睡后消失。病程1~3个月，有时可反复发作，偶延续年余。可单独存在或与其他风湿热症状同时并存，但同时患关节炎者罕见。

四、实验室检查

（一）血常规

轻度贫血，白细胞计数中度增高，中性粒细胞常增高，并有核左移。

（二）红细胞沉降率

在活动期增快是风湿活动的重要标志。但在心力衰竭时及水杨酸钠、糖皮质激素治疗期间血沉可正常。

（三）抗链球菌抗体

ASO 增高 >500U，抗链激酶（ASK）>1：40，抗链球菌透明质酸酶（AH）滴度升高，滴定度增加均提示近期有链球菌感染，一般感染后约 1 周增高，2 个月左右逐渐下降。

（四）C - 反应蛋白

阳性，其含量与病情轻重成正比，较血沉增加出现早，而消失亦较快。

（五）黏蛋白

当风湿活动时，血清中的黏蛋白含量增加（正常值 <40mg/L）。

五、诊断

据 Jones 诊断标准进行风湿热的诊断，其诊断标准是将有关的临床表现及实验室检查分为主要表现及次要表现。凡有 2 项主要表现或 1 项主要表现及 2 项次要表现，并有近期链球菌感染证据者，即可诊断为风湿热，见表 9 - 1。

表 9 - 1　风湿热 Jones 诊断标准

主要表现	次要表现	链球菌感染证据
（1）心脏炎	（1）发热	（1）咽拭子培养有 A 组乙型链球菌或快速链球菌抗原试验阳性
（2）多发性关节炎	（2）关节疼痛	（2）血清抗链球菌抗体增加（如 ASO、ASK、AH 等增高）
（3）舞蹈病	（3）血沉增快	
（4）皮下结节	（4）C - 反应蛋白阳性	
（5）环形红斑	（5）心电图 P - R 间期延长	

注：心脏炎作为主要表现时，P - R 间期延长不作为次要表现，关节炎作为主要表现时，关节疼痛不作为次要表现。在有链球菌感染证据时，存在以下 3 项之一者应考虑风湿热：①排除其他原因的舞蹈病；②无其他原因可解释的隐匿性心肌炎；③以往已确诊为风湿热，存在 1 项主要表现，或有发热和关节痛，或急性期反应物质增高，提示风湿热反复。

六、治疗

（一）一般治疗

1. 休息　急性期有心脏炎表现者，宜绝对卧床休息，至急性症状完全消失，血沉近于正常时可逐渐起床活动，恢复期仍应限制活动量。一般无明显心肌受累者约 1 个月；心脏受累但不扩大者 2 ~ 3 个月；有心脏扩大或伴有心力衰竭者 6 个月，方可逐渐恢复正常活动。

2. 饮食　为保证营养，供给富含蛋白质、糖类及维生素 C 的食物，少量多餐，对心功能不全者，适当限制盐和水。

（二）控制链球菌感染

应每日肌内注射青霉素 60 万 ~ 80 万 U，一般不少于 2 周，有感染灶或病情较重者可适当延长。若青霉素过敏可选用红霉素。

（三）抗风湿治疗

（1）关节炎而无明显心肌炎者，首选水杨酸制剂：阿司匹林每日 0.08 ~ 0.1g/kg，分 4 次口服，每日最大量 <2g，直至体温正常、血沉正常、CRP 阴性后用原剂量的 1/2，疗程 4 ~ 8 周。水杨酸盐类可引起恶心、呕吐、胃痛，甚至胃出血。饭后服药或加用氢氧化铝可减少不良反应。为防止凝血酶原减少，可用维生素 K。

（2）心脏炎或水杨酸制剂治疗无效者，早期选用糖皮质激素，如泼尼松，每日 1.5 ~ 2mg/kg，每日最大量、<60mg，分 3 次口服；地塞米松每日 0.15 ~ 0.3mg/kg，分 3 次口服。症状控制后逐渐减量乃

至停药，总疗程 8~12 周。严重心肌炎或伴有充血性心力衰竭者，可用氢化可的松每日滴注，症状缓解后用口服药物代替。少数病儿在停用激素后可出现"反跳现象"，在停药前 2 周至停药后 2 周加用水杨酸盐或停药前数天静脉滴注促肾上腺皮质激素，可减少"反跳现象"的发生。

七、预防

（1）加强体格锻炼，增强小儿抗病能力，避免受寒、潮湿。

（2）积极预防和治疗链球菌感染，对此菌感染者，青霉素治疗 7~10d。及时去除各种慢性病灶，以防诱发风湿活动或发生亚急性感染性心内膜炎。

（3）注意预防复发，预防链球菌感染是预防其复发和防止心脏继续损害的关键。年龄越小复发率越高，故在 12 岁以前及初发后的 5 年内积极预防极为重要，首选长效青霉素，每月 1 次，每次 120 万 U，用药时间从风湿热末次发作起计算，须持续 5 年左右。对于曾发生心脏炎且心脏扩大或心力衰竭者，应长期维持用药至成年。有风湿性心脏病者，宜作终生药物预防。

（刘妍芳）

第二节　川崎病

川崎病（KD）又称皮肤黏膜淋巴结综合征（MCLS），是一种以全身性中、小动脉炎性病变为主要病理改变的急性热性发疹性疾病，其临床特点为发热伴皮疹，指、趾红肿和脱屑，口腔黏膜和眼结膜充血及颈淋巴结肿大，其最严重危害是冠状动脉损害，它是儿童期后天性心脏病的主要病因之一。本病由日本川崎富作首次报告，目前世界各国均有发病，以亚裔人发病率为高。发病年龄以 5 岁以内尤其婴幼儿为主，男孩多见，四季均可发病。

一、病因

病因不明，流行病学资料支持其病因可能为感染所致，曾提出溶血性链球菌、葡萄球菌、支原体和病毒（尤其是反转录病毒）感染为其病因，但反复病原学检查均未能证实。

二、临床表现

（一）主要表现

1. 发热　常为不规则热或弛张热，可高达 40℃ 以上，一般持续 1~3 周。高热时可有烦躁不安或嗜睡。

2. 球结合膜充血　多于起病 3~4d 出现，双眼球结合膜血管明显充血，无脓性分泌物，热退时消散。

3. 唇及口腔表现　唇充血皲裂，舌乳头突起、充血似杨梅舌。口腔及咽黏膜弥漫性充血，呈鲜牛肉色。

4. 多形性红斑或猩红热样皮疹　以躯干最多，常在第 1 周出现，偶有痛痒，不发生疱疹或结痂。肛周皮肤发红、脱皮。有的婴儿原卡介苗接种处重新出现红斑、疱疹或结痂。

5. 手足症状　急性期手足硬性水肿和掌跖红斑，恢复期在指趾末端沿指趾甲与皮肤交界处出现膜样脱皮，这一症状为本病较特征性的表现。指、趾甲有横沟。

6. 颈淋巴结肿大　单侧或双侧颈淋巴结肿大，坚硬有触痛，表面不红，无化脓。病初出现，热退时消散。有时亦伴枕后、耳后淋巴结肿大。

（二）心脏表现

于疾病的 1~6 周可出现心肌炎、心包炎、心内膜炎、心律失常。心电图可示低电压、PLR 或 Q-T 间期延长、ST-T 改变等；伴冠状动脉病变者，可呈心肌缺血甚至心肌梗死改变。冠状动脉造影或二维超声心动图可发现 30% ~50% 病例伴冠状动脉扩张，其中约15% ~20% 发展为冠状动脉瘤，多侵犯左冠状动脉。冠状动脉损害多发生于病程 2 ~4 周，但也可见于疾病恢复期。心肌梗死和冠状动脉瘤破裂可致心源性休克甚至猝死。

（三）其他

可有间质性肺炎、无菌性脑膜炎、消化系统症状（腹痛、呕吐、腹泻、麻痹性肠梗阻、肝大、黄疸等）和关节肿痛以及视力障碍等。

三、辅助检查

（一）血液学检查

周围血白细胞增高，以中性粒细胞为主，伴核左移。轻度贫血，血小板早期正常，第2 ~3 周增多。血沉增快，C - 反应蛋白、ALT 和 AST 升高。

（二）免疫学检查

血清 IgG、IgM、IgA、IgE 和血循环免疫复合物升高。Th2 类细胞因子如 IL - 6 明显增高，血清总补体和 C_3 正常或增高。

（三）心电图

早期示窦性心动过速，非特异性 ST - T 变化；心包炎时可有广泛 ST 段抬高和低电压；心肌梗死时相应导联有 ST 段明显抬高，T 波倒置及异常 Q 波。

（四）X 线胸部平片

可示肺部纹理增多、模糊或有片状阴影，心影可扩大。

（五）超声心动图

急性期可见心包积液，左室内径增大，二尖瓣、主动脉瓣或三尖瓣反流；可有冠状动脉异常，如冠状动脉扩张（直径 > 3mm，≤4mm 为轻度；4 ~7mm 为中度）、冠状动脉瘤（≥8mm）和冠状动脉狭窄。

（六）冠状动脉造影

超声波检查有多发性冠状动脉瘤，或心电图有心肌缺血表现者，应进行冠状动脉造影，以观察冠状动脉病变程度，指导治疗。

四、诊断及鉴别诊断

（一）诊断标准

发热 5d 以上，伴下列 5 项临床表现中 4 项者，排除其他疾病后，即可诊断为川崎病。
（1）四肢变化：急性期掌跖红斑、手足硬性水肿，恢复期指趾端膜状脱皮。
（2）多形性红斑。
（3）眼结膜充血。
（4）口唇充血皲裂，口腔黏膜弥漫充血，舌乳头呈杨梅舌。
（5）颈部淋巴结肿大。
如上述 5 项临床表现中不足 4 项，但超声心动图有冠状动脉损害，亦可确诊为川崎病。

（二）鉴别诊断

本病需与感染性疾病如猩红热、败血症、化脓性淋巴结炎及其他免疫性疾病如幼年特发性关节炎、系统性红斑狼疮、渗出性多形性红斑等相鉴别。

五、治疗

（一）阿司匹林

每日 30～50mg/kg，分 2～3 次服用，热退后 3d 逐渐减量，约 2 周减至每日 3～5mg/kg，维持 6～8 周。如有冠状动脉病变时，应延长用药时间，直至冠状动脉恢复正常。

（二）静脉注射丙种球蛋白（IVIG）

早期（发病 10d 内）静脉注射丙种球蛋白每日 400mg/kg，共 5d，可减少冠状动脉病变发生率，缩短发热时间；或 1～2g/kg，一次大剂量滴入的效果更好。应同时合并应用阿司匹林，剂量和疗程同上。部分患对 IVIG 效果不好，可重复使用 1～2 次。

（三）肾上腺皮质激素

因可促进血栓形成，易发生冠状动脉瘤和影响冠脉病变修复，故不宜单独应用。IVIG 治疗无效的患儿可考虑使用糖皮质激素，亦可与阿司匹林和双嘧达莫合并应用。剂量为泼尼松每日 1～2mg/kg 清晨顿服，用药 2～4 周。

（四）其他治疗

1. 抗血小板聚集　除阿司匹林外加用双嘧达莫，每日 3～5mg/kg。

2. 对症治疗　根据病情给予对症及支持治疗，如补充液体、保护肝脏、控制心力衰竭、纠正心律失常等，有心肌梗死时应及时进行溶栓治疗。

3. 心脏手术　严重冠状动脉病变宜行外科手术，如冠状动脉搭桥术等。

六、预后

本病系自限性疾病，多数预后良好，约 1%～2% 的病例可有 1 次或多次复发。有冠状动脉病变者，多数于 1 年内超声心动图恢复正常，但约 1%～2% 可死于心肌梗死或动脉瘤破裂，个别病例在临床症状消失数年后猝死。无冠状动脉病变患儿于出院后 1 个月、3 个月、半年及 1 年进行一次全面检查（包括体检、ECG 和超声心动图等）。

（刘妍芳）

第三节　幼年特发性关节炎

幼年特发性关节炎（juvenile idiopathic arthritis，JIA）是一组不明原因，以慢性关节滑膜炎为主要特征，伴有机体各组织、器官不同程度损害的慢性、全身性疾病。JIA 应归类于自身免疫性损伤为特征的"现代风湿性疾病"。

英国儿科医师 George Frederick Still 早在 1897 年就描述了儿童慢性关节炎的病例，他发现儿童关节炎除关节之外常伴有其他系统的临床表现，并首先想到儿童慢性关节炎是不同于成人类风湿关节炎的疾病。国际风湿病学会联盟（IIAR）儿科常委专家组于 2001 年 8 月在加拿大埃德蒙顿讨论决定：为了便于国际间协作观察研究，将 16 岁以下，不明原因、持续 6 周以上的关节肿胀、疼痛病症统一命名为 JIA，并以此取代美国风湿病学会"幼年类风湿关节炎"（JRA）和欧洲风湿病学会"幼年慢性关节炎"（JCR）这两个传统病名。

JIA 的病因与发病机制虽至今不明，但数年研究成果不断强化了学界普遍认识：JIA 属一类与遗传特质、免疫紊乱以及环境因素高度关联的异质性疾病。

JIA 的基础研究与临床研究相对滞后，国内至今没有一篇有关 JIA 的多中心、大样本、临床随机对照研究（RCT）学术报告，也罕见以国内资料为基础的 Meta 分析，流行病学资料更为匮乏。国外一些单位中心 RCT 资料中也常存在病例数少，观察时间较短等缺陷。

本章以中华儿科学会免疫学组《幼年特发性关节炎诊治建议》（2010 年初稿）为基础，归纳、总结以及介绍国内外 JIA 学术研究成果，并同时提出相应诊疗指引。

一、流行病学

国内缺乏 JIA 确切发病率资料，国外统计 JIA 各型总发病率约为 1/15 000。JIA 在 1 岁以内相对罕见，此后各年龄组均可发生，但各种类型有其相对集中的发病年龄；类风湿因子（RF）阳性多关节炎多发生于年长儿（≥8 岁），≥8 岁男孩的少关节炎可能是幼年强直性脊柱炎（JAS）早期表现。RF 阴性多关节炎和全身型可发生在任何年龄，但仍以幼年多见；抗核抗体（ANA）阳性少关节炎型多发生在 6 岁以内。各亚型间性别比例也不尽相同，多关节与少关节型 ANA 阳性患儿以女性居多，年长少关节型（或 JAS）以男孩为主，而全身型 JRA 患儿男女比例较为接近。

家族史与基因特征 JIA 发病有明显的家族聚集趋势，国内报告 JIA 有阳性家族史者占 21.2%，国外一报告发现 313 个患者家庭一级亲属中都可以找到先证者并在基因多态性方面有某种关联。有关 JIA 基因多态性的研究结果是杂乱而粗浅的。

二、病因与发病机制

（一）感染

报告约 35% JIA 患者关节液细胞中能分离出风疹病毒，部分全身型 JIA 患者有柯萨奇病毒或腺病毒感染的证据。研究者还发现相当多的 JIA 患儿有微小病毒 B_{19} 感染的线索。Hoffman 等人虽证实了 JIA 患者有支原体感染证据，但未能证实关节液中有支原体 DNA 存在，因此认为支原体感染并非关节炎发生的直接原因。有人认为感染后某些抗体升高是感染后损伤的依据，感染仅是触发异常免疫反应的因素。有很多观察发现活动性关节炎与沙眼衣原体、耶尔森菌、沙门菌属、痢疾杆菌以及空肠弯曲菌感染诱发有关。有资料显示活动性关节炎患者血中或关节滑膜液中有被病菌激活的 T 细胞。

（二）遗传因素

有很多资料证实主要组织相容性复合基因（major histocompatibility complex，MHC）特性决定了个体在一定条件下是否发生异常免疫反应及发生何种类型、何种程度的免疫损伤。因此，人们特别感兴趣是否有特异性 MHC 位点决定是否发生自身免疫性疾病。单卵双胎及同胞兄妹共患 JIA 的病例提示遗传基因可能发挥易患 JIA 的重要作用。但遗传研究并未取得单一基因型与 JIA 发病对应关系的结果。

（三）免疫学因素

JIA 患者整体与局部的免疫反应异常已有很多研究证明。在 JIA 病程中不同时期可以测出不同的优势 T 细胞克隆以及调节性 $CD_4^+CD_{25}^+$ 阳性 T 细胞增殖异常。T 细胞与巨噬细胞被过度激活将产生大量的细胞因子，如白细胞介素（IL–1、6、8）、肿瘤坏死因子（TNF）以及粒 – 单细胞集落刺激因子（CM–CSF）等。IL–1 可诱导滑膜成纤维细胞及关节软骨细胞合成前列腺素 E_2 及各种蛋白酶，介导关节组织损伤。实验发现 IL–6 及 IL–8 浓度与类风湿关节炎活动呈正相关，IL–1 和 TNF 还可激发其他细胞因子的合成与分泌，并形成炎症因子的瀑布效应。自身抗体可能在部分 JIA 发病中发挥作用，合并慢性虹膜状体炎 JIA 患者 80% 可以测出 ANA，多关节型和少关节型患者也有 ANA 阳性结果，只有全身型患者极少 ANA 阳性。

综上所述，JIA 的发病机制可能为，具备一定遗传特质的个体在受到各种感染性微生物攻击时，异常激活了自身免疫细胞，通过直接作用或分泌细胞因子或自身抗体产生自身免疫损害或组织变性。某些细菌及病毒的一种特殊抗原成分作为超抗原，其结构与人类 MHC – II 抗原具有同源性，不需抗原提呈细胞加工处理即可直接与具有特殊可变区 β 链（Vβ）结构的 T 细胞受体（TCR）结合而激活 T 细胞。VβT 细胞在超抗原刺激下被过度活化，从而激发免疫细胞或细胞因子（如 TNF）引起的免疫损伤。

三、病理

JIA 病变组织的典型改变是滑膜组织以淋巴细胞及浆细胞浸润为特征的慢性炎症，JIA 各型之间以及与成人类风湿关节炎病理改变进行比较并未见显著差别。提示虽然诱因、病因及发病机制的异质性，但病理损害结果是殊途同归。早期病变为关节周围非特异性水肿、充血，纤维蛋白渗出，淋巴细胞和浆细胞浸润。反复发作后滑膜组织增厚呈绒毛状向关节腔突起，附着于软骨上并向软骨延伸形成血管翳，从而破坏关节软骨。中性粒细胞的蛋白酶类也在病变中发挥了溶解蛋白的作用。病变过程中淋巴样细胞在滑膜中聚集，局部大量聚集的活化 T 细胞，使炎性细胞因子大量增加（TNF 等）。反复、连续的炎症侵蚀关节软骨，致关节面粘连融合，并被纤维性或骨性结缔组织所代替，导致关节僵直、变形。受累关节周围可以发生肌腱炎、肌炎、骨质疏松及骨膜炎。病变组织中淋巴结呈非特异性滤泡增生和分泌免疫球蛋白及类风湿因子的浆细胞增多。胸膜、心包膜及腹膜可见纤维性浆膜炎。皮疹部位毛细血管有炎症细胞浸润，眼部病变可见虹膜睫状体的肉芽肿样浸润。

四、诊断标准与分型

JIA 诊断虽不复杂，但确诊耗时长（6 周 ~6 个月），确诊前要做大量的鉴别诊断工作。ILAR 有关 JIA 诊断定义与美国 JRA 相比 JIA 将少关节型分为持续型和扩展型，增加了银屑病性关节炎，与附着点炎症相关关节炎和未分类关节炎等亚型；与 JCA 相比将少关节型分为持续型和扩展型，去掉强直性脊柱炎，增加了与附着点炎症相关关节炎和未分类关节炎等亚型。

通过近年各国医师临床实践，现全世界普遍采用 2001 年加拿大埃德蒙顿 ILAR 三次会议讨论制定的 JIA 诊断标准，引用如下：

ILAR 加拿大埃德蒙顿 2001 年幼年特发性关节炎（juvenile idiopathic arthritides，JIA）诊断标准。

（一）总定义

幼年特发性关节炎（juvenile idiopathic arthritides，JIA）是指 16 岁以下儿童的持续 6 周以上的不明原因关节肿胀，除外其他疾病称为幼年特发性关节炎。

（二）除外标准

以上总定义适用于所有类型的 JIA。但每一型需要除外的原则如下：

a. 银屑病或一级亲属患银屑病。

b. 男孩 6 岁以上发病的关节炎，HLA - B27 阳性。

c. 强直性脊柱炎，肌腱附着点炎症，炎症性肠病性关节炎，Reiter 综合征，急性前葡萄膜炎，或一级亲属患以上任意一种疾病。

d. 类风湿因子 IgM 间隔 3 个月以上 2 次阳性。

e. 患者有全身型 JIA 表现。

这些除外原则在下面具体条文中都会提到，并且将来有可能进行修改。

（三）分型

1. 全身型幼年特发性关节炎（systemic JIA） 一个或一个以上的关节炎，同时或之前发热至少 2 周以上，其中连续每天弛张发热时间至少 3 天以上，伴随以下一项或更多症状。

（1）短暂的、非固定的红斑样皮疹。

（2）全身淋巴结肿大。

（3）肝脾肿大。

（4）浆膜炎。

应除外下列情况：a，b，c，d。

2. 少关节型幼年特发性关节炎（oligoarticular JIA） 发病最初 6 个月 1 ~4 个关节受累，有两个亚型。

（1）持续性少关节型 JIA，整个疾病过程中关节受累数≤4 个。

（2）扩展性关节型 JIA，病程 6 个月后关节受累数≥5 个。

应除外下列情况：a，b，c，d，e。

3.（类风湿因子阴性）多关节型幼年特发性关节炎（polyarticular JIA） 发病最初的6个月，5个以上关节受累，类风湿因子阴性。

应除外下列情况：a，b，c，d，e。

4.（类风湿因子阳性）多关节型幼年特发性关节炎（polyarticular JIA） 发病最初6个月5个以上关节受累，并且在最初6个月中伴最少间隔3个月以上且2次以上的类风湿因子阳性。

应除外下列情况：a，b，c，e。

5. 银屑病性幼年特发性关节炎（psoriatic JIA） 1个或更多的关节炎合并银屑病，或关节炎合并以下最少任何2项：

（1）指（趾）炎。

（2）指甲凹陷或指甲脱离。

（3）家族史中一级亲属有银屑病。

应除外下列情况 b，c，d，e。

6. 与附着点炎症相关的幼年特发性关节炎（enthesitisrelated JIA，ERA） 关节炎合并附着点炎症，或关节炎或附着点炎症，伴有下列情况中至少2项：

（1）有骶髂关节压痛和或炎症性腰骶部疼痛目前表现或病史。

（2）HLA－B27阳性。

（3）6岁以上发病的男性患儿。

（4）急性或症状性前葡萄膜炎。

（5）家族史中一级亲属有强直性脊柱炎，与附着点炎症相关的关节炎，炎症肠病性关节炎，Reiter综合征，急性前葡萄膜炎。

应除外下列情况 a，d，e。

7. 未分类的幼年特发性关节炎（undifferentiated JIA） 不符合上述任何一项或符合上述两项以上类别的关节炎。

诠释：诠释用于对临床工作更好的应用。这包括年龄，关节炎的描述（大关节、小关节、对称、上肢或下肢为著以及受累关节），疾病的过程（关节的数目），ANA阳性，急性或慢性葡萄膜炎，HLA基因的相关性。ANA作为一条诊断标准受到广泛关注，但是现在没有足够证据支持它。诠释不仅仅是JIA诊断标准的一部分，在将来其中一些新数据会改写诊断。

五、临床表现

（一）全身型幼年特发性关节炎

约20% JIA患者表现此型，突出的关节外症状是本型特征。全身症状包括弛张热、皮疹、肝脾淋巴结肿大、心包炎、胸膜炎、腹痛、白细胞增多及贫血，偶尔还发生弥散性血管内凝血。发热是本型突出症状，每日1~2次体温升高，达39~40℃，每天体温可降至正常或接近正常，发烧时呈重病容，热退后玩耍如常，病情呈戏剧性变化。发热可续数周，甚至数月。皮疹为另一特征，一般在高热时出现，热退后消失，常于夜间明显，次晨消退，不留痕迹。皮疹多呈淡红色斑点或环形红斑，见于身体任何部位包括手脚心。偶有瘙痒，可见抓痕。多数患者有轻微心包炎和胸膜炎。偶见大量心包积液，需要减压治疗。肝、脾、淋巴结肿大可很明显，类似恶性疾病。个别患儿除了发热、皮疹外无明显关节症状，此时只能疑诊本病，需要做大量鉴别诊断工作。全身症状可能复发，其间隔时间难以预测，但到青春期后再发者就较为罕见。本型致死者极少，预后取决于关节炎严重程度。

（二）多关节型 JIA

近35%~40% JIA患儿在病初6个月内病变累及多个关节（≥5个），即多关节型JIA。几乎所有的关节均可受累，手足掌小关节、颈椎及髋关节受累也不少见。关节症状多表现为肿胀、疼痛、发热、触痛及活动障碍。指趾关节受累者，呈现典型梭形肿胀；累及颞颌关节表现为张口困难，幼儿可诉耳痛。

病程长者，可影响局部发育出现小颌畸形；累及喉杓（环状软骨及杓状软骨）可致声哑、喉喘鸣和饮食困难。部分患儿晨起关节活动障碍，但病变关节可不发红，即晨僵。关节腔内大量渗出以及骨膜炎症使关节症状非常突出。本型关节外表现轻微，疾病活动期可有低烧、全身不适、激惹、生长滞缓、轻度贫血及很少见的类风湿结节。本型预后与关节炎严重度、持续时间及关节破坏程度有关。活动性关节炎可持续数月、数年，也可在几乎完全缓解后再发。偶见个别幼儿颌关节炎后导致口腔活动障碍，面部不对称而需要外科手术纠正。本型分 RF 阴性和 RF 阳性两亚型，RF 阴性多关节型 JIA 见于任何年龄，RF 阳性型多关节炎多见于年长女孩，前者预后好于后者，RF 阳性型多关节炎易见虹膜睫状体炎和其他并发症。

（三）少关节型 JIA

约 40% JIA 患儿在病初 6 个月内受累关节仅限于一个或很少几个（≤4 个），即少关节型 JIA。少关节型 JIA 患者通常发生大关节病变，呈不对称分布。就关节炎表现而言少关节型与多关节型并无差别，组织学改变均以滑膜炎症为基础。临床上少关节型可进一步分为二型：一型为持续少关节型，病程中受累关节始终≤4 个，二型为扩展型，病程 6 个月之后受累关节数超过 4 个。少关节型中年长男孩，以下肢大关节受累者要注意与幼年强直性脊柱炎、炎症性肠病（inflammatory bowel disease）和瑞特病（Reiter 病）等鉴别，注意检测 HLA – B27。少关节型 JIA 中年长女性、ANA 及 RF 阳性者要注意并发慢性虹膜睫状体炎。虹膜炎常隐匿起病，早期只有用裂隙灯检查才能诊断。病变可以累及单侧或双侧眼睛，若未及时控制病情将发生前房疤痕、继发性青光眼及白内障，导致严重视力障碍或失明。因此，应强调定期眼科随访。偶尔也见全身型与 RF 阳性多关节炎患者发生虹膜睫状体炎。

少关节型 JIA 病程差异较大，在几年的病程中关节症状时轻、时重，最终的结果也多种多样。少关节病变若不属于强直性脊柱炎、Reiter 病和炎症性肠病的早期表现，则很少伴有其他全身症状。

六、其他重要特征

除关节炎、发热及皮疹等基本临床症状外，JIA 应注意以下临床特征：

（一）JIA 与成人类风湿性关节炎（RA）的差异

除类风湿因子（RF）阳性多关节炎型 JIA 与成人 RA 相似临床特征外，大部分 JIA 患儿临床表现与成人 RA 不符。晨僵在 JIA 患儿中虽常见，但并非诊断 JIA 的标准。多关节型 JIA 关节受累没有部位限制，任何关节，甚至颞颌关节，关节炎也无须对称。JIA 少关节型是唯一无成人相对应亚型。JIA 少关节型多侵犯下肢大关节，膝关节最常受累。约 1/3 患儿表现为对称性关节受累。

（二）JIA 少关节型扩展

205 例少关节型 JIA 确诊 4.9 年后，40% 患儿受累关节超过 4 个，18% 超过 10 个。

（三）关节外症状

JIA 关节外常见如发热、皮疹及肝脾淋巴结肿大等多系统症状，注意少数患者出现心脏、肝脏、肾脏及中枢神经系统损害的临床症状。

七、实验室诊断与检查

实验研究证明 JIA 患儿存在明显免疫功能紊乱。遗憾的是，众多实验研究结论得不到有效重复和多中心 RCT 的证实。这除了证明 JIA 异质性特征外，同时表明至今没有发现公认一致的 JIA 免疫发病确切机制。但某些免疫学指标检测可以帮助判断疾病活动性、鉴别诊断以及部分自身免疫性疾病的定性及分型。

（一）免疫实验室检测

1. 类风湿因子（RF） RF 系抗自身免疫球蛋白抗体，与成人型类风湿关节炎发病机制有密切关系，成人 IgM 型 RF 阳性检出率可达 80%。而在 JIA 总体阳性率不足 15%，主要出现在多关节型 JIA 之中，RF 阴性并不能除外诊断 JIA。

2. 隐匿性 IgM 型类风湿因子（HIgM-RF） 有发现 HIgM-RF 在 JIA 中有较高的检出率（71.4%），其中多关节型阳性率为 80.0%，少关节型阳性率为 71.4%，全身型阳性率为 58.8%。各型患儿活动期 HIgM-RF 均值高于缓解期，并与病情活动性有关。遗憾的是此结果没有得到重复实验证实，也无多中心、大样本对照研究的相同结论。

3. 抗核抗体（ANA） ANA 检测不能确定或排除 JIA 诊断。256 例 JIA 患儿检测 ANA 阳性结果分析与发病年龄偏小、不对称性关节炎及虹膜睫状体炎的发生有关。

4. 抗环瓜氨酸抗体（ACCP） 研究表明 109 名 JIA 患儿中只有 2 名 ACCP 为阳性，发生率不足 2%，远低于成年（63%）。因此，ACCP 难以作为 JIA 诊断的筛选手段。也有人发现 13% 的多关节型 JRA 和 2% 的其他类型 JRA 血清中 ACCP 抗体为阳性，健康对照仅 0.6% 阳性，其中 RF 阳性多关节型 JIA 患儿中 57% ACCP 抗体为阳性。HLA-DR4 阳性多关节型患儿 ACCP 抗体阳性率高于 HLA-DR4 阴性的患儿。

5. 抗核周因子抗体（APF） Nesher G 检测 64 名 JIA 患儿（28 名多关节型，26 名少关节型，10 名全身型），结果多关节型中 APF 10 名阳性，少关节型中 5 名阳性，全身型中 1 名阳性。因此建议将 APF 作为 JIA 诊断指标。

6. 中性粒细胞胞浆抗体（ANCA） Muderl 等人（1997 年）报告 JRA 患者血清中抗中性粒细胞胞浆抗体（ANCA）检测阳性率达 35%，其中多关节炎型 44% 阳性，少关节炎型 36% 阳性，全身发病型仅 16% 阳性。

7. 抗 Sa 抗体 在 RA 中阳性率为 31.9%，在 SLE 为 4.3%，干燥综合征为 3%，在多发性心肌炎及皮肌炎中阳性率为 0，抗 Sa 抗体对 RA 诊断特异性为 98.6%。研究发现抗 Sa 抗体与 RF、RA3、SSA、SSB、RNP、Sm、Jo-1 及 Scl-70 等多种自身抗体无交叉反应性，Sa 抗体对 JIA 的诊断价值罕见报告。

（二）非免疫学实验室检查

JIA 患儿多有血沉加快（少关节型患者的血沉结果可以正常），外周血白细胞计数增多，C 反应蛋白升高，轻度贫血等，这对 JIA 诊断无特异性，可在随访中提示 JIA 活动性。若原本升高的白细胞、粒细胞及血小板突然下降即提示并发巨噬细胞活化综合征（MAS）可能。

（三）影像学辅助检查

1. X 线检查 JIA 早期（病程 1 年左右）X 线仅显示软组织肿胀，关节周围骨质疏松，关节滑膜炎，关节附近呈现骨膜炎。晚期才能见到关节面软骨破坏、关节腔变窄、畸形、骨囊性变及骨质破坏等。其中，膝、手、踝及足关节最易受累。

2. 磁共振成像（MRI） MRI 能够全面评估关节的病变，包括滑膜、关节积液、软骨、骨、韧带、肌腱及腱鞘等改变，有望成为早期 JIA 诊断的敏感检测手段。30 例 JIA 早期患儿（症状≤1 年）均发现膝关节平均滑液厚度及髌上关节液体溢出量增加，37% 半月板增生不全（11/30），27% 骨骺骨髓异常（8/30），3 个膝关节有软骨轮廓不规则、裂隙及变薄，1 个关节腔有狭窄，无关节发生畸形。

3. 超声学检查 超声技术能够安全、准确地显示关节渗出液、滑膜增厚、软骨浸润和变薄而辅助诊断 JIA。JIA 活动期膝关节明显积液，滑膜明显增厚。

（四）骨密度检测

JIA 患儿疾病初期和整个病程中均存在骨质丢失及骨密度降低，日后发生骨质疏松的风险显著增加。早期监测有利于 JIA 的诊断和早期干预。65 名 JRA 患儿随访至成年发现有 43% 发生腰椎骨密度下降，53% 发生髋部骨密度下降。钙剂与维生素 D 可纠正全身骨密度降低。

（五）关节液分析

关节液分析不能确诊 JIA，但可以鉴别化脓性关节炎和结晶性关节炎（痛风在儿童少见），化脓性关节炎液外观呈混浊的绿、黄色，有大量的白细胞，以多形核细胞为主。

（六）滑膜组织活检

滑膜活检可除外慢性化脓性、结核性关节炎及其他少见病如类肉瘤病及滑膜肿瘤等疾病。

八、药物治疗

（一）非甾体抗炎药（NSAIDs）

目前公认 NSAIDs 不能延缓或防止关节损害，但能减轻炎症、疼痛及肿胀等症状。各种 NSAIDs 间有效性无显著差异，选择主要根据用药频率、药物剂型、不良反应及价格进行相应考虑。由于阿司匹林用药次数频繁（每天 3 次），要监测血水杨酸水平，易致肝损害或疑并发瑞氏综合征而不被推荐使用。各种 NSAIDs 药理机制及不良反应基本相似，因此不能两种 NSAIDs 联合使用。NSAIDs 在数天内就能逐步缓解症状，大多数对 NSAIDs 有效的患者在头 3 个月显示明显的症状改善。对初始 NSAIDs 治疗 3 周内无效的患者应改其他 NSAIDs 药物。目前还无法预测个体对某种 NSAIDs 是否有效。

国外以往采用萘普生 [10 ~ 15mg/（kg·d）分 2 次服用] 和甲苯吡咯酸 [tolmetin，20 ~ 30mg/（kg·d）分 3 ~ 4 次服用] 的报告较多，近年已开始应用有真正意义的选择性抑制环氧化酶 2（COX - 2）的新药，因不抑制 COX - 1，胃肠道不良反应明显减少，这类药物将来有可能取代其他药物。

以下是几种常用 NSAIDs 的临床循证医学证据评价：

1. 布洛芬　92 例 JIA（所有类型）使用布洛芬 30 ~ 40mg/（kg·d）或阿司匹林 60 ~ 80mg/（kg·d）12 周，结果证明两组疗效相似，阿司匹林的不良反应更大。84 例患儿应用布洛芬的不同剂量 [30、40 及 50mg/（kg·d）] 比较观察 24 周。三种剂量疗效相似。

2. 美洛昔康与萘普生　萘普生为非选择性 COX 抑制剂，其疗效及不良反应与布洛芬相近。美洛昔康系 COX - 2 抑制剂。一组 2 ~ 16 岁，225 例少关节型和多关节型病例入选的多中心、随机、双盲，美洛昔康与萘普生对照临床研究结果为：分 3 个月和 12 个月两个观察时点；美洛昔康两种剂量：0.125mg/（kg·d）和 0.25mg/（kg·d），每天 1 次。萘普生 10mg/（kg·d），每天 2 次。182（81%）例患者完成 12 个月的治疗。根据 ACR 儿科 30（美国风湿病学会儿科疗效评分）标准判断。结果为（3 ~ 12 个月）：美洛昔康 0.125mg/（kg·d）组为 63% ~ 77%，而美洛昔康 0.25mg/（kg·d）组为 58% ~ 76%，萘普生组为 64% ~ 74%。三组间疗效、不良反应及异常实验室指标无显著差异。

3. 罗非昔布　国外研究表明罗非昔布与萘普生两组临床疗效相似，且均有良好耐受。

4. 塞来昔布　242 例 2 ~ 16 岁少关节和多关节型 JIA 多中心研究结果：塞来昔布 3mg/kg，bid；或 6mg/kg，bid；萘普生 7.5mg/kg，bid。观察 12 周。结果 2 组剂量的塞来昔布至少与萘普生组疗效相当，ACR 儿科 30 评分分别为 68.8%、80.5% 和 67.5%。其中 6mg/kg，bid 组疗效略佳。3 组副反应无明显著差别。

5. 双氯芬酸（扶他林）　100 例 JIA 患儿分 3 组，分别服用双氯芬酸、paduden（成分布洛芬）和阿司匹林，随访临床和实验室改变。结果 12 周时，3 组疗效佳的百分比分别为 64%、59% 和 53%，疗效相当。前 2 组不良反应比阿司匹林组少且轻。

（二）改变病情抗风湿药（DMARDs）

NSAIDs 不能延缓或阻止病情发展，临床常需联合 DMARDs 以稳定病情和减少远期致残率。EULAR 2009 年会上根据循证医学证据制定了 14 项类风湿关节炎治疗指南，其中大部分涉及 DMARDS（含生物和非生物制剂）的临床应用循证医学证据。尽管为成人类风湿关节炎（RA）指南，对儿童亦有较好的指导作用，该指南第一项提出即一经诊断 RA 即可早期使用 DMARDs 治疗。

1. 甲氨蝶呤（MTX）　MTX 用于 RA 的治疗已有多年历史，因疗效肯定、安全可靠和价格低廉而成为治疗 RA 的基石，以 MTX 为基础的 DMARDs 联合用药是公认的 RA 基本治疗方案，即使在生物制剂诞生的今天也未能削弱 MTX 在 RA 治疗中的地位。EULAR 指南上指出对活跃期成人 RA 患者治疗应首选甲氨蝶呤（MTX）。有力证据表明，观察期 6 个月，每周服用中剂量（10 ~ 15mg/m²）是长期有效和安全的方案，比小剂量（5mg/m²）和安慰剂疗效好。"ACR 儿科 30" 三组疗效评价为 63%、32% 及

36%。美国一项研究发现 JIA 患者大剂量服用 MTX [>0.5mg/（kg·W）] 并不能增加疗效，潜在肝毒性和细胞毒作用反而增加。末同时接受 NSAIDs 而用大剂量 MTX 治疗者的活动性关节数反多于接受小剂量者（P = 0.036）。

食物可以降低 MTX 的生物利用度，空腹应用好，剂量较大（>12mg/m²）宜采用肠道外给药，隔日给予叶酸（25% ~ 50% MTX 量）减少呕心、口腔溃疡及肝酶异常，且不降低 MTX 的疗效。用药期间应定期查肝肾功能及血细胞检查。

EULAR 2009 年治疗推荐 4 指出在 MTX 禁忌或不耐受时，替代药物应首选柳氮磺胺吡啶（SSZ）及来氟米特。

2. 柳氮磺胺吡啶（sulfasalazine，SSZ）　有观察证明 SSZ 治疗少关节型 JIA 及强直性脊柱关节病有效，但见效时间长。该药可长期服用，且不良反应不明显。个别人会出现轻度胃肠道反应、白细胞减少及皮疹等，少数人因出现严重腹泻而需停药。严重不良反应主要发生在全身发病型 JIA 患者，其机制不清。

与安慰剂对照研究表明，以 SSZ 50mg/（kg·d）治疗少关节炎型与多关节炎型 JIA 安全、有效，但约有 1/3 患儿不能耐受。初用剂量应每天 10mg/kg 开始，每隔 1 周增加剂量 10mg/kg，有效剂量一般为 30 ~ 50mg/（kg·d），约 4 周见效，无不良反应者可用 3 个月或更长时间。

历时 24 周儿童 JIA RCT 研究证实 SSZ 对多关节炎及少关节炎型 JIA 有效，明显减少其他 DMARDs 药物的应用，并维持长期的疗效。大样本报道（550 例应用 SSZ）与安慰剂组相比可见显效，不良反应包括胃肠道反应、白细胞降低、肝损害、骨髓抑制以及可逆性男性不育等。有人认为该药不宜在全身型 JIA 中使用。

3. 来氟米特　对来氟米特敏感的患儿多数在 2 年内维持疗效。国外报告来氟米特与 MTX 相比，治疗 16 周后应用 ACR 儿科 30 评价结果分别为 89% 和 68%，疗效、不良反应与 MTX 相比均无明显差别。但来氟米特国内药物说明书提及"儿童安全性不明"问题应予告知。

4. 其他 DMARDs　一些临床对照研究显示羟氯喹、金制剂及青霉胺，在治疗 JIA 时并无显著效果。羟氯喹常用于疾病的早期和轻微活动类风湿关节炎，常与其他 DMARDs 药物联合应用，成人应用报告多。总体而言，此类药物缺乏儿科领域深入研究及系统评价。

（三）免疫抑制剂

有人把部分免疫制剂也归类为 DMARDs，这里作另类介绍：

1. 环孢素 A（CSA）　EULAR 2009 年治疗推荐 10 指出，严重难治成人 RA 患者或对生物制剂及前述传统 DMARD 有禁忌者，可联合或单用下述药物：硫唑嘌呤、环孢素及环磷酰胺。目前关于 CSA 在 JIA 多关节炎及少关节炎中的应用报告主要针对 MTX 耐药病例，认为有效，但缺少对照研究。CSA 可用于全身型 JIA，尤其是合并巨噬细胞活化综合征患儿。

2. 环磷酰胺（CTX）　CTX 不常用在 JIA 关节型的治疗，偶有治疗难治性全身型 JIA 的报告。成人资料显示 CTX 治疗难治性 RA 有较好疗效，但缺少对照研究。

（四）糖皮质激素

2009 指南推荐 6 指出，在初始治疗中糖皮质激素可短期与 DMARDs 联合，有益于诱导缓解。糖皮质激素治疗 RA 价值有争议，成人 RA 的"强化治疗"理念认为"应依据病情活动度制订个体化的早期联合治疗方案，此后密切随访，根据疗效及时调整用药，使患者的病情活动度能在最快时间内达临床缓解，防止关节破坏及关节外损伤"。早期短期应用激素能有效控制关节炎症、抑制自身免疫反应，具有非甾类抗炎药或 DMARDs 无法比拟的及时效应，特别是在关节外症状突出时。因此，近年国外不少研究均把糖皮质激素作为早期 RA 强化治疗的药物之一。但激素使用应慎重，尽可能选用小剂量和短疗程，注意补充钙剂和维生素 D 以防止骨质疏松。对病情严重或合并有关节外表现者，以较大剂量激素（如泼尼松 40 ~ 60mg/d）快速诱导炎症缓解，6 周内减到 7.5mg/d 以下，这可带来良好的益处/风险比。

（五）生物制剂

生物制剂已成为治疗 RA 的新里程碑，无论是缓解炎症还是阻滞骨侵蚀方面均有突出的表现，许多国家已将生物制剂列入 RA 的治疗指南中。目前，美国批准用于 RA 的生物制剂共有 5 种，包括 3 种抗 TNF - α 抗体：依那西普（etanercept）、英夫利昔单抗（infliximab）和阿达木单抗（adalimumab）、一种作用于 T 细胞的阿巴昔普（abatacept，CTLA - Ig 融合蛋白）及一种作用于 B 细胞的利妥昔单抗（rituximab），其中，TNF - α 抑制剂研究最为深入。依那西普（Etanercept）已批准应用于 2 岁以上儿童 JIA。

EULAR《2009 风湿病指南推荐》7、8 中将生物制剂临床适应证归纳如下：

1）初始 DMARD 治疗未达控制目标，且有预后不良因素（RF/CCP 抗体阳性，早期骨糜烂，病情快速进展，病情高度活动）的患者可考虑加用一种生物制剂（无预后不良因素者可考虑换另一种 DMARD 并加用 MTX）。

2）患者对 MTX 联合其他合成 DMARD 治疗反应不理想，可考虑使用生物制剂。

3）TNF - α 抑制剂治疗失败者，应换另一种 TNF - α 抑制剂或阿巴西普及利妥昔等。

临床研究显示，在缓解症状和体征方面，TNF - α 抑制剂与 MTX 相似，而改善放射学进展方面，TNF - α 抑制剂更胜一筹，而二者联合治疗早期 RA 疗效优于各自单药治疗，对 MTX 反应欠佳的患者早期加用 TNF - α 抑制剂疗效较晚期用更好。

1. 依那西普（Etanercept） 依那西普是一种重组的人可溶性肿瘤坏死因子受体融合蛋白，能可逆性地与 TNF - α 结合，竞争性抑制 TNF - α 与 TNF 受体位点的结合。69 例对 MTX 治疗不能耐受或对 MTX 治疗反应差的 JIA 患者，给予依那西普（0.4mg/kg）每周 2 次皮下注射 3 个月后 51 例（74%）患者达到"ACR 儿科 30"改善标准。在第二阶段对这 51 例患者进行了随机双盲对照研究（RCT），治疗 4 个月后，接受安慰剂治疗的 26 例患者中，21 例复发，而接受依那西普治疗的 25 例患者中，仅有 7 例复发，复发率分别为 28% 比 81%（P = 0.003）。治疗组复发间隔时间 >116 天，对照组为 28 天。复发后继续给予依那西普治疗与初始治疗时的疗效相当。

有报道称，对 MTX 治疗反应差的 4 岁以下 JIA 患者对依那西普治疗有效。且有良好安全耐受性。42 例患者完成 4 年，26 例完成了 8 年的观察治疗。安全性结果显示：16 例（23%）发生了 39 例次不良反应，总的不良反应发生率为 0.12/病年，且并没有随着治疗时间的延长而增加。感染发生率保持在较低水平，为 0.03/病年。仅 1 例患者在给予依那西普治疗 5 年后出现了严重感染。无患者发生结核、机会感染、恶性肿瘤、淋巴瘤、狼疮、脱髓鞘病变或死亡。完成 8 年治疗的患者均达到 ACR 儿科 70 改善。

依那西普与甲氨蝶呤（MTX）联合应用治疗难治性 JIA 观察 12 个月，联合 MTX 组 57% 有效，单用依那西普组为 48%，24 个月时为 67% vs. 42%（P < 0.05）。完全缓解率（24 个月终点观察）为 29% vs. 14%（P < 0.01）。非全身型 JIA 比全身型 JIA 疗效好，分别为 31% vs. 12.5%（P < 0.01）。

2. 英夫利昔单抗（Infliximab） 英夫利昔单抗是人鼠嵌合的 TNF - α 单克隆抗体，它即可以结合可溶性又可结合膜型 TNF - α。Lahdenne 等报道：24 例常规药物疗效差、持续 1 年以上的活动性多关节炎型 JIA 患者，在原有治疗的基础上，分别接受英夫利昔单抗（14 例）或依那西普（10 例）治疗，其中英夫利昔单抗（3 ~ 4mg/kg）于第 0、2、6 周静脉注射，后每 4 ~ 8 周静脉注射 1 次；依那西普（0.4mg/kg）每周皮下注射 2 次。评估时点为治疗后的 3、6、12 个月。结果发现：在各评估时点，依那西普治疗组达 ACR 儿科 50 改善的患者比例分别为 9/10、8/9 及 8/9；英夫利昔单抗治疗组达 ACR 儿科 50 改善的患者比例分别为 8/12、10/12 及 7/9；在第 12 个月时，两组达 ACR 儿科 70 改善的患者比例均为 67%。

英夫利昔单抗的不良反应主要为输液反应、皮疹、头痛和过敏反应，高达 38% 的患儿有输液反应，导致 20% 患儿停止使用。大约 26% 输液反应发生在剂量 3mg/kg 时，6 ~ 10mg/kg 时发生率反而少，可能源于体内产生英夫利昔单抗抗体少。

3. 阿达木单抗（Adalimumab） 阿达木单抗是一完全人源化的 TNF - α 单克隆抗体。美国 FDA 批准应用于 4 岁以上儿童。2008 年 Lovell 等报道：阿达木单抗治疗 171 例 4 ~ 17 岁活动性多关节炎型 JIA 患者，在第 48 周时，给予 MTX 与阿达木单抗联合治疗患者中，达 ACR 儿科 30、50、70、90 改善的患者比例均高于阿达木单抗联合安慰剂组，且疗效持续到治疗后 104 周。

使用英夫利昔和阿达木单抗后发生急性副反应并不常见且多为轻到中度，极少为严重反应。多数情况下，可以采用糖皮质激素、抗组胺药或减慢滴速等方法处理。

共有 14 例发生与阿达木单抗相关的不良反应。主要为注射局部反应和感染，7 例严重感染，结核、机会感染、并发狼疮、脱髓鞘病变及恶性肿瘤均有报道，没有死亡病例。

（六）关节腔注射

近年来关节腔糖皮质激素局部注射治疗少关节炎型 JIA 和多关节炎型 JIA 有较多评价，一般认为对少关节型患者关节内局部用药有利于减轻关节炎症状，改善关节功能。

一项 Meta 分析表明关节腔糖皮质激素局部注射对膝关节有效，但对腕关节与安慰剂相比无明显差别。其原因是否与关节活动负重更多有关不得而知。

不同糖皮质激素注射疗效不同。己曲安奈德（triamcinolone hexacetonide，TH）与曲安奈德（triamcinolone acetonide，TA）比较研究发现，治疗 85 例患儿 130 关节，在 6 个月时前者 81.4% 有效，后者 53.3%，到 12 个月时分别为 60% 和 33.3%。该药使用 1 年内不宜超过 3 次，以免并发感染、皮下组织萎缩、色素减退及皮下钙化。

（七）自体干细胞移植

目前认为自体干细胞移植（autologous stem cell transplantation，ASCT）可作为传统药物和生物制剂治疗失败后的一种选择。

一项临床试验将 22 个难治性 JIA 实施 ASCT 后加强免疫抑制治疗，并随访平均 80 个月。ASCT 后，20 个可评价患者中，8 个达完全临床缓解，7 个部分缓解，5 个复发（一个发生在 ASCT 后 7 年）。随访中，2 个复发的患者重新运用免疫抑制剂死于感染。在 ASCT 后加强免疫抑制治疗使 22 个进展的难治的 JIA 患者中 15 个获得持续的缓解和明显的改善。然而此过程造成的长期、严重的细胞免疫抑制与感染、死亡率升高密切相关。一些患者甚至发生致命 MAS。有报告认为，采取减少 T 细胞深度去除，移植前更好地控制系统疾病，移植后抗病毒预防治疗，减慢激素的减量速度等措施后没有发生 ASCT 相关的死亡。

（八）理疗

理疗对保持关节活动及肌力强度是极为重要的。应尽早开始为保护关节活动及维持肌肉强度所设计的锻炼。有些简单方法如清晨热浴及中药热浴都可能减轻晨僵及病情。明智地选择锻炼方式或夹板固定等手段有利于防止发生或纠正关节残废。

（九）外科手术

偶尔需要骨科手术来治疗 JIA，如早期施行的滑膜切除术偶有成功报告，但在儿童病例中治疗价值极有限。对严重关节破坏和残废患者可用关节置换术，尤其是髋和膝关节置换术可以助其恢复正常功能，但手术时机应选在儿童生长发育成熟后才能进行。有些患者理疗无效后可采用肌肉松解术来减轻关节挛缩。

（十）眼科治疗

要与眼科医师一道联合治疗 JRA 患者虹膜睫状体炎，早期治疗十分重要，对 JIA 患者，尤其是少关节型患者应每季度作一次裂隙灯检查，局部使用皮质激素和阿托品可以有效控制眼部的炎症，无效时也可以采用全身用药或局部注射皮质激素。

九、并发症

（一）感染

感染既是 JIA 的诱因，也是最常见的并发症，尤其是在免疫抑制剂使用之后。

Aslan 在 70 例研究对象中（初发的 JIA26 例，复发 JIA20 例，健康对照 24 例），检查发现在初发

JIA 中，有 10 例（38.46%）伴发感染，其中支原体肺炎 4 例，衣原体肺炎及空肠弯曲菌感染各 1 例；而在复发 JIA 组中，8 例（40%）出现感染，包括沙门菌感染 1 例，EBV、支原体肺炎及空肠弯曲菌感染各 2 例，伯氏螺旋体感染 1 例；正常对照组中仅发现肠道沙门菌及空肠弯曲菌感染各 1 例。并发感染时仅用经典抗风湿治疗可能无反应。

（二）肿瘤

JIA 合并肿瘤与并发肿瘤的报告都有。

来自德国的报道对 JIA 患者使用生物制剂引发肿瘤的潜在风险提出警示，尤其是淋巴瘤。2001—2009 年间在德国 1 200 名 JIA 使用依那西普患者中报道了有 5 名发生了肿瘤，发生肿瘤前都使用了细胞毒药物（如 MTX、来氟米特、硫唑嘌呤及环孢素 A），有 2 例在使用依那西普后又使用阿达木单抗及英夫利昔单抗。肿瘤发生于依那西普使用后 3 周 ~6 年内，5 例都同时使用了 MTX，其中 3 例到成人期才发生肿瘤。因此，应预先通知监护人或患者发生肿瘤的风险。

（三）巨噬细胞活化综合征（MAS）

大多数 MAS 发生于全身型 JIA，但英国作者报道首例 MAS 发生在活动性多关节型 JIA 患者。EBV 感染后导致巨噬细胞活化综合征（MAS）的报告提示 JIA 患者在 EBV 感染后可能存在免疫缺陷；2001 年法国报道 24 例 MAS（男 9 例，女 15 例），其中全身型 JIA 18 例，多关节型 2 例，狼疮 2 例，另外 2 例为未定型关节炎。

（四）淀粉样变治疗

淀粉样变是 JIA 潜在的致死性并发症，欧洲及世界上其他一些国家统计大约有 6% 的 JIA 患者发生淀粉样变，国内极少报告。苯丁酸氮介可用于淀粉样变治疗。

（五）其他并发症

1. 心脏并发症 218 例 JIA 心脏损害的回顾性分析发现：临床表现为心悸、气促各有 7 例，血乳酸脱氢酶（LDH）升高 99 例（46.9%）；肌酸激酶同工酶 MB（CK－MB）升高 24 例（24.2%）；发现心包炎 12 例（5.05%）；心律失常有 69 例（31.65%）。55 例行 UCG 检查，出现心脏结构、心包或瓣膜病变 26 例（47.3%）。

2. 肺部并发症 荷兰学者证实多关节型和全身型 JIA 患儿可以存在显著呼吸肌肌力损害。JIA 还可见反复胸膜炎、肺结节、间质性肺炎及毛细支气管闭塞等，肺功能检查见肺活量下降和偶有 CO_2 弥散异常和气道阻塞改变。

3. 中枢神经系统并发症 对 213 例 JIA 进行回顾性分析发现其中 10 例出现神经系统表现。年龄 7 ~14 岁，其中 6 例 RF（＋）多关节型，其余 4 例 RF（－）多关节炎型。这些患儿出现神经系统并发症的病程为 2 个月 ~7 年。

十、病程与预后

国内没有 JIA 致残率长期统计报告，JIA 儿童期死亡率低（0.9% ~ 4.2%），大都能进入成年期。但很多患者（31% ~55%）进入成年期后病情仍处于活动状态，需要继续治疗；关节功能残废和虹膜睫状体炎所致的视力障碍为主要严重后果。RF 阴性 JRA 80% ~90% 患儿预后良好，尽管其中一部分患儿长期处于活动状态，但较少发生关节功能残废。约有半数以上 RF 阳性 JRA 多关节型患者要发生永久性关节破坏和残废。全身型 JRA 患者经长期随访（7 ~10 年）也有 25% 左右发生严重关节残废，虽然这些患儿 RF 均阴性。

（钟英杰）

第四节 幼年强直性脊柱炎

幼年强直性脊柱炎（JAS）是指 16 岁以前发病的强直性脊柱炎。其临床特征主要为脊柱，和骶髂关节受累，表现为下背部和腰骶部疼痛、发僵及有可能发展为脊柱强直。约半数患者出现四肢关节受累，少数患者有心脏病变及眼炎。绝大多数患者的发病有遗传因素介入。幼年强直性脊柱炎的确切发病率与患病率，国内外均缺乏详细的统计资料，国外一项研究报道表明，约有 8.6% 的强直性脊柱炎患者是在幼年发病。按我国部分地区报道的强直性脊柱炎的患病率为 0.3% 推算，我国也有近 30 万幼年强直性脊柱炎患者，这个数字接近甚至超过了幼年类风湿关节炎。因此，幼年强直性脊柱炎是儿童较最常见的一种关节疾病。

一、诊断

（一）临床表现

幼年强直性脊柱炎多见于年长儿，是一种慢性全身性疾病，除了主要累及脊柱和四肢关节，还可出现皮肤、黏膜、眼、心脏、肺及神经系统等病变。

1. 骨关节　特点是以下肢大关节为主的非对称性关节炎，也可累及小关节及上肢关节，下腰部疼痛、发僵、弯腰受限，夜间翻身困难。80% 的幼年强直性脊柱炎患者在病程中可出现髋腱、跟腱或其他肌腱附着处的疼痛、肿胀或发红，这种现象称为肌腱端病或肌腱端炎。肌腱端病对幼年强直性脊柱炎具有诊断意义，通常在疾病初期即可出现，持续时间从数周至数月不等，常与膝、踝关节炎并发。跟腱的肌腱端病可伴发跖底筋膜炎，临床上出现明显的足跟痛，影响步行。和肌腱端病经常伴发的另一种特征性表现是手指或足趾的弥漫性肿胀，形似腊肠，称为腊肠指（趾）。

2. 皮肤黏膜　可有口腔或外生殖器溃疡，皮肤红斑及毛囊炎等。

3. 眼　复发性虹膜睫状体炎是幼年强直性脊柱炎的重要症状之一，表现为畏光、流泪、眼红、视物模糊，可为单侧、双侧或双眼交替发作。

4. 心脏　心率过慢（<60/min）或过快（>100/min）、心律失常、乏力、气短是幼年强直性脊柱炎患者较多见的心脏受累表现，多见于晚期患者，但也可见于较早期患者。

5. 肺　可以表现为气短、呼吸费力，多见于晚期患者。

6. 神经系统　个别患者可出现肢体无力、麻木，甚至大小便失禁等神经系统症状，但极少见。

7. 全身性表现　幼年强直性脊柱炎往往还伴有一些非特异性的全身症状，如低、中度发热，多汗，乏力及消瘦等。

（二）辅助检查

1. 实验室检查　急性活动性病例常见轻至中度正细胞正色素性或正细胞低色素性贫血，可见轻、中度白细胞和血小板增多及 γ 球蛋白增高；常见血沉增快、C 反应蛋白增高；90% 患者为人类白细胞抗原 B（HLA－B）27 阳性；抗核抗体及类风湿因子多为阴性，常见 IgG，IgM 和（或）IgA 增高，但部分患者表现为选择性 IgA 缺陷。

2. X 线检查　骶髂关节炎的 X 线征象为本病的早期表现。最初表现为骶髂关节边缘模糊，骨质破坏，以后出现骶髂关节两侧硬化，关节腔狭窄，严重者骨质融合，关节腔消失。脊柱 X 线早期仅表现骨质疏松，以后出现骨质破坏，后期椎间盘间隙钙化、骨化，将相邻的椎体连合而呈竹节样改变。目前，国际上强直性脊柱炎的骶髂关节炎 X 线分级多采用美国风湿病学会确定的分级标准，共分为 5 级：0 级为正常骶髂关节；Ⅰ 级为可疑骶髂关节炎；Ⅱ 级为骶髂关节边缘模糊，略有硬化和微小侵蚀病变，关节腔轻度变窄；Ⅲ 级为骶髂关节两侧硬化，关节边缘模糊不清，有侵蚀病变伴关节腔消失；Ⅳ 级为关节完全融合或强直伴或不伴残存的硬化。

3. CT 检查　适于骶髂关节炎的早期诊断。

4. MRI 检查　是目前最敏感的检查方法。

二、鉴别诊断

（一）儿童类风湿病

幼年强直性脊柱炎早期临床表现常符合儿童类风湿病的诊断标准，但前者常有阳性家族史、HLA - B27 阳性，关节炎以下肢为主、手小关节较少累及。儿童类风湿病患者常有双手小关节受累以及侵蚀性关节病变，类风湿因子多为阳性，而 HLA - B27 阳性率低，极少出现脊柱及骶髂关节受累。肌腱附着点病变为两者最好的鉴别，尤以足、膝周等处累及更有意义。

（二）Reiter 综合征

结膜炎及关节炎，也称尿道 - 眼 - 关节综合征。全身表现可有发热、皮疹、胃肠炎。本病过去强调有尿道炎、结膜炎及关节炎三联症，现在认为，旋涡状龟头炎和溢脓性皮肤角化病等表现亦具有同样的诊断意义。

（三）银屑病关节炎

本病在儿童较少见，以女性多见，多数患儿有远端指间关节受累及跟腱炎，关节炎可发生于银屑病后，也可先于银屑病。根据皮疹特点及好发部位，指（趾）甲损害情况，不对称性少关节炎，X 线拍片关节有典型的铅笔帽改变，脊柱可有不对称巨大的侧韧带骨赘等表现，均有助于鉴别。

（四）炎症性肠病

主要指溃疡性结肠炎和局限性小肠炎，临床以便血、腹泻为主，可伴有关节炎。关节炎常与肠病活动有关，很少发展为关节的破坏和畸形。

（五）关节结核

好发于 5～15 岁儿童，临床多有原发结核病灶，有结核中毒症状，结核菌素试验阳性。以膝关节结核多见，骶髂关节结核少见，且骶髂关节结核常合并周围关节冷脓肿，而少见骨质疏松。

（六）骶髂关节区的骨转移瘤及脊髓肿瘤

临床疼痛剧烈，X 线常表现虫蚀状、斑片状骨破坏或融合成大片状的骨质缺损，无骨质硬化边，或见斑点状、棉球状高密度影甚至于象牙样骨质密度。

（七）布氏杆菌性关节炎

骶髂关节 X 线改变虽与强直性脊柱炎相同，但多见于牧区，常有急性感染史，布氏杆菌补体结合实验或血清凝集反应呈阳性。

（八）化脓性关节炎

以单关节病变为主，局部红肿热痛明显，全身感染中毒症状重，常伴高热、寒战，末梢血白细胞明显升高，关节液混浊，涂片有大量脓细胞。

（九）风湿热

表现为游走性关节肿痛，无关节畸形，常伴心脏损害、皮下小结、环形红斑等，血清 ASO 升高，HLA - B27 阴性。

三、治疗

本病目前尚缺乏满意的治疗。治疗的目的在于控制炎症，缓解疼痛，保持良好的关节功能。

（一）一般治疗

患儿宜睡木板床或硬床垫，避免枕头过高。加强功能锻炼和体育活动。

（二）药物治疗

1. 非甾体类抗炎药　这些药物能缓解疼痛、减轻症状，但并不能阻止病情的发展，不能抑制脊柱强直的发生。由于这类药可减轻症状，有助于患者早期进行功能锻炼及从事正常工作、生活，其作用不可低估。应用这类药物的患者可掌握一个原则：即有疼痛时才服用，一旦疼痛消失可停用，这主要为避免药物的胃肠道不良反应。这类药物种类、剂型很多。常用的非甾体类抗炎药有吲哚美辛、萘普生、双氯芬酸、布洛芬等。

2. 慢作用药　这类药物起效缓慢，与非甾体类抗炎药不同的是这类药可能通过抑制机体免疫功能，有延缓疾病发展的作用。这类药为治疗的主要药物，患者应长期服用而不能因为症状缓解即停药。主要有柳氮磺吡啶和甲氨蝶呤，其中以柳氮磺吡啶为首选。

3. 糖皮质激素　一般不提倡首先使用糖皮质激素，只有对上述药物治疗效果不佳，关节炎症重，特别是关节积液，以及有关节外如内脏器官受累时才可考虑，而且剂量不宜太大，疗程不宜过长。

四、预后

一般而言，幼年强直性脊柱炎的病情进展较为缓慢，预后较好。尽管四肢关节均可受累，但除髋关节外，其他受累关节的炎症经治疗后均可治愈，不遗留残疾。髋关节受累者，除早期有髋部疼痛和活动受限制，大约1/3的患者可发生髋关节破坏或狭窄，最终导致关节强直，需行全髋关节置换。虹膜睫状体炎多不遗留严重后遗症。心脏病变较少见，主要见于晚期患者，若出现在早期，往往是预后差的征兆。

本病患者应注意身体锻炼，预防关节活动范围的缩小或丧失，保持关节的功能位量。对幼年强直性脊柱炎患者来说，每天应认真做最大范围的腰部活动（如向前弯腰、后伸、侧弯等）和深呼吸，有四肢关节受累者还应注意做病变关节的活动与锻炼。许多患者因胸部活动受限或活动时疼痛，往往只做腹式呼吸，这样只会进一步使胸部活动范围减小。因此，应积极鼓励患者做胸式呼吸训练。游泳可以很好地将心肺与四肢、腰部功能训练等有机地结合在一起，因此值得提倡。

（钟英杰）

第十章

神经肌肉系统疾病

第一节　脑积水

一、定义

脑积水（hydrocephalus）是指过多的脑脊液在脑室和蛛网膜下隙内积聚。其原因是脑脊液的产生和吸收之间失去平衡所致的脑室系统或蛛网膜下隙扩大而积聚大量脑脊液。通常是由于脑脊液循环通道上的阻塞，使脑脊液不能达到其吸收部位或吸收部位发生障碍，极为罕见的是由于脉络丛乳头状瘤等所引起的脑脊液分泌过多所致。如果大量脑脊液积聚在大脑半球表面蛛网膜下隙，则称为硬膜下积液。脑室系统内过多的液体积聚称为脑室内脑积水。儿童脑积水（hydrocephalus in children）多见于新生儿及婴儿，常伴有脑室系统扩大，颅内压增高及头围增大。

二、分类

1. 按颅内压高低分类　按照颅内压高低可分为高压力性脑积水及正常压力性脑积水。前者又称进行性脑积水，是指伴有颅内压增高的脑积水；后者又称低压力性脑积水或脑积水性痴呆，虽有脑脊液在脑室内积聚过多或脑室扩大，但颅内压正常。

2. 按脑积水发生机制分类　按照脑积水发生机制分为梗阻性脑积水及交通性脑积水两类。前者又称非交通性脑积水，是由于脑脊液循环通路发生障碍，即脑室系统及蛛网膜下隙不通畅引起的脑积水；后者又称特发性脑积水，脑室系统与蛛网膜下隙通畅，而是由于脑脊液的产生与吸收平衡障碍所致。

3. 按脑积水发生的速度分类　按照脑积水发生的速度分为急性和慢性脑积水两类。急性脑积水是由突发的脑脊液吸收和回流障碍引起，急性脑积水常见于脑出血、脑室内出血、感染或颅内占位性病变所致中脑导水管及第三、第四脑室的迅速梗阻。慢性脑积水是最常见的脑积水形式，当引起脑积水的因素为缓慢发生且逐渐加重时，均可发生慢性脑积水。在梗阻引起脑积水数周后，急性脑积水可转变为慢性脑积水。

三、发病率

据 WHO 在 24 个国家的统计结果，新生儿脑积水的发病率为 0.87/1 000，在有脊髓脊膜膨出史的儿童中，脑积水的发生率为 30% 左右。

四、病因

脑积水可以由下列三个因素引起：脑脊液过度产生；脑脊液的循环通路梗阻以及脑脊液的吸收障碍。先天性脑积水的发病原因目前多认为是脑脊液循环通路的梗阻。造成梗阻的原因可分为先天性发育异常与非发育性病因两大类。在先天性脑积水中，先天性发育异常约占 2/5，而非发育性病因则占 3/5。

（1）先天性发育异常

1）大脑导水管狭窄、胶质增生及中隔形成：以上病变均可导致大脑导水管的梗死，这是先天性脑积水最常见的原因，通常为散发性，性连锁遗传性导水管狭窄在所有先天性脑积水中仅占 2%。

2）Arnold Chiari 畸形：因小脑扁桃体、延髓及第四脑室疝入椎管内，使脑脊液循环受阻引起脑积水，常并发脊椎裂和脊膜膨出。

3）Dandy Walker 畸形：由于第四脑室中孔及侧孔先天性闭塞而引起脑积水。

4）扁平颅底：通常合并 Arnold – Chiari 畸形，阻塞第四脑室出口及环池，引起脑积水。

5）其他：无脑回畸形、脑穿通畸形、软骨发育不良、Dandy – Walker 综合征及第五、第六脑室囊肿等均可引起脑积水。

（2）非发育性病因

1）新生儿缺氧和产伤所致的颅内出血、脑膜炎继发粘连是非发育性先天性脑积水的常见原因。

2）新生儿颅内肿瘤和囊肿，尤其是颅后窝肿瘤常导致脑积水。

3）各类颅脑损伤导致的颅内出血都有可能使脑脊液的循环通路阻塞，从而出现继发性脑积水。

（3）脉络丛乳头状瘤可使脑脊液分泌异常增多，也可产生脑积水。

（4）由于脑脊液吸收障碍而形成的脑积水在儿童较为罕见。

五、病理

主要表现为脑室系统由于脑脊液的积聚而扩张，室管膜细胞的侧突肿胀、伸长，随着脑室壁的进一步受牵拉，室管膜逐渐消失，脑室周围呈星形细胞化或胶质瘢痕形成。脑室进一步扩大，可使脑脊液进入室周组织而引起白质水肿。这时即使行脑脊液分流术，使脑室恢复到正常大小，脑组织在组的织学上的改变已不能恢复。

在大体解剖上，当脑脊液容量增加时，脑组织的弹性减少。若脑积水进一步发展，大脑皮层受压变薄，继发脑萎缩。第三脑室的扩张可使下丘脑受压而萎缩，中脑受压则使眼球垂直运动发生障碍，出现临床所见的"日落"征。第四脑室受阻的病例，可出现脊髓中央管扩大，脑脊液可经终池流入脊髓蛛网膜下隙。

六、症状

1. 婴儿期表现　如下所述。

（1）头颅形态的改变：表现为在婴儿出生后数周或数月内头颅进行性增大，前囟也随之扩大和膨隆。头颅的外形与脑脊液循环的阻塞部位紧密相关。中脑导水管阻塞时，头颅的穹隆扩张而后颅窝窄小，蛛网膜下隙阻塞时整个头颅对称性扩大，第四脑室的出口阻塞，常引起后颅窝的选择性扩大。头颅与躯干的生长比例失调，由于头颅过大过重而垂落在胸前。颅骨菲薄头皮有光泽，浅静脉怒张。头颅与脸面不相称，头大面小，前额突出，下颌尖细。

（2）神经功能缺失：随着脑积水的进一步发展，可使第三脑室后部的松果体上隐窝显著扩张，压迫中脑顶盖部或由于脑干的轴性移位，产生类似帕里诺（Parizlaud）眼肌麻痹综合征，即上凝视麻痹，使婴儿的眼球上视不能，出现所谓的"日落"征。第六对脑神经的麻痹常使婴儿的眼球不能外展。由于脑室系统的进行性扩大，使多数病例出现明显的脑萎缩，在早期尚能保持完善的神经功能，到了晚期则可出现锥体束征、痉挛性瘫痪、去脑强直等。智力发育也明显比同龄的正常婴儿差。

（3）颅内压增高：随着脑积水的进行性发展，颅内压增高的症状逐渐出现，尽管婴儿期的颅缝具有缓冲颅内压力的作用，但仍然是有限度的。婴儿期颅内压力增高的主要表现是呕吐，由于婴儿尚不会说话，常以抓头、摇头、哭叫等表示头部的不适和疼痛，病情加重时可出现嗜睡或昏睡。

2. 儿童期表现　儿童期由于骨缝的闭合，脑积水的临床表现与婴儿期迥然不同，根据脑积水发生的速度，可分为急性脑积水、慢性脑积水、正常颅内压脑积水和静止性脑积水四种。

（1）急性脑积水：脑脊液循环通路的任一部位一旦发生梗阻，最快者可在数小时内出现颅内压增高的症状，主要表现为双侧额部疼痛、恶心、呕吐等。有的可出现短暂或持久性视力障碍。由于患儿颅缝已经闭合，且处于急性发作期，颅内的代偿能力差，较易出现意识障碍，若不及时抢救可发生脑疝而死亡。

（2）慢性脑积水：脑积水发生的速度较缓慢颅内尚有一定的代偿能力，例如通过需缝分离、脑组织的退缩和脑室系统的扩大，使颅内能容纳更多未被吸收的脑脊液，因此，临床表现以慢性颅内压增高为其主要特征，可出现双侧颜部或全颅疼痛、恶心、呕吐、视神经盘水肿或视神经萎缩，智力发育障碍等。随着脑室的进行性扩张，使脑室周围的皮层脊髓束的传导纤维牵拉受损，出现步态和运动功能障碍。若第三脑室过度膨胀扩张，可使垂体、下丘脑及松果体受压，因而出现内分泌异常，包括幼稚型、脑性肥胖症和性早熟等。

（3）正常颅内压脑积水：属于慢性脑积水的一种状态。其特点是脑脊液压力已恢复至正常的范围，但脑室和脑实质之间继续存在着轻度的压力梯度（压力差），这种压力梯度可使脑室继续扩大并导致神经元及神经纤维的损害。临床的主要表现为：①头围在正常值的局限或略超过正常值；②精神运动发育迟缓；③智力下降、学习能力差；④轻度痉挛性瘫痪。

（4）静止性脑积水：是脑积水发展到一定程度之后自动静息的一种状态。主要特点是脑脊液的分泌与吸收趋于平衡已恢复正常，脑室和脑实质之间的压力梯度已消失，脑室的容积保持稳定或缩小，未再出现新的神经功能损害，精神运动发育随年龄增长而不断改善。

七、体征

小儿脑积水的临床特点是头围增大，正常新生儿头周围径33~35cm，6个月为44cm，1岁为46cm，2岁为48cm，6岁为50cm。当头围明显超出其正常范围或头围生长速度过快时应高度怀疑脑积水的可能。头围测量的方法是取前额平眉与枕外粗隆之间的周边长度。若出生后一年中的任何一个月内，头围增长的速度超过2cm者，应高度怀疑脑积水。头部叩诊常可听到破壶音（Macewea征），头颅透光试验可见广泛的透光区。若头围迅速增大，头与脸面不相称，前囟隆起，并出现"日落"征者，诊断即可成立。对于较大的儿童，若出现视神经盘水肿，同时伴有头痛和呕吐等颅内压增高的症状时，也应高度怀疑脑积水，但必须与颅内肿瘤引起的颅内压增高鉴别，后者常可出现定位体征。

较大患儿可表现为精神不振、易激惹、抽风、眼球震颤、共济失调、四肢肌张力高或四肢轻瘫等。重度脑积水中，视力多减退，甚至失明，眼底可见视神经继发性萎缩。晚期可见生长停顿、智力下降、锥体束征、痉挛性瘫痪、去脑强直、痴呆等。

部分患儿由于极度脑积水大脑皮层萎缩到相当严重的程度，但其精神状态较好，呼吸、脉搏、吞咽活动等延髓功能无障碍，视力听力及运动也良好。

少数患儿在脑积水发展到一定时期可自行停止，头颅不再继续增大，颅内压也不继续增高，称为"静止性脑积水"。但自然停止的机会较少，大多数是症状逐渐加重，只不过是有急缓之差。最终往往由于营养不良全身衰竭合并呼吸道感染等并发症而死亡。

先天性脑积水可合并身体其他部位的畸形，如脊柱裂、脊膜膨出及颅底凹陷症等。

八、辅助检查

脑积水的辅助检查有许多种，包括：头颅X线片、前囟穿刺、侧脑室-腰穿双重穿刺试验、脑脊液酚红试验、脑室或气脑造影、颈动脉造影、放射性核素扫描等。但是，由于上述检查的局限性和有创性，自从CT问世以来，已逐步为临床医师所放弃。特别是对于儿童，更加不主张进行有创检查。所以，在临床上脑积水的辅助检查首选头颅CT，有条件的行头颅MRI检查更好。

1. 颅脑CT　颅脑CT能准确地观察有无脑积水、脑积水的程度、梗阻部位、脑室周围水肿等，且可反复进行动态观察脑积水的进展情况。为判断疗效及预后提供必要的客观指标。颅脑CT判断有无脑积水以及脑积水的程度目前尚无统一的可靠指标。1979年Vassilouthis提出采用脑室-颅比率为侧脑室前角后部（尾状核头部之间）的宽度与同一水平颅骨内板之间的距离之比，若脑室-颅比率小于0.15

为正常，若脑室－颅比率在 0. 15～0. 23 为轻度脑积水，若脑室－颅比率大于 0. 23 为重度脑积水。

颅脑 CT 能够明确许多后天性梗阻病因：

（1）脑室内梗阻性脑积水：一侧室间孔阻塞（室间孔闭锁）而引起单侧脑积水或不对称性脑积水时，则导致该侧脑室扩张。当双侧室间孔或三脑室孔阻塞而引起对称性脑积水时，则双侧脑室扩张。

（2）若导水管阻塞（导水管狭窄）可引起侧脑室和第三脑室扩张，而第四脑室的大小和位置一般正常。

（3）第四脑室出口处梗阻（侧孔和正中孔闭锁）则引起全脑室系统特别是第四脑室扩张，如第四脑室囊性变以及 Dandy－Walker 囊肿。

2. 颅脑 MRI 检查　磁共振检查是目前最理想的诊断方法。除具备 CT 检查的一切优点和功能外，还可看颅内一切结构的清晰图像，使一些脑积水的病因和病理状态一目了然。

脑积水的 MRI 表现为脑室系统扩大，其标准与 CT 相同。在 MRI 上可根据以下表现来判断有无脑积水：①脑室扩大程度与蛛网膜下隙的大小不成比例；②脑室额或颞角膨出或呈圆形；③第三脑室呈气球状，压迫丘脑并使下丘脑下移；④胼胝体升高与上延；⑤脑脊液透入室管膜的重吸收征等。

九、诊断

诊断典型的先天性脑积水，根据病史、临床表现、头颅增大快速等特点结合头颅 CT 或 MRI 等影像学表现，一般诊断不难。但对于早期不典型脑积水，需要与下列病症相鉴别：

（1）慢性硬膜下积液或血肿：常有产伤史，病变可为单侧或双侧，常有视盘水肿，落日征阴性。前囟穿刺硬膜下腔吸出血性或淡黄色液体即可明确诊断。

（2）新生儿颅内肿瘤：新生儿颅内肿瘤常有头围增大或继发性脑积水，头颅 CT 扫描及 MRI 可确诊。

（3）佝偻病：头围可增大呈方形颅，前囟扩大，张力不高。

（4）先天性巨颅症：无脑积水征，落日征阴性，脑室系统不扩大，无颅内压增高，CT 扫描可确诊。

十、治疗

脑积水的治疗主要是手术治疗。除了少数病例系因肿瘤阻塞脑脊液通路需行肿瘤切除外，国内外历来的手术方法都是针对脑脊液的循环而设计的。

先天性脑积水的手术适应证目前尚无统一标准。但多数学者都认为应早期采取手术治疗。患儿大脑皮质厚度不应小于 1cm，合并其他脑与脊髓严重先天畸形者应谨慎手术。术前应明确脑积水的类型、梗阻部位等。脑积水的外科治疗迄今已超过一个世纪，手术方法各种各样，大致可分为以下三种类型：

（1）病因手术治疗：针对引起脑积水的病因手术，例如大脑导水管狭窄或形成扩张术。Dandy－Walker 畸形行第四脑室正中孔切开术，扁平颅底和 Arnold－Chiari 畸形行后颅窝和上颈髓减压术，脉络丛乳头状瘤切除术等。

（2）脉络丛电灼术：1922 年 Dandy 提出应用脑室内镜行脉络丛电灼术，以后 Puteman、Stkey、Scarff 和北京儿童医院的张金哲等都应用过此术式，并有相应的改良。但因总的效果不稳定，到 20 世纪 50 年代后即不再应用。

（3）脑脊液分流术：即将脑脊液通路改变或利用各种分流装置将脑脊液分流到颅内或颅外其他部位去。脑脊液分流术又分为颅内分流术和颅外分流术两类。颅内分流主要用于脑室系统内阻塞引起的脑积水，颅外分流术适用于阻塞性或交通性脑积水。

十一、脑脊液分流手术

脑脊液分流手术是治疗各种类型脑积水的有效方法。一百余年来，各国学者尝试了许多种分流方法，如侧脑室－枕大池分流术、第三脑室造瘘术、大脑导水管成形术或扩张术、侧脑室－环池造瘘术、

侧脑室 - 胼胝体周围脑池分流术、侧脑室 - 腹腔分流术、侧脑室 - 蛛网膜下隙分流术、侧脑室 - 输卵管分流术或腰蛛网膜下隙 - 输卵管分流术、腰蛛网膜 - 大网膜囊分流术、侧脑室/腰蛛网膜下隙 - 右心房/上腔静脉分流术、侧脑室 - 淋巴管分流术、侧脑室 - 胸膜腔分流术、侧脑室 - 静脉窦分流术等。但是，由于许多种分流方式在理论上可行，而应用到临床则面临着手术打击大、成功率低、并发症多、手术死亡率高等问题，难为广大临床医生所接受。

目前，实际效果最佳，死亡率及并发症都最低的为"侧脑室 - 腹腔分流术"。随着分流装置及手术的改进，国内、外临床医师已普遍采用侧脑室 - 腹腔分流手术治疗各种类型的脑积水。

十二、侧脑室 - 腹腔分流术

1905 年 Kamek 首先施行侧脑室 - 腹腔分流术，但未成功。1908 年 Cushing 对 12 例脑积水患者进行腰蛛网膜下隙 - 腹腔分流术，其中 2 例发生肠套叠而死亡。1910 年 Hartwell 首先报道 1 例侧脑室 - 腹腔分流术治疗脑积水获得成功。1914 年 Heile 首先报道采用静脉和橡胶管作为分流材料，但未获成功。1929 年 Davidoff 在实验中采用自体移植皮管作腰蛛网膜下腔 - 腹腔分流术，但未应用于临床。

半个多世纪前由于缺乏单向引流的分流装置，手术效果均不佳，直到 50 年后高分子医用材料研制成功，才使脑室 - 腹腔分流术取得成功。1963 年 Scarff 总结 230 例此类手术，55% 脑积水得以控制，但 58% 的患者分流管阻塞，死亡率为 13%。近年来侧脑室 - 腹腔分流术 1 年以上良好效果者达 70% 以上。手术死亡率已降至 0 ~ 4.7%。

随着分流管及手术技术的改进，如抗虹吸阀门的设计能防止颅内压过度下降；腹腔导管置于肝脏上以防止导管被大网膜和小肠阻塞；微孔过滤器的应用以防止肿瘤通过脑脊液播散等，使手术死亡率大大降低，近年来已降低近于零。

侧脑室 - 腹腔分流术是将带有活瓣分流装置的脑室管插入侧脑室枕角或额角，腹腔管的插入借助于隧道套管探针，经头皮切口皮下由头、颈、胸，最后到达腹部的皮下隧道，将导管末端置于腹腔的肝脏表面或直肠膀胱凹内。

侧脑室 - 腹腔分流术的并发症发生率为 24% ~ 52%，其中各种并发症如下：

（1）分流管阻塞：发生率为 14% ~ 58%，是分流失败的最常见的原因，脑室端阻塞多为脑组织、血块及脉络丛引起。腹腔端阻塞主要因大网膜包绕、管端周围炎症及异物等在这种情况下，多需要再次手术更换分流管。

（2）感染：发生率 12%，包括腹膜炎、分流管皮下通道感染、脑脊液漏继发感染等。1975 年 Leibrock 曾报道 1 例在分流术后，发生表现极似阑尾炎的腹膜炎。文献报道的大多数致病菌为表皮葡萄球菌和金黄色葡萄球菌。目前，对于分流感染尚未令人满意的处理方法，大多数神经外科医师承认必须除去已经感染的分流装置。常见公认的治疗方法包括除去感染的分流装置，并立即重新插入新的分流装置或除去感染的分流装置，施行脑室引流，感染控制后随即插入新的分流装置。

（3）分流装置移位：最常见的是腹腔导管自腹部切口外脱出其次有分流装置进入胸部、头皮下、硬膜内或脑室内。

（4）腹部并发症：侧脑室 - 腹腔分流术的腹部并发症较多。文献报道导管脐孔穿出、腹腔积液、脐孔漏、导管进入阴囊内、胸膜积液、腹痛、大网膜囊肿扭转、腹腔假性囊肿、假性肿瘤、阴道穿孔、小肠穿孔、结肠穿孔、肠扭转、肌内囊肿、导管散落、肠套叠等。

（5）颅内血肿：Aodi 报告 120 例脑室 - 腹腔分流术中，发生大块颅内血肿及脑室内出血 3 例（2.5%），慢性硬膜下血肿（1.7%），硬膜下血肿在带阀门分流管的病例中，发生率为 5%，无阀门者更高。

（6）裂隙脑室综合征：发生率为 1.6%，多发生在没有抗虹吸装置的分流病例中因直立时脑室内压低于大气压，导致分流过度，造成引流管周围脑室塌陷，其结果造成分流系统不可逆的梗阻，使颅内压急剧升高。裂隙状脑室没有满意的处理办法，调换中等压的分流瓣膜为高压分流瓣膜，或颜下减压可有帮助。

（7）颅脑不称（比例失调）：分流术后脑室缩小，致使膨隆的颅盖和脑的凸面之间形成无效腔，该腔常常由脑脊液填充。由颅脑不对称面构成的无效腔，随着颅缝和囟门以及脑的逐渐增长，此腔逐渐缩小。

（8）孤立性第四脑室：当脑室系统邻近的导水管萎陷，而四脑室仍保持扩张，孤立性的扩张被认为是由导水管和四脑室出口的炎性梗阻所致。脑脊液引流只来自幕上的分隔间隙，形成双分隔间隙的脑积水，可出现小脑上蚓部突然向上涌入小脑幕切迹的危险。在这种情况下，或者另外插入一个分流管进入四脑室（双分流），或者四脑室开口，用强制性的措施对孤立性四脑室减压。

（9）分流后颅缝早闭：在分流术后几个月之后，头围减少，直到脑生长充满由颅脑不称引起的无效腔。如在脑生长到最大之前行分流术，可发生颅缝早闭，特别是矢状缝的骨性联合和增厚。

十三、预后

脑积水的预后和手术治疗的效果取决于有否合并其他异常。单纯性脑积水（不存在其他畸形的脑积水）比伴有其他畸形的脑积水（复杂性脑积水）的预后要好。通常伴有脑积水的畸形包括：脑穿通畸形，胼胝体发育不全，脑叶发育不全，积水性无脑畸形，小脑幕发育不全，Chiari 畸形，Dandy - Walker 畸形，前脑无裂畸形，蛛网膜囊肿，Galen 静脉的动脉瘤等。患单纯性脑积水的婴儿，如果在生后 3 ~ 6 个月内进行分流手术，一般效果较好。近年来，随着分流装置的不断发展及手术技术的不断提高，越来越多的先天性脑积水患儿已经能够和健康儿童一样正常地学习、生活。

（张爱萍）

第二节　颅内出血

颅内出血（intracranial hemorrhage，ICH）又称为出血性脑血管病或出血性卒中，系因脑血管破裂使血液外溢至颅腔所致。根据出血部位的不同，ICH 可分为脑出血、蛛网膜下隙出血和硬膜下出血等。国外文献报道 15 岁以下儿童脑出血和蛛网膜下隙出血的发病率为 2.5/10 万。无论何种原因所致的小儿 ICH，其临床表现有颇多相似之处，但预后则视不同病因而有很大差异，且诊断与治疗是否及时也是直接影响预后的关键因素。

一、病因

许多血液病、脑血管发育异常及颅内外其他病变均与小儿 ICH 的发生有关，其病因可以是单一的，亦可由多种病因联合所致。

1. 脑血管畸形　脑动静脉畸形是儿童时期 ICH 的常见原因之一，可分为先天性、感染性与外伤性。先天性脑血管畸形包括血管瘤和动静脉瘘，前者系因血管壁中层发育缺陷所致，见于末梢小动脉分叉处，直径达 6 ~ 15mm 的动脉瘤易发生破裂出血；后者系因动、静脉系统间毛细血管发育缺陷使动、静脉间直接吻合而成短路，以致病区动脉扩大而成动脉瘤样畸形，并压迫其周围脑组织，易破裂出血，以 Galen 静脉畸形多见。感染性脑动静脉畸形如颅内细菌性或真菌性动脉瘤，系感染性心内膜炎的感染栓子所致；人类免疫缺陷病毒感染也可导致小儿颅内动脉瘤的发生。外伤性脑动静脉畸形较少见，仅发生于海绵窦，因颈内动脉位于此处，故外伤可致颈动脉 - 海绵窦瘘。

其他类型的脑血管畸形有毛细血管扩张、海绵状血管瘤、软脑膜静脉及毛细血管的畸形、脑底异常血管网（Moyamoya 病）等。

2. 血液病　血液病是小儿脑血管病的重要病因，在尸检的血液病例中有 50% 发现自发性脑出血。血友病患儿中 2.2% ~ 7.4% 发生 ICH。小儿特发性血小板减少性紫癜病例中发生 ICH 者占 10%。其他如白血病、再生障碍性贫血、溶血性贫血、弥散性血管内凝血、凝血障碍等血液病，以及抗凝疗法的并发症，均可发生 ICH。

3. 颅内其他原因　包括颅脑外伤，颅内肿瘤，脑动脉炎，中毒性脑病等。

4. 颅外其他原因 包括维生素 K 缺乏症，维生素 C 缺乏症，肝病，高血压，感染或结缔组织病等其他各种原因所致的 ICH。

5. 新生儿颅内出血原因 新生儿颅内出血（neonatal intracranial hemorrhage，NICH）有其特殊的病因，主要发病因素为两大方面，即产伤及缺氧引起，前者正逐渐减少，后者有增加趋势。NICH 的发病率依不同的检测及统计方法不同而不同，其中在孕周 < 34 周、出生体重 < 1 500g 的未成熟儿高达40% ~50%。

6. 其他 尚有部分小儿 ICH 的原因不明。找不到病因的脑出血称为小儿特发性脑出血。有文献报道尸检发现小儿特发性脑出血系由微小动脉瘤样血管畸形破裂所致，因此并非真正的原因不明。只是因这种动脉瘤太小，用 CT 扫描和脑血管造影等神经影像学检查不能发现而已。

二、临床表现

1. 脑出血 系指脑实质内血管破裂所致的出血。常见于大脑半球，幕下脑出血（小脑或脑干）较少见。发病前可有外伤以及过度兴奋等诱因。起病较急，常见表现有突发头痛，呕吐，偏瘫，失语，惊厥发作，视物模糊或偏盲，感觉障碍，血压、心率及呼吸改变，意识障碍等。重症患儿一般均有明显的生命体征的改变，并易伴发消化道出血、心肺功能异常以及水电解质紊乱，特别严重者可伴发脑疝死亡。血肿破入蛛网膜下隙者常有明显的脑膜刺激征。脑室出血常表现为深昏迷，四肢软瘫，早期高热，双瞳孔缩小，去脑强直样发作。

2. 原发性蛛网膜下隙出血 原发性蛛网膜下隙出血是指非外伤性原因所致的颅底或脑表面血管破裂，大量血液直接流入蛛网膜下隙；而继发性者是由于脑出血后，血流穿破脑组织而蔓延至脑室及蛛网膜下隙所致。小儿蛛网膜下隙出血比成人少见。因动脉瘤以及动静脉畸形等血管异常所致者以 6 岁以上年长儿较多见，且有随年龄增长而逐渐增多的趋势。

常起病急剧，主要表现为血液刺激或容量增加所致的脑膜刺激征和颅内高压征，如颈项强直、剧烈头痛以及喷射性呕吐等。半数以上病例出现意识障碍、面色苍白和惊厥发作。病初 2 ~3 日内常有发热。大脑凸面血管破裂所致的蛛网膜下隙出血，若病变部位靠近额叶及颞叶时，常可出现明显的精神症状，可表现为胡言乱语、自言自语、模仿语言和摸空动作等。可伴发血肿或脑梗死而出现局灶性神经体征，如肢体瘫痪及颅神经异常等。眼底检查可见玻璃体下出血。

3. 硬膜下出血 婴幼儿多见。通常分为小脑幕上和小脑幕下两种类型，前者最常见，多因大脑表面的细小桥静脉撕裂出血所致；后者多由于小脑幕撕裂所致。硬膜下出血所形成的血肿大多发生于大脑顶部，多数为双侧，但出血程度可不对称。临床表现差异很大。位于大脑半球凸面的硬膜下出血，若出血量很小，可无明显症状；若出血量较大，则可出现颅内压增高、意识障碍、惊厥发作或偏瘫、斜视等局灶体征，甚至继发脑疝导致死亡。幕下硬膜下血肿通常出血较多，往往迅速出现昏迷、眼球活动障碍、瞳孔不等大且对光反射消失、呼吸不整等脑干受压症状，病情进展极为迅速，多在数小时内呼吸停止而死亡。

4. NICH 主要包括脑室周围至脑室内出血、小脑出血、原发性蛛网膜下隙出血和硬膜下出血四种类型。脑室周围至脑室内出血主要发生于胎龄较小的未成熟儿，源于室管膜下的生发层毛细血管破裂所致，多于生后 24 ~48 小时内发病，多数起病急骤，进行性恶化，生后不久即出现深昏迷、去脑强直与惊厥，多于数小时内死亡；但少数开始时症状亦可不典型，可有意识障碍、局限性"微小型"惊厥、眼球运动障碍以及肢体功能障碍等，症状起伏，时轻时重，多能存活，但易并发脑积水。小脑出血可因压迫脑干而出现四肢瘫痪、呼吸浅表以及反复窒息发作等，均于病后 36 小时内死亡。新生儿蛛网膜下隙出血临床表现与出血量有关，轻微出血时可无任何症状与体征，仅有血性脑脊液，常见于早产儿；出血较多时，常于生后 2 ~3 天出现嗜睡和惊厥，可致出血后脑积水，多见于足月儿；大量出血较罕见，病情严重，生后不久即死亡。新生儿硬膜下出血临床表现与前面所谈到的硬膜下出血相类似。

三、诊断

任何小儿出现上述临床表现时均应考虑到 ICH 的可能性。如有出血性疾病史或有外伤等诱因，而无明显颅内感染表现，更应注意本病。应及时选择以下辅助检查确诊。

1. 一般检查 ICH 时可有贫血，血沉加快，周围血白细胞数增加，如为白血病所致时可见幼稚细胞。任何原因所致的脑出血，均可出现一过性蛋白尿、糖尿及高血糖等变化。

2. 颅脑 CT 是确诊 ICH 的首选检查，可精确判断出血部位及范围，并可估计出血量及查见出血后的脑积水。唯脑干的少量出血可出现假阴性。

3. 颅脑 B 超 适用于前囟未闭的婴幼儿。对 ICH 的诊断率较高，且可在床边进行，具有方便、安全、经济等优点，并可进行动态观察，以随时了解血肿及脑室大小的变化。

4. 磁共振血管成像或脑血管造影 是明确出血原因和病变部位最可靠的方法。尤其是脑血管造影即可确定诊断，还可进行介入治疗。但需搬动患者，检查时间也较长，一般于病情稳定后进行，或适用于病情危重、需急诊手术者的术前检查。

5. 脑电图 脑出血时行脑电图检查可发现出血侧有局限性慢波灶，但无特异性。

6. 脑脊液检查 适用于蛛网膜下隙出血的诊断，如发现均匀血性脑脊液，除外穿刺损伤即可明确诊断。鉴别方法可将穿出的脑脊液连续分装三个试管静置数分钟，如观察到脑脊液颜色均匀一致而无凝块，其上清液变黄，隐血试验阳性，提示腰穿前即有出血，非腰穿时损伤所致。在新生儿尚可借助脑脊液内有无含铁血黄素巨噬细胞而予以区别，若有则为新生儿蛛网膜下隙出血。血性脑脊液可持续 1 周左右，离心后上清液的黄染逐渐加重。另有脑脊液压力增高，蛋白多增多，糖正常或稍低。但如有严重颅内高压表现，或临床怀疑其他部位的 ICH，则应暂缓腰穿检查，以免诱发脑疝。

7. 硬膜下穿刺检查 适用于幕上硬膜下出血的诊断，对新生儿和前囟门尚未闭合的婴幼儿在前囟的侧角进行硬膜下穿刺即可确诊。在正常情况下，针头进入硬膜下腔，无液体流出或只能流出几滴澄清的液体。若有硬膜下血肿则可流出含有大量蛋白质的、红色或黄色的水样液体。为明确硬膜下血肿是否为双侧性，对前囟门的两侧均应穿刺。对新生儿穿刺后流出 0.5mL 以上的液体即有诊断意义。

8. 病因学检查 应结合病史与临床表现进行相应检查，如血象、凝血功能以及骨髓穿刺等，以鉴别出血原因。

四、治疗

ICH 治疗原则是迅速控制出血，适时进行外科手术治疗，预防并发症与后遗症。治疗选择通常分为三类：使病情稳定的综合治疗，尽力治疗出血本身，以及降低再出血风险的方法。

1. 稳定治疗 稳定治疗措施包括优化呼吸管理、控制体循环高血压、防治癫痫发作和针对颅内压增高的医学管理等。脑水肿的处理可用肾上腺皮质激素，如颅内压增高较明显可静脉推注脱水剂或利尿剂。ICH 急性期应绝对卧床，保持安静，不宜搬动，避免引起血压增高和颅内压增高的因素。如因特殊情况如急诊检查和手术治疗等，需要搬动患者，应保持头部固定。还应保持水电解质平衡及足够的热量供给。

另外，针对蛛网膜下隙出血患儿来说，控制血管痉挛后可能收到一定的疗效。因为蛛网膜下隙的血液和血凝块可引起脑动脉的炎症反应和脑水肿，可释放促血管痉挛物质而引起血管痉挛。

2. 手术治疗 早期手术清除血肿，适用于出血量大，有严重脑实质损害症状或出现脑疝危险症候的病例。而对于一般出血病例，需要待患者病情稳定后再实施手术治疗，包括清除血肿和对局部畸形血管的处理等，通常以发病后 2 周左右为宜。目前尚无明显证据显示幕上实质内血肿外科手术摘除术对任何年龄都有效。Mendelow 及其同事研究显示，在 1 033 名非外伤性幕上出血的成人随机试验中，在血肿发生 24 小时内进行血肿取出术对患者无明显受益。另外一项小样本研究，给予了较早（小于 4 小时）血肿取出术的 11 名病例中，有 4 例因为再出血给予了暂停早期血肿清除手术。也有无对照研究证据显示，在选择人群中血肿清除可能缓解脑疝发生。这种外科手术对于小脑出血以及大脑半球较大范围出血病灶患者可能获益更多。

反复腰穿放脑脊液适用于脑室及蛛网膜下隙出血患者，可减少脑积水的发生，并可迅速缓解蛛网膜下隙出血所引起的颅内高压，减轻脑膜刺激症状。但如果患儿头痛剧烈、呕吐频繁或极度烦躁，甚至已出现脑疝的早期征象，则应禁忌腰穿，以免诱发脑疝。

硬膜下穿刺适用于硬膜下出血的治疗，前囟未闭时尤为适用。一般可每日或隔日穿刺 1 次，穿刺成功后应让液体自动流出，不应抽吸，每次引流量不宜过大，一般不超过 15mL，否则可能诱发再出血。可穿刺 10～15 次，液体量不多者逐渐延长间隔并停止穿刺。

3. 病因治疗　纠正出血的危险因素能够减少额外出血。脑血管畸形的手术处理可以防止再次破裂出血。动脉瘤和动静脉畸形（AVMs）采用外科或血管内闭塞治疗对于许多患者来说是非常有效的，但是放射外科学针对儿童 AVMs 病灶太小或很难用外科手术方法解决的病例，应用越来越多。数个较大的回顾性研究报道，放射外科学是非常安全而且对于治疗儿童 AVMs 是明显有效的。

对凝血缺陷和血液系统疾病的治疗可减少继发性出血的危险。血小板计数在 $200 \times 10^9/L$ 以上时脑出血很少发生。即使血小板数很低，在没有创伤的情况下，自发性颅内出血极少见。获得性同种免疫血小板减少症患者的脑出血通常伴有全身性病毒感染，可能是由于感染刺激机体产生大量的抗血小板抗体，导致血小板减少。对于血小板减少症患者应及时输注血小板或新鲜血，避免服用阿司匹林或其他抗血小板药物，或是避免可能导致头部外伤的刺激。同样，Ⅶ因子缺乏患儿通过补充Ⅶ因子可减少或预防外伤性颅内出血。对于血友病患者应输注Ⅷ因子，晚发性维生素 K 缺乏应输注维生素 K 和凝血因子复合物或新鲜血等。

4. 康复治疗　ICH 患儿在病情好转后即应进行医学康复训练，包括物理治疗、作业治疗和语言治疗等。还应辅以针灸、推拿、理疗以及高压氧等，以减轻神经损害后遗症。同时可给予心理支持和行为治疗。在康复治疗过程中，患儿和家长都应参加。

五、预后

ICH 的预后与其发病年龄、病因、出血部位及出血量大小等有关。脑动静脉畸形易反复出血，复发者病死率较高；如血液流入脑室系统与蛛网膜下隙后，易致脑脊液循环通路阻塞，吸收障碍，产生脑积水。脑动脉瘤破裂常产生脑实质内出血，80% 以上的病例于早期死亡，幸存者多留有神经系统后遗症。继发于全身性疾病的 ICH 预后与原发病、出血部位及其产生的病理反应有关。

NICH 预后与其出血类型有关。脑室周围 - 脑室内出血的近期预后与出血量大小有关，出血量越大，并发脑积水的发生率或病死率越高；远期随访，出血量大者多发生严重智能减退和运动功能障碍等。小脑出血预后差，出生后不久即死亡。新生儿蛛网膜下隙出血主要系静脉破裂所致，出血量较小，大多预后良好；少数也可因先天性颅内动脉瘤破裂所致，病情多危重，预后较差，病死率高达 40%。幕上硬膜下出血预后相对较好，而幕下硬膜下出血预后差。

（张爱萍）

第三节　脑脓肿

脑脓肿（brain abscess）是中枢神经系统局灶性化脓感染相对常见的类型之一，特别是社会经济状况欠佳的人群，仍然是一个严重问题。脑脓肿在任何年龄均可发病，以青壮年最常见。脑脓肿中 1/4 发生于儿童，发病高峰为 4～7 岁。新生儿革兰阴性菌和 B 组溶血性链球菌脑膜炎伴发脑脓肿较多见，婴幼儿脑脓肿相对少见。在某些高危群体发病率明显增加，如先天性心脏病、免疫缺陷或邻近感染者。随着影像诊断技术的进步，临床对这类局灶感染的认识越来越深入。本病治疗虽很困难，但经过及时而恰当的治疗，仍可能获得较好的预后。而诊断或治疗不当会导致严重的不良后果，甚至死亡。

一、病因

大多数微生物（如细菌、真菌或寄生虫）均可引起中枢神经系统局灶性化脓性感染。引起脑脓肿的最常见的细菌是链球菌、葡萄球菌、肠道细菌和厌氧菌。多数脑脓肿为混合性感染。链球菌和革兰阴性细菌，例如枸橼酸杆菌、沙门菌、沙雷菌属、变形杆菌、肠菌属和脆弱类杆菌属等，是引起新生儿脑脓肿的常见细菌。新生儿 B 组溶血性链球菌和枸橼酸杆菌脑膜炎时伴发脑脓肿的可能性非常高，故对于治疗不顺利的病例一定要常规进行 CT、MRI 或 B 超检查，以除外脑脓肿。在慢性中耳炎或粒细胞缺乏症的患者，绿脓杆菌感染的发病率增加。

在先天性或获得性中性粒细胞缺陷、骨髓移植术后或 HIV 感染的患者，脑脓肿的发生率明显增加，大多数由真菌引起。常见的真菌是念珠菌和曲霉菌；隐球菌通常引起脑膜炎，但也可引起脑脓肿。芽生菌、组织脑浆菌和球孢子菌等也偶可引起脑脓肿。其他可引起脑脓肿的致病微生物包括溶组织阿米巴、棘阿米巴、血吸虫、并殖吸虫和弓形体。各种蠕虫蚴体，如粪性圆线虫、旋毛虫以及豚囊虫等也偶可移行至中枢神经系统引起脑脓肿。

不同部位和类型的脑脓肿病原体有所不同。额叶脑脓肿常见病原是微需氧葡萄球菌、厌氧菌和肠杆菌。头颅创伤引起的脑脓肿常见的病原是金黄色葡萄球菌和链球菌。中耳乳突炎并发的颞叶脑脓肿，以及隐源性脑内小脓肿（直径在 1~1.5cm 以下，常见于顶叶），常见病原包括厌氧菌、需氧链球菌和肠杆菌。先天性青紫型心脏病、心内膜炎、化脓性血栓性静脉炎、败血症以及骨髓炎等血行播散引起的脑脓肿大多沿大脑中动脉分布，致病菌包括微需氧链球菌、厌氧菌及金黄色葡萄球菌等。

二、发病机制

脑脓肿的形成按其机制，可分为血行播散、邻近感染灶蔓延和隐源性感染几类。

1. **血行弥散**　是儿童脑脓肿的常见原因。心、肺及皮肤等部位的感染灶均可通过血循环波及脑部。青紫型先天性心脏病常伴血液浓缩，易发生血栓或脓栓，是小儿血源性脑脓肿的最常见诱因，尤以法洛四联症引起的多见。感染性心内膜炎患儿也易于发生血源性脑脓肿。慢性化脓性肺部疾病，如肺脓肿、脓胸和支气管扩张症也是重要的诱因。菌血症的严重程度和持续时间是是否发生脑脓肿的重要因素。脑脓肿可作为外周化脓性感染（如骨髓炎、牙齿、皮肤及消化道等）引起的菌血症或败血症的转移灶出现。隐源性脑脓肿找不到原发感染灶，实际上也多属于血源性。

2. **邻近组织感染灶的直接蔓延**　邻近感染灶（常见如中耳、鼻窦、眼眶和头面皮肤）的蔓延是脑脓肿的第二个常见诱因。中耳、乳突炎和鼻窦感染是邻近蔓延的最常见感染部位，以耳源性脑脓肿尤为多见。大多数病例的邻近感染蔓延是通过早已存在的解剖通道蔓延，但也可通过血栓性静脉炎或骨髓炎扩散。细菌性脑膜炎患者在发生严重的组织损伤时也可能导致脑脓肿的形成。脑部手术或脑室内引流偶可并发脑脓肿。头颅穿通伤，因骨碎片或异物进入脑部可引起局部感染。

3. **隐源性感染**　实质上是血源性脑脓肿的隐匿型，原发感染灶不明显，机体抵抗力弱时，脑实质内隐伏的细菌逐渐发展为脑脓肿。

成人脑脓肿以邻近组织感染灶的直接蔓延为主，尤以耳源性最多见，约占 2/3。继发于慢性化脓性中耳炎及乳突炎。脓肿多见于额叶前部或底部。血源性脑脓肿约占脑脓肿的 1/4。多由于身体其他部位感染，细菌栓子经动脉血行播散到脑内而形成脑脓肿。脑脓肿多分布于大脑中动脉供应区、额叶及顶叶，有的为多发性小脓肿。外伤也是成人脑脓肿常见原因。多继发于开放性脑损伤。

脑脓肿的发生过程大致可分三期：①急性脑炎期：感染波及脑部引起局灶性化脓性脑炎，局部脑组织出现水肿、坏死或软化灶；②化脓期：炎性坏死和软化灶逐渐扩大、融合，形成较大的脓肿，脓腔外周形成不规则肉芽组织，伴大量中性粒细胞浸润，脓肿周围脑组织重度水肿；③包膜形成期：病变逐渐局限形成包膜，一般在病程 1~2 周即可初步形成，3~8 周形成较完整。在婴幼儿由于对感染的局限能力差，脓肿常较大而缺乏完整的包膜。脑脓肿如破入脑室则形成化脓性脑室炎，引起病情突然恶化，高热、昏迷，甚至死亡。

三、临床表现

脑脓肿临床症状受许多因素影响。脓肿的部位不同可出现不同的症状和体征。通常额叶或顶叶脓肿可长时间无症状，只有在脓肿增大产生明显占位效应或波及关键脑功能区（如感觉及运动皮质）时才会出现症状和体征。致病菌的致病力和宿主机体的免疫状态也可影响脑脓肿临床表现的急缓和轻重。脑脓肿的临床表现主要包括感染中毒表现、颅内压增高症状和局灶体征。在急性脑炎期主要表现为感染中毒症状，常见高热、头痛、呕吐、烦躁、易激惹和惊厥发作。如并发脑膜炎则症状尤著，并有典型脑膜刺激征。化脓期和包膜形成期主要表现为颅内压增高症候或局灶体征，体温正常或有低热。常见剧烈或持续性头痛、喷射性呕吐、意识障碍、血压升高、心率增快、视盘水肿、头围增大或前囟膨隆以及局灶性惊厥发作等。局灶体征与脓肿部位有密切关系。额叶脓肿常见情感异常、淡漠或性格改变、失语；额顶叶脓肿可有对侧偏瘫或感觉障碍，局灶性惊厥发作常见；小脑脓肿可见共济失调、眼球震颤、眩晕以及肌张力低下等。

脑内小脓肿，即直径在 1 ~ 1.5cm 以下的脑脓肿，常见于顶叶，临床表现大多轻微。多数病例以局灶性感觉或运动性癫痫发作起病，个别可有颅内压增高表现，局灶性体征少见。

四、辅助检查

1. 常规检查　血常规检查对中枢神经系统局灶性化脓性感染的诊断通常无特殊意义。大约50%的脑脓肿患儿外周血白细胞轻度增多，伴发脑膜炎的患者白细胞明显增高（ $>20 \times 10^9/L$ ），可有核左移（杆状核超过7%）。C反应蛋白对于鉴别颅内化脓性疾病（如脑脓肿）和非感染性疾病（如肿瘤）有一定的价值。C反应蛋白升高较白细胞增多或血沉加快对颅内脓肿的提示更敏感，但无特异性。血培养阳性率较低（约10%），但如阳性则对诊断有特异性意义。

2. 脑脊液检查　稳定期脑脓肿脑脊液多无明显异常，可有蛋白轻度升高，白细胞稍高或正常，糖轻度降低，压力多数升高。在病程早期，特别是并发脑膜炎症明显者，脑脊液可有显著异常。由于脑脓肿大多并发颅内压增高，腰椎穿刺引起的并发症明显增加；因此不应将腰椎穿刺列为脑脓肿的常规检查。如临床怀疑脑脓肿，应首先行神经影像学检查确诊。在除外颅内压增高之前，禁忌腰椎穿刺。脑脊液培养阳性率不高，在同时存在脑膜炎或脑脓肿破溃至蛛网膜下隙时培养的阳性率增高。

3. 神经影像学检查　CT和MRI是诊断脑脓肿的首选检查。可使病变早期诊断，准确定位，并直接用于指导治疗。随着CT和MRI的应用，脑脓肿的死亡率下降了90%。一般脑脓肿的典型CT表现是：①脓腔呈圆形或类圆形低密度区；②脓肿壁可呈等密度或稍高密度环状影，增强扫描呈环状强化，壁厚一般 5 ~ 6mm；③脓肿周围脑组织水肿，呈广泛低密度区，多表现为不规则指状或树叶状；④脓肿较大者见占位效应。脓肿直径一般为 2 ~ 5cm。值得注意的是尽管上述表现可高度怀疑脑脓肿，但其他病变（如肿瘤、肉芽肿，吸收中的血肿或梗死）也可有类似的CT表现。此外，CT异常一般在出现临床症状后数天表现，病初CT正常并不能排除脑脓肿，对高度怀疑者应复查。

MRI比CT更敏感，更特异，病变可更早被检出，有些CT检测不到的微小病灶MRI亦可清晰显示，并可准确地鉴别脑脊液和脓液，可协助判断脓肿破裂。因此MRI被认为是鉴别颅内化脓性感染的首选诊断性检查。此外，MRI对随诊治疗效果也能提供帮助，获得脑脓肿治疗是否有效的CT信息需1年时间，而MRI的变化在2个月内即可确定。

五、诊断与鉴别诊断

如患儿有外周化脓性病灶，特别是中耳炎、乳突炎、皮肤感染或败血症，或有青紫型先天性心脏病或感染性心内膜炎，或有开放性颅脑损伤等病史，一旦出现中枢神经系统症状，即应考虑脑脓肿的可能性，及时进行CT或MRI检查可明确诊断。隐源性脑脓肿由于缺少上述外周感染史，临床诊断较为困难，确诊仍依赖神经影像学检查。

脑内小脓肿多表现为局灶性癫痫发作，因此对于原因不明的局灶性癫痫患儿，应常规进行增强CT扫描，有条件者行MRI检查，以排除脑内小脓肿的可能性。脑内小脓肿的诊断要点是：①隐匿起病，多无明确感染史；②无明显感染中毒症状；③以局灶性癫痫发作为首发及主要症状，常无明显局灶体征；④脑脊液化验多属正常，或仅有压力或蛋白轻度升高；⑤CT平扫脓腔显示不清，脓腔与周围脑水肿界限模糊，表现为 2 ~ 5cm 大小的不规则低密度区，CT值 5 ~ 27HU。增强扫描后呈团块状强化，少数呈环状，强化影直径 <1.5cm，多数居于低密度区周边；⑥多数位于幕上近皮层区，以顶叶最为多

见，大多为单发。

需要与脑脓肿鉴别的疾病很多，包括感染性和非感染性两类疾病。许多颅内感染性疾病的临床和实验室表现与脑脓肿相似，例如脑膜炎、脑炎（大多由病毒引起）、脑外脓肿、（如硬膜下或硬膜外脓肿）以及颅内静脉窦感染。颅骨骨髓炎的症状和体征也可与脑脓肿相似。结核性脑膜炎、结核瘤或结核性脓肿。中枢神经系统内多发性结核瘤可无症状，也可仅表现为局灶性癫痫发作，与脑内小脓肿相似。偶见结核瘤液化形成脓肿，此时很难与脑脓肿鉴别。单发或多发团块状病变的另一病因是脑囊虫病，酷似脑脓肿或小脓肿，应予鉴别。应与脑脓肿鉴别的非感染性疾病包括脑血管意外、静脉窦血栓以及中枢神经系统肿瘤等。

六、治疗

脑脓肿的治疗包括内科或外科疗法，确诊后应尽快决定治疗方案。多数病例需行内、外科联合的治疗方法。

1. 内科治疗　单纯内科治疗的适应证包括：①病情稳定，无严重颅压增高的体征；②脓肿大小在 2~3cm 以内；③病程在 2 周以内，CT 或 MRI 检查提示脓肿包膜尚未形成；④多发性脓肿；⑤有手术禁忌证，如脓肿深在或位于危险区，或患儿身体状况不适合手术等。

内科治疗系指以抗生素应用为核心，包括对症治疗、支持治疗和病情监护等措施在内的综合性疗法。治疗原则与其他类型的中枢神经系统感染相同，以下重点介绍抗生素的应用。

治疗脑脓肿的抗生素选择主要依据可能的致病菌及其对所采用的抗生素是否敏感，以及抗生素在感染部位是否能达到有效浓度等因素。既往青霉素（或氨苄西林）加氯霉素或甲硝唑常用于治疗与青紫型先天性心脏病、中耳炎及鼻窦炎有关的脑脓肿。近年临床经验表明，头孢曲松或头孢噻肟加甲硝唑可能是治疗与中耳炎、乳突炎、鼻窦炎或青紫型先天性心脏病有关的脑脓肿的最好的经验性联合用药。如果怀疑葡萄球菌（如头颅穿透伤、脑室腹膜分流术以及瓣膜修复术并发心内膜炎引起的脑脓肿），主张选用万古霉素加第三代头孢菌素（也可用甲硝唑）。对于证实有绿脓杆菌感染或有免疫功能缺陷的患者，建议使用头孢噻甲羧肟加万古霉素作为初始的经验治疗。如果原发病是脑膜炎，由于抗青霉素的肺炎球菌的增多，一般使用万古霉素加头孢曲松治疗。

在新生儿，由于肺炎球菌感染很少见，建议首选头孢曲松加氨苄西林。

抗生素治疗的疗程个体差异很大。如为单发性脓肿，经外科完全切除或引流效果较好，大多数病例经 3~4 周治疗即可。如果临床和放射学检查示病情改善较慢，建议全身应用抗生素至少 4~6 周。

2. 外科治疗　对不符合上述单纯内科治疗标准的患者应进行外科治疗以取得尽可能好的结果。外科治疗常用两种方法：脑立体定向穿刺抽脓或脓肿切除。在 CT 引导下穿刺抽脓一般安全、准确、快速且有效，并发症和死亡率低。引流脓液病原学检查可快速明确致病菌并进行药敏试验，从而避免经验选用抗生素的潜在危险。缺点是某些病例需要反复吸脓，这样会造成更多的组织损伤和出血。手术切除脑脓肿的适应证如下：①真菌或蠕虫脓肿，患者对药物治疗无效；②后颅窝脓肿；③多腔性脓肿；④穿刺吸脓效果不佳。

虽然脑脓肿最经典的治疗是单纯的抗生素治疗或外科手术切除，但临床有很多选择，应根据脓肿的部位、大小、分期、囊壁厚度及全身情况等综合考虑，确定最适宜的治疗方案。在外科治疗方面，多数专家认为手术切除治疗较穿刺和引流术的平均死亡率和并发症（尤其是继发性癫痫）明显降低。对于一般状况良好，能安全地度过脑脓肿的脑炎期、化脓期和包膜形成早期者，主张行显微外科切除术，包括那些位于功能区和多发的脑脓肿患儿。综合评价，定位准确，选择适当的手术入路，精细操作，能安全、完全的切除病灶，达到治愈的目的。

七、预后

由于早期诊断和治疗水平的提高，儿童脑脓肿的死亡率由既往的 30% 下降至 5%~15%。大约 2/3 的脑脓肿患者可完全恢复而不留后遗症，存活者中 10%~30% 并发癫痫发作。其他神经后遗症包括偏瘫、脑神经麻痹（5% ~ 10%）、脑积水、智力或行为异常等。

（李艳红）

第四节　化脓性脑膜炎

化脓性脑膜炎（purulent meningitis）以下简称化脑，是由化脓菌引起的脑膜炎症。本病常为败血症的一部分或继发于败血症，但也可作为一种局部感染而存在。主要发生在儿童时期，是常见的危害生命的感染性疾病之一，迄今仍具有较高的死亡率与致残率。早期诊断以及及时合理的抗生素治疗决定患儿的预后。

一、概述

化脓性脑膜炎发病率与年龄、社会经济状况、地理分布和免疫接种状况有关。近年来由于抗生素的广泛使用，本病的发病率已有所下降。发达国家的发病率现为 4/10 万 ~ 5/10 万，而发展中国家仍高达 40/10 万 ~ 50/10 万。不同病原脑膜炎的发病随着免疫接种的实施而改变。随着新生儿加强监护技术的应用和生存率的提高，由院内感染引起的新生儿败血症和化脓性脑膜炎逐渐增多，成为其发病的主要原因。

在发达国家，新生儿化脑的主要病原菌仍是 B 群链球菌（CBS），其次为革兰阴性肠杆菌。在发展中国家，虽然革兰阴性肠杆菌及金黄色葡萄球菌仍是主要致病菌，但 CBS 脑膜炎的发病率也在逐渐增加。院内感染的细菌主要有克雷白杆菌、沙门杆菌、肠杆菌、绿脓杆菌、黄质菌以及沙雷菌等。2006年在复旦大学附属儿童医院进行的化脑病原学流行病学研究，最后提出肺炎链球菌、B 型流感嗜血杆菌及脑膜炎奈瑟菌仍是上海地区化脑儿童的主要病原菌。

二、病因病理

化脓性脑膜炎发病的高危因素：①有明显感染病灶：如脐炎、肺炎、肠炎、皮肤脓疱病以及中耳炎等。②围产因素：如早产儿、新生儿窒息、羊水早破或污染、母亲有产时感染或发热等。③解剖异常：解剖异常及脑脊液鼻漏等。

新生儿以及低龄儿童的免疫功能尚不成熟，血脑屏障通透性大，补体浓度低，中性多形核粒细胞吞噬及趋化功能差，血液循环相对旺盛，病原菌极易通过血脑屏障。大多数脑膜炎病例是由血行播散引起。也可由脑脊膜膨出、神经管缺损、先天性窦道、胎儿头皮采血标本穿透伤或因胎内心电图监测致邻近播散所引起。另外少数是由病原菌直接侵入脑膜引起，如肺炎链球菌脑膜炎。

细菌进入脑膜。蛛网膜、软脑膜普遍受累，充血、水肿等炎性渗出。在脑组织表面和底部有脓性液体。同时可见血管炎、脑室内膜炎及脑实质炎症。因炎症后粘连，阻塞脑室孔，产生脑积水。炎症侵犯视神经、面神经及听神经，可致失明、面瘫和耳聋。

三、临床表现

一般在发热等感染症状的同时，出现神经系统受累征象时要警惕细菌性脑膜炎的可能。注意不同年龄不典型的临床表现。

新生儿化脓性脑膜炎临床表现常不典型，尤其是早产儿，一般表现包括面色苍白、反应欠佳、少哭少动、拒乳或吮乳减少、呕吐和发热或体温不升等。特殊表现有：①神志改变：烦躁易激惹、惊跳、突然尖叫和嗜睡、神萎等。②颅内压增高：前囟紧张、饱满或隆起、骨缝分离，由于新生儿颈肌发育很差，颈项强直较少见。③惊厥：表现不典型，可仅见双眼凝视、斜视、眼球上翻及眼睑抽动，面肌小抽如吸吮状，也可阵发性青紫及呼吸暂停，一侧或局部肢体抽动。④败血症的表现：如黄疸、肝大、腹胀及休克等。

婴儿出现：①尖叫、烦躁、激惹、嗜睡及昏睡。②惊厥。③前囟紧张、饱满或隆起。④皮肤出现紫

— 174 —

癫。2 岁以上小儿出现：①发热、头痛。②惊厥、意识改变。③脑膜刺激征或神经局灶症状，均应考虑化脑的可能。

四、并发症

1. 硬脑膜下积液　治疗过程中脑脊液检查好转，而体温持续不退，临床症状不消失；病情好转后又出现高热、抽搐及呕吐。前囟饱满或隆起；硬脑膜下穿刺有黄色液体 >1mL；颅骨透照及头颅 CT 有助诊断。

2. 脑室炎　年龄愈小、化脑的诊断和治疗愈延误者则发病率愈高。临床可有以下表现：化脓性脑膜炎患儿经常规治疗后，疗效和化验结果不见好转；病情危重，频繁惊厥，出现呼吸衰竭或脑疝；脑脊液培养出少见细菌（大肠杆菌、流感杆菌，以及变形杆菌等）；颅内压增高，已排除硬脑膜下积液及化脓性脑膜炎复发者。确诊必须行脑室穿刺术取脑脊液检查。

3. 脑性低血钠　由于炎症累及下丘脑和神经垂体（垂体后叶），可发生抗利尿激素不适当分泌，临床出现低钠血症及血浆渗透压降低，可使脑水肿加重而产生低钠性惊厥和意识障碍加重，甚至昏迷。

4. 脑积水　炎性渗出物阻碍脑脊液循环，可导致交通与非交通性脑积水，头颅 CT 扫描可以证实。

5. 脑脓肿　中毒症状与颅高压征象明显、神经系统局灶定位体征出现，神经影像学检查帮助诊断。

6. 其他　脑神经受累可产生耳聋、失明。脑实质病变可致继发性癫痫及智力发育障碍。

五、诊断

主要根据上述临床表现及辅助检查。

1. 周围血常规　白细胞计数和中性粒细胞升高，严重病例白细胞降低到 4×10^9/L 以下，血小板计数减少。测定血清 C 反应蛋白，有条件进行血清降钙素原测定，协助诊断。

2. 血培养和病灶分泌物的培养　血培养阳性率可达 45%～85%，尤其是早发型败血症和疾病早期未用过抗生素治疗者较高，尿培养、皮肤或病灶分泌物的培养有时也可阳性。

3. 脑脊液检查　临床怀疑化脑，没有临床禁忌，应及早作腰椎穿刺取脑脊液检查；临床征象提示颅内压升高明显或腰穿导致脑疝可能、生命体征不稳定者，诊断性腰穿推迟。

（1）常规：外观混浊或毛玻璃样，也可血性，少数可清晰；白细胞计数婴儿 $>20 \times 10^6$/L，儿童 $>10 \times 10^6$/L，多形核细胞所占百分值 >60%；压力新生儿 >0.69～1.96kPa（70～200mmH$_2$O），儿童潘氏实验常阳性。

（2）生化：蛋白 >1.5g/L，若 >6g/L，则脑积水的发生率高；葡萄糖 <1.1～2.2mmol/L，或低于当时血糖的 50%；氯化物 <100mmol/L；乳酸脱氢酶（LDH） >1 000U/L，其中 LDH$_4$、LDH$_5$ 升高，LDH$_1$、LDH$_2$ 降低。

（3）涂片及培养：大肠埃希菌和 GBS 涂片易找到细菌，阳性率分别可达 61%～78% 和 85%，培养阳性有助于确诊。

（4）免疫学检测：用已知抗体检测相应抗原，如乳胶凝集（LA）试验、对流免疫电泳（CIE），以及免疫荧光技术的应用等。

（5）聚合酶链反应（PCR）：最近有报道表明 PCR 可为新生儿化脓性脑膜炎提供较为精确的病原菌诊断依据。

4. 颅骨透照、头颅 B 超和 CT 的检查　可以帮助诊断脑室炎、硬脑膜下积液、脑脓肿，以及脑积水等。

5. 放射性核素脑扫描　对多发性脑脓肿有价值。

6. 磁共振（MRI）　对多房性及多发性小脓肿价值较大。

六、治疗

（一）抗生素治疗

遵循以下原则使用抗生素：尽早规则、静脉使用大剂量抗生素。对不同病原菌所致的脑膜炎采取不同足量疗程的抗生素治疗。致病菌不明 10～14 天；革兰阴性杆菌及金黄色葡萄球菌脑膜炎的疗程 21～28 天，而革兰阳性菌的脑膜炎的疗程至少 2 周。

1. 病原菌尚未明确的脑膜炎　采用经验性用药：过去常用氨苄西林 [300mg/（kg·d）] 加氨基糖苷类，由于后者的有效血浓度与中毒浓度比较接近，又不易进入脑脊液，且有耳和肾毒性。根据目前国内检出病原（肺炎链球菌、脑膜炎双球菌及流感杆菌为主），首选头孢曲松或头孢噻肟，头孢曲松 [100mg/（kg·d），分 2 次]，具有广谱、高效、半衰期长、对革兰阴性杆菌作用效果好以及使用方便等优点，已成为治疗婴幼儿化脓性脑膜炎的常用药物，但其可与胆红素竞争白蛋白，有增加核黄疸的危险，在新生儿黄疸时少用。对其过敏者，用美罗培南替代治疗。

2. 病原菌明确的脑膜炎　可参照药敏试验结合临床选用敏感的抗生素。CBS 首选氨苄西林或青霉素；葡萄球菌可选新青霉素 Ⅱ 或万古霉素；耐氨苄西林的 G⁻ 菌可选第三代头孢菌素，如头孢噻肟或头孢曲松；绿脓杆菌首选头孢他啶，次选头孢哌酮钠；厌氧菌可选甲硝唑和青霉素。

3. 硬脑膜下积液　明确硬脑膜下积液时，应进行硬脑膜下穿刺放液，每次不超过 15mL，穿刺无效时可考虑手术治疗。

4. 脑室膜炎　因新生动物实验表明病菌从脉络丛进入侧脑室再扩散至蛛网膜下隙。由于脑脊液循环由上至下单向流动，鞘内注射药物不易到达脑室，故现多不再甩鞘内给药，可放保留导管于侧脑室注入抗生素。较多的国内外报道显示脑室内给药可提高治愈率，减少后遗症，每次可用庆大霉素或阿米卡星 1～5mg，氨苄西林 10～50mg。

（二）降颅压

颅内压明显增高时可用呋塞米每次 1mg/kg 静推，20% 甘露醇每次 0.5～1g/kg 快速静脉滴注，两者可交替应用，但不主张多用，因多次使用易使脑脊液黏稠，增加炎症后的粘连。

（三）肾上腺皮质激素的应用

近来有研究表明，当应用抗生素治疗化脑时细菌大量溶解可刺激机体产生更多的炎性介质，而加用地塞米松治疗可抑制上述炎性介质的产生，从而减轻炎症，减少细菌性脑膜炎的后遗症和病死率。一般选用地塞米松每次 0.1～0.2mg/kg，首剂最好在开始抗生素治疗前 15～20 分钟应用，以后每 6～8 小时 1 次，维持 2～4 天。建议：①流感嗜血杆菌脑膜炎推荐使用。②大于 6 周龄的肺炎链球菌脑膜炎患儿，权衡利弊再考虑使用。③由其他病菌引起的脑膜炎，不建议常规使用高剂量地塞米松。④部分治疗后脑膜炎，耐 β 内酰胺酶的肺炎链球菌脑膜炎以及小于 6 周龄的化脑均不宜使用糖皮质激素治疗。

（四）支持疗法

1. 维持水、电解质平衡　不能进食时静脉补液，早期严格控制输液量（一般可用 70% 的维持量），因病初常因抗利尿激素分泌过多引起液体潴留而导致稀释性低钠血症，且常伴有脑水肿。

2. 新鲜血或血浆　每次 10mL/kg，根据重症病情可少量多次应用。

3. 丙种球蛋白　有资料表明静脉输注丙种球蛋白在治疗化脓性脑膜炎有一定疗效，推荐的剂量为 500mg/（kg·d），共 3～5 天。可能的作用机制如下：①提高血清和呼吸道 IgG 水平。②激活补体系统。③加强吞噬功能和 Fc 介导的黏附作用。④对细菌感染引起的免疫缺陷状态有调节作用。⑤通过调理及抗原物异性抗体，增强患儿对细菌的免疫反应。静脉输注丙种球蛋白的不良反应有皮肤潮红、恶心、呕吐、头痛以及呼吸短促等过敏反应，通常发生在输液早期，而且与静注速度有关。

（李艳红）

第五节　病毒性脑炎

一、概述

急性病毒性脑炎（acute viral encephalitis）简称急性病脑，是病毒感染引起的急性脑实质炎性疾病。其临床表现轻重不一，轻者预后良好，重者可留有后遗症甚至导致死亡。病原学上绝大多数为肠道病毒，夏秋季多见，大多见于 2～6 岁小儿。单纯疱疹病毒所致的脑炎一年四季散发，可见于所有年龄儿童。

二、诊断思路

（一）病史要点

1. 现病史　询问病儿发病前有无呼吸系统或消化系统症状，如发热、流涕、鼻塞、咽痛、咳嗽，或呕吐、腹泻、胸痛、肌痛等。询问患儿有无头痛、呕吐、嗜睡、意识障碍、精神行为异常、抽搐、步态不稳、言语不清、吞咽困难、肢体瘫痪等。

2. 过去史　询问有无麻疹、水痘、风疹、流行性腮腺炎患者的接触史，有无结核病接触史，出生时有无窒息史，有无抽搐史、颅内肿瘤、颅脑外伤史。

3. 个人史　询问出生时有无窒息史，喂养史中应注意是否母乳喂养，添加辅食情况，有无服用维生素 D 制剂。预防接种史中注意麻疹、风疹、流行性腮腺炎疫苗的接种。

4. 家族史　家族中有无癫痫、遗传性疾病史。

（二）查体要点

1. 全身情况及生命体征　注意体温、心率、呼吸、血压、精神反应情况、意识状态、行为的变化。有无发热、皮疹、口唇疱疹、角膜疱疹、腮腺肿大等。

2. 神经系统检查　注意有无颈抵抗、脑膜刺激征阳性、前囟饱满或隆起、脑神经病变，检查是否伴失明、失聪、失语、肢体瘫痪、肌力下降。检查各种深浅反射、瞳孔大小与对光反射。轻症脑炎一般意识清楚，部分嗜睡；重症脑炎病儿意识模糊、谵妄，甚至昏迷。精神异常表现为烦躁、兴奋、胡言乱语、苦笑无常、自虐、幻听或幻视。

（三）辅助检查

1. 常规检查

（1）血常规：白细胞计数和中性粒细胞比例正常。

（2）脑脊液检查：蛋白质、糖正常，细胞数正常或稍增多，一般不超过 $200 \times 10^6/L$。脑脊液涂片、培养均无细菌发现。可进行脑脊液单纯疱疹病毒、柯萨奇病毒、风疹病毒、ECHO 病毒等 IgM 抗体测定，或应用免疫学方法检查病毒抗原，或应用分子生物学方法检查病毒核酸。

2. 其他检查

（1）血清学检查：可进行柯萨奇病毒、风疹病毒、ECHO 病毒、EB 病毒等 IgM 抗体测定。

（2）脑电图表现为弥漫性 θ 波，重症脑炎出现弥漫性不规则高幅 δ 波，也可表现有局灶性 θ、δ 波或为尖波、尖慢波、棘慢波，与临床的一侧偏瘫或抽搐一致。

（3）可进行头颅 CT 或 MRI 检查，以排除颅内血管性病变或占位性病变，也可显示早期脑水肿和恢复期的低密度改变。

（四）诊断标准

（1）轻者仅有头痛、呕吐表现而无阳性体征；重者可伴有发热、惊厥、昏迷、脑膜刺激征阳性、局限性神经系统体征。

（2）脑脊液检查：可见蛋白质、糖正常，细胞数正常或稍增多，一般不超过 $200 \times 10^6/L$，脑脊液涂片、培养均无细菌发现。脑脊液细胞学检查病初 1~2 日可有中性粒细胞，以后以淋巴细胞为主。

（3）排除经治性化脓性脑膜炎、结核性脑膜炎等中枢神经系统疾病。

（4）血清特异性病毒抗体 IgM 阳性或 IgG 恢复期时 4 倍增高。脑脊液中分离出病毒或检测到病毒特异性抗原或抗体，或检出病毒核酸。

（5）脑电图有明显弥漫性慢波改变。

具有上述第 1~3 项，伴或不伴第 5 项，可临床诊断为本病，如同时具有第 4 项可做病原学确诊。

（五）诊断步骤

诊断步骤见图 10-1。

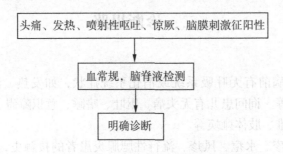

图 10-1　急性病毒性脑炎诊断流程图

（六）鉴别诊断

1. 经治性化脓性脑膜炎　临床表现可轻可重，脑脊液常规可类似病毒性脑炎，但脑脊液细胞学中性粒细胞增多可资佐证，抗生素治疗有效。

2. 颅内肿瘤　小儿颅内肿瘤好发于脑中线部位及后颅窝。常引起脑脊液循环障碍，颅内压明显增高，但局限性神经系统损害症状较少见。脑脊液细胞学有时可见髓母细胞。头颅 CT 或 MRI 影像学检查有助诊断。

3. 猪囊尾蚴病　脑脊液细胞学检查可有嗜酸粒细胞出现，血清学寄生虫特异性抗原或抗体阳性有助明确诊断。

4. 其他　根据病毒性脑炎脑脊液特点，可与化脓性脑膜炎、结核性脑膜炎、真菌性脑膜炎区别。

三、治疗措施

（一）经典治疗

1. 一般治疗　充分营养供给，保持水电解质平衡，纠正酸碱代谢紊乱，昏迷患儿可鼻饲或静脉营养，要注意褥疮护理。保持呼吸道通畅，维持呼吸、循环功能；必要时气管插管、机械通气。并积极降低颅内压。不能排除细菌性脑膜炎时，应给予经验性抗生素治疗。

2. 药物治疗

（1）对症治疗：控制惊厥，发作时可予地西泮（安定），每次静脉推注 0.05~0.1mg/kg，总量不超过 4mg，维持量用苯巴比妥，每次 5mg/kg，每日 2~3 次，疗程控制在 1 周内。恢复期可用神经营养药物如脑活素、胞磷胆碱、弥可保、1,6-二磷酸果糖、ATP、辅酶 A、维生素 C、神经生长因子、神经节苷脂等。

（2）抗病毒治疗：一般病毒性脑膜炎和病毒性脑炎有自限性，不必特殊用药。肠道病毒所致中枢神经系统感染可用利巴韦林（病毒唑）静脉滴注，剂量宜用足，每日 15mg/kg。如有单纯性疱疹病毒、水痘-带状疱疹病毒感染证据，首选阿昔洛韦，每次 10mg/kg，每 8 小时静脉滴注一次，每次应在 1 小时内滴完，疗程 1~2 周。单纯性疱疹病毒、EB 病毒感染可用更昔洛韦每日 6~8mg/kg，分 2 次静脉滴注，疗程 2 周。巨细胞病毒感染可用更昔洛韦或膦甲酸钠，更昔洛韦每日 10mg/kg，分 2 次静脉滴注，用 14 天后改为每日 5mg/kg，每日 1 次静脉滴注，用 6 周。严重巨细胞病毒感染可用磷甲酸钠，每日 180mg/kg，分 3 次静脉滴注，用 14 天改为每日 90mg/kg，每日 1 次静脉滴注，用 6 周。其他抗病毒药可用干扰素、阿糖腺苷等。对严重患儿可同时应用免疫球蛋白，每日 400mg/kg，静脉滴注，用 3 ~ 5 天。

3. 恢复期治疗 对恢复期患儿或有后遗症者，可进行康复治疗。根据具体情况及时进行主动或被动功能锻炼、针灸、按摩、高压氧治疗等。

（二）治疗步骤

治疗步骤见图 10 - 2。

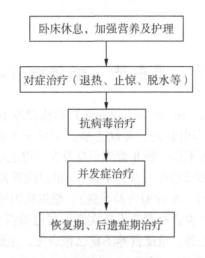

图 10 - 2 急性病毒性脑炎治疗流程图

四、预后

病毒性脑炎轻重不一，大多数属轻型，康复后不遗留任何后遗症。少数单纯性疱疹病毒脑炎症状较重，预后差。重型有脑神经或运动神经永久损伤表现，少数有癫痫发作和智力减退。

五、预防

除注意体格锻炼外，注射各种减毒病毒疫苗（麻疹、流行性腮腺炎、风疹疫苗等）是预防病毒性脑炎的根本途径。

（杨爱云）

第十一章

儿童营养障碍性疾病

第一节　蛋白质－能量营养不良

蛋白质－能量营养不良（protein－energy malnutrition）简称营养不良，是指由于各种原因引起蛋白质和（或）热能摄入不足或消耗增多引起的营养缺乏病，多见于3岁以下的婴幼儿。根据发病年龄，可分为胎儿期营养不良、新生儿营养不良、婴儿营养不良及3岁以上小儿营养不良。根据临床表现，可分为热能营养不良（营养不良性消瘦或消瘦型营养不良）、蛋白质营养不良（营养不良性水肿或水肿型营养不良）和混合型营养不良（消瘦－水肿型营养不良）。根据病因可分为原发性营养不良与继发性营养不良。我国以热能营养不良多见，混合型营养不良次之，蛋白质营养不良罕见。近年来抽样调查，5岁以下儿童营养不良患病率有下降趋势，重度营养不良已很少见，主要为轻、中度营养不良。

一、病因

根据引起蛋白质和能量缺乏的发病原因分为原发性和继发性两种。

（一）原发性蛋白质－能量营养不良

原发性蛋白质－能量营养不良是因食物中蛋白质和（或）能量的摄入量不能满足身体的生理需要而发生的。其主要原因为饮食不当和摄入不足，如婴儿期母乳不足，而未及时和正确地采用混合喂养；如奶粉配制过于稀释；未按时和适当添加辅食；骤然断奶，婴儿不能适应或拒绝新的食品。较大小儿常见饮食习惯不良，偏食或素食，多食糖果，厌食奶类、肉类、蛋类，长期食用淀粉样食品（如奶糕、粥），饮食中长期食物成分搭配不当，热能不够或蛋白质太少。以上原因均可造成摄入不够致热能－蛋白质不足。

（二）继发性蛋白质－能量营养不良

继发性蛋白质－能量营养不良多与疾病有关。主要由于食欲减低、吸收不良、分解代谢亢进、消耗增加、合成代谢障碍所致。多见于消化道感染（如迁延性腹泻、慢性痢疾、严重寄生虫感染等）、肠吸收不良综合征、消化道先天性畸形（如唇裂、腭裂、先天性肥厚性幽门狭窄等）、慢性消耗性疾病（如结核、肝炎、长期发热、恶性肿瘤等）等。

二、病理生理

由于热能和蛋白质供应不足，机体首先动用贮存的糖原，继而动用脂肪，出现脂肪减少。最后致使蛋白质氧化供能，使机体蛋白质消耗，形成负氮平衡。随着全身脂肪大量消耗和血浆蛋白低下，全身总液体量相对增多，使细胞外液呈低渗性。如有呕吐、腹泻，易出现低渗性脱水和酸中毒，出现低钠、低钾、低镁及低钙血症。重度营养不良对消化系统、心肾功能以及中枢神经系统均有影响。

（一）消化系统

胃肠黏膜变薄甚至萎缩，上皮细胞变形，小肠绒毛失去正常形态。胃酸减低，双糖酶减少。胰腺缩小，胰腺的分泌酶活性降低。肠蠕动减慢，消化吸收功能下降，菌群失调，易引起腹泻。

（二）心脏功能

严重病例引起心排血量减少，心率减慢，循环时间延长，外周血流量减少，心电图常常无特异性改变，X 线示心脏缩小。

（三）肾功能

严重者肾小管细胞浑浊肿胀，脂肪浸润。肾小球滤过率和肾血流量减少，浓缩功能降低，尿比重下降。

（四）中枢神经系统

营养不良对大脑和智力发育有很大影响。营养不良如发生在脑发育的高峰期，将影响脑的体积和化学组成，使脑的重量减轻、磷脂减少。表现为想象力、知觉、语言和动作能力落后于正常儿，智商低下。

三、临床表现

临床上根据体重，皮下脂肪减少的程度和全身症状的轻重将婴幼儿营养不良分为轻度、中度和重度。重度营养不良在临床上又分为消瘦型（marasmus）、水肿型（kwashiorkor）及消瘦 – 水肿型（marasmus – kwashiorkor）。

Marasmus 是以消瘦为主要特征。儿童体重明显下降，骨瘦如柴，生长发育迟缓，皮下脂肪减少，皮肤干燥松弛，多皱纹，失去弹性和光泽，头发稀松，失去固有光泽，面若猴腮，体弱无力，缓脉，低血压，低体温，易哭闹。

Kwashiorkor 是以周身水肿为主要特征。轻者见于下肢、足背，重者见于腰背部，外生殖器及面部也见水肿。儿童身高可正常，体内脂肪未见减少，肌肉松弛，似满月脸，眼睑水肿，可出现易剥落的漆皮状皮肤病，指甲脆弱有横沟，表情淡漠，易激惹和任性，常发生脂肪肝。

四、诊断

（一）病史要点

1. 现病史　对于母乳喂养的婴儿，要看是否有母乳不足并未及时添加其他乳品，或婴儿仅吃母乳而拒吃其他乳品与辅食，或突然断奶后拒吃其他乳品与辅食。对于人工喂养的婴儿，要看有无长期以淀粉类食品（粥、米粉、奶糕、麦乳精）为主食，或奶粉配制过稀。对于幼儿及年长儿，要看有无长期食欲不振、偏食、挑食、吃零食多或早餐过于简单，或有无精神性厌食、再发性呕吐的表现。

2. 过去史　有无慢性腹泻、反复呕吐、长期发热史，是否曾患麻疹、伤寒、肝炎、结核病、肠道寄生虫病、糖尿病、甲状腺功能亢进、恶性肿瘤等。对于婴儿，要看是否有患宫内感染。

3. 个人史　对于婴儿，是否双胎或多胎之一，或早产儿。

4. 家族史　有无肝炎、结核病、血吸虫病等慢性传染病病史。

（二）查体要点

（1）准确测量体重与腹壁皮褶厚度，测量身高。注意有无脉搏细弱、体温低、心音低钝、肌张力低下、皮肤干燥、弹性差及毛发干枯。注意有无水肿，精神反应如何。5 岁以上小儿测量血压，可测定基础代谢率，可见基础代谢率降低。

（2）注意有无唇裂、腭裂，有无肝炎、结核病、血吸虫病、甲状腺功能亢进、恶性肿瘤等病的体征。

（三）辅助检查

1. 常规检查　可有血红蛋白、红细胞减少。人血白蛋白、前白蛋白、转铁蛋白、必需氨基酸、淀粉酶、脂肪酶、转氨酶、碱性磷酸酶、三酰甘油、胆固醇、血糖降低。

2. 其他检查 维生素 A 结合蛋白、甲状腺结合前白蛋白、胰岛素样生长因子、尿羟脯氨酸降低。

（四）鉴别诊断

1. 糖尿病 糖尿病有消瘦的表现，但还有多食、多饮、多尿的表现，血糖升高。

2. 其他慢性消耗性疾病 如肝炎、结核病、肠道寄生虫病、甲状腺功能亢进、恶性肿瘤等均可伴有营养不良，为继发性营养不良，有原发病的表现。

五、治疗

1. 一般治疗

（1）去除病因、治疗原发病：及早纠正先天畸形，控制感染性疾病，根治各种消耗性疾病等。

（2）合理喂养、加强护理：大力提倡母乳喂养，及时添加辅食，保证优质蛋白质的摄入量。合理安排生活制度，保证充足的睡眠时间，培养良好的饮食和卫生习惯。改进喂养方法，增进食欲，防治并发症。

（3）调整饮食、补充营养

1）轻度营养不良：热量从每日 502kJ（120kcal）/kg、蛋白质从每日 3g/kg 开始，逐渐增至每日热量 628kJ（150kcal）/kg、蛋白质 3.5～4.5g/kg。体重接近正常后，再恢复至热量 460～502kJ（100～120kcal）/kg、蛋白质 3.5g/kg，同时补充多种维生素。

2）中度和重度营养不良：热量从每日 167～251kJ（40～60kcal）/kg、蛋白质从每日 2g/kg、脂肪从每日 1g/kg 开始，逐渐增至热量 502～628kJ（120～150kcal）/kg、蛋白质 3.5g/kg、脂肪 3.5g/kg，体重接近正常后，再恢复到正常生理需要量。同时还要补充各种维生素、微量元素等。热量、蛋白质、脂肪调整速度按具体情况而定，不宜过快，以免引起消化不良。

2. 基本药物治疗

（1）给予各种消化酶（胃蛋白酶、胰酶等）以助消化。

（2）口服各种维生素及微量元素，必要时肌内注射或静脉滴注补充。

（3）血锌降低者口服 1% 硫酸锌糖浆，从每日 0.5mL/kg 开始逐渐增至每日 2mL/kg，补充锌剂可促进食欲、改善代谢。

（4）必要时可肌内注射蛋白质同化类固醇制剂，如苯丙酸诺龙，每次 10～25mg，每周 1～2 次，连续 2～3 周，以促进机体对蛋白质的合成、增进食欲。

（5）对进食极少或拒绝进食者，可应用普通胰岛素 2～3U/次，肌内注射，每日 1 次，在肌内注射前须先服 20～30g 葡萄糖或静脉注射 25% 葡萄糖溶液 40～60mL，以防发生低血糖，每 1～2 周为一疗程，有促进食欲作用。

3. 其他治疗

（1）针灸、推拿、捏脊等疗法可起一定促进食欲作用。健脾补气等中药可以帮助消化，促进吸收。

（2）病情严重者，可给予要素饮食或进行胃肠道外全营养。酌情选用葡萄糖、氨基酸、脂肪乳剂、白蛋白静脉滴注。

（3）进行对症治疗：脱水、酸中毒、电解质紊乱、休克、肾衰竭和自发性低血糖常为患儿致死原因，如出现应予紧急抢救，并处理随之出现的并发症，如维生素 A 缺乏所引起的眼部损害和感染等。贫血严重者可少量多次输血，或输注血浆；有低蛋白血症者可静脉输注白蛋白；不能进食者应静脉滴注高价营养液。

六、预防

近年来，反复呼吸道感染所致的慢性消耗、食欲不振已成为婴幼儿营养不良的重要原因。反复呼吸道感染有多种原因，如免疫功能缺陷、锌缺乏、维生素 A 缺乏、腺样体肥大、先天性心脏病、佝偻病、缺铁性贫血、支气管异物、鼻后滴流综合征、胃食管反流、慢性铅中毒等，应注意寻找原因并积极治疗。

（杨爱云）

第二节 维生素 A 缺乏症

维生素 A 缺乏症（vitamin A deficiency）是由于摄入不足或吸收不良等原因导致维生素 A 缺乏所引起的营养障碍性疾病。本病多见于婴幼儿。我国严重的维生素 A 缺乏症已少见，但亚临床状态维生素 A 缺乏症仍非常普遍，发病率 11.7%。

一、发病机制及病因

（一）摄入不足

初生时维生素 A 在肝脏中的贮存量很少。出生后维生素 A 的主要来源是食物。母乳中的维生素 A 含量丰富，一般母乳喂养的小儿不会发生维生素 A 缺乏症。故婴儿时期，应提倡母乳喂养，人工喂养时，须给含脂肪的牛乳，婴儿如果单靠炼乳、脱脂牛乳、豆浆、米粉等食品喂养，容易发生维生素 A 缺乏。早产儿肝脏内维生素 A 的贮存量更少，且脂肪吸收能力也有限，生长发育的速度又较快，故更容易发生维生素 A 缺乏症。如在疾病状态下，长期静脉补液未补充维生素 A；或因饮食受到限制，也将导致维生素 A 缺乏。

（二）吸收减少

维生素 A 缺乏可见于多种临床情况，如吸收障碍综合征、慢性腹泻、慢性痢疾、慢性肝炎、胆道梗阻、胆囊纤维化、钩虫病、肠道感染等均可影响维生素 A 的吸收。

（三）锌摄入不足

当锌缺乏时，维生素 A 结合蛋白、前清蛋白、维生素 A 还原酶都降低，使维生素 A 不能利用而排出体外，造成维生素 A 缺乏。Rahman 等证实锌的缺乏限制了维生素 A 的生物利用率，锌和维生素 A 的缺乏经常同时存在于营养不良的小儿，同时给予维生素 A 和锌的补充可以改善维生素 A 的缺乏。近来有报道指出，铁的不足对维生素 A 的利用也有影响。

（四）消耗增加

当小儿患结核、麻疹、水痘、肺炎以及高热时，维生素 A 的消耗增加，如此时未予及时补充，则造成维生素 A 的血浆浓度降低。

（五）利用障碍

如小儿患有肝脏、肾脏、甲状腺疾病、胰腺囊性纤维变性及蛋白 - 能量营养不良时，将导致血浆中视黄醇结合蛋白（RBP）代谢异常，导致维生素 A 缺乏。

二、临床表现

由于维生素 A 和维生素 A 原缺乏所引起的营养缺乏病，临床上首先出现暗适应能力下降，小婴儿此症状不明显，如不仔细观察，容易被忽视。首先由母亲发现，患儿在暗环境下安静，视物不清，行走、定向困难。数周及数月后出现结膜干燥症，结膜干燥，失去光泽，主要是由于结膜和附近腺体组织增生，分泌减少，继而发生干燥。在眼球巩膜近角膜缘外侧，由脱落的角膜上皮形成三角形白色泡沫状斑块称结膜干燥斑（Bitot 斑）。如果维生素 A 持续缺乏，将发生角膜干燥症，伴有畏光，随后发生视物变形。睑板腺肿大，并且沿着睑缘出现一串特征性的水泡，表面上皮的连续性遭到破坏，伴有非炎症性的溃疡形成和基质浸润，引起角膜软化、变性、溃疡甚至穿孔等损害，晶状体、虹膜脱出，造成整个眼睛的损害，通常为双侧性的，单侧发病少见。

维生素 A 缺乏也可引起皮肤的改变，开始时皮肤较正常干燥，以后由于毛囊上皮角化，发生角化过度的毛囊性丘疹，主要分布在大腿前外侧、上臂后侧，后逐渐扩展到上下肢伸侧、肩和下腹部，很少累及胸、背和臀。丘疹坚实而干燥，色暗棕，多为毛囊性，针头大至米粒大，圆锥形。丘疹的中央有棘刺状角质栓，触之坚硬，去除后留下坑状凹陷，无炎症，无主观症状，丘疹密集犹似蟾蜍皮，称蟾蜍皮病（phrynoderma）。皮疹发生在面部，可有许多黑头。患者毛发干燥，缺少光泽，易脱落，呈弥漫稀疏，指甲变脆，表面有纵横沟纹或点状凹陷。

维生素 A 缺乏对骨骼（特别是长骨）的伸长也有明显影响，使骨变得又短又厚。HuW 等人通过色层分析法测定维生素 A 浓度，证明维生素 A 浓度和体重以及 BMI 有明显的统计学意义，提示维生素 A 对儿童的生长发育有明显的影响。

维生素 A 缺乏时，对呼吸系统也有不同程度的影响，使气管及支气管的上皮细胞中间层的细胞增殖，变成鳞状、角化，并使上皮细胞的纤毛脱落，失去上皮组织的正常保护功能，容易发生呼吸系统的感染。

维生素 A 缺乏可使小儿的免疫力低下，容易反复出现感染；容易有精神障碍，甚至出现脑积水。

三、诊断

（一）查体要点

1. 眼部　角膜是否有光泽，有无混浊、溃疡、穿孔，角膜旁边是否有泡沫状小白斑即毕脱斑（Bitot spot）。

2. 皮肤　是否干燥、粗糙、脱屑，或出现鱼鳞样角化、"鸡皮状"外观，在肩、臀、四肢的伸侧容易起皱。毛发是否干枯、易脱落。指（趾）甲是否无光泽、多纹、易折断。是否有牙釉质发育不良。

（二）辅助检查

1. 常规检查　血浆维生素 A 水平减少，视黄醇结合蛋白减少。可进行血浆维生素 A 耐量试验、相对量反应试验。尿沉渣检查上皮细胞增多或见角化上皮。

2. 其他检查　眼科检查暗适应时间延长，生理盲点扩大。视网膜电流图检查电流阈值改变，b 波变小。

（三）鉴别诊断

本病应与感染性结膜炎区别，该病为眼感染性疾病，无夜盲等表现。

四、治疗

1. 一般治疗　去除病因，给予富含维生素 A 和胡萝卜素的饮食。

2. 药物治疗

（1）亚临床状态：每日口服维生素 A 450～600μg（1 500～2 000U），至血浆维生素 A 测定正常。

（2）轻症：口服维生素 A，婴幼儿每日 1 500μg/kg（5 000U/kg），分 2～3 次口服，至血浆维生素 A 测定正常。

（3）重症：每日口服维生素 A 3 000μg/kg（10 000U/kg），口服 4～5d 后改为每日 7 500μg（25 000U），同时服用维生素 E 每日 10mg。有腹泻者深部肌内注射维生素 AD 制剂 0.5～1mL，每 0.5mL 含维生素 A 7 500μg，3～5 日症状好转后改口服，至血浆维生素 A 测定正常。

3. 其他治疗　消毒鱼肝油与 0.5% 红霉素软膏交替点眼。有角膜软化症、角膜溃疡者加用 1% 阿托品点眼。

五、预防

维生素 A 缺乏可严重影响人群尤其是儿童的身体健康，必须采取相应的措施加以防治。首先，要合理饮食，膳食中适当增加富含维生素 A 的食物，如动物肝脏、蛋黄、海产鱼类等。其次，在食物中强化维生素 A 也是一种直接、低廉、有效的方法，很多食品可以作为强化维生素 A 的载体，如食糖、面粉、牛奶、大米、植物油等。另外，定期适量补充维生素 A 制剂也是快速改善维生素 A 缺乏状况的有效方法。

（杨爱云）

第三节 维生素 D 缺乏性佝偻病

维生素 D 缺乏性佝偻病（rickets of vitamin D deficiency）是由于体内维生素 D 不足所致的一种慢性营养缺乏病。本病主要见于 2 岁以内的婴幼儿。我国北方冬季较长，日照时间短，佝偻病患病率高于南方。近年来发病率逐渐减少，但轻、中度佝偻病发病率仍较高。

一、病因

1. 日光照射不足　1，25（OH)$_2$维生素 D$_3$可由皮肤经日照产生，如日照不足，尤其在冬季，需定期通过膳食补充。此外，空气污染也可阻碍日光中的紫外线，人们日常所穿的衣服、住在高楼林立的地区、生活在室内、使用人工合成的太阳屏阻碍紫外线、居住在日光不足的地区等都影响皮肤生物合成足够量的维生素 D。对于婴儿及儿童来说，日光浴是使机体合成维生素 D$_3$的重要途径。

2. 维生素 D 摄入不足　动物性食品是天然维生素 D 的主要来源，海水鱼（如鲱鱼、沙丁鱼)、动物肝脏、鱼肝油等都是维生素 D$_3$的良好来源。从鸡蛋、牛肉、黄油和植物油中也可获得少量的维生素 D$_3$，而植物性食物中含维生素 D 较少。天然食物中所含的维生素 D 不能满足婴幼儿对它的需要，需多晒太阳，同时补充鱼肝油。

3. 钙、磷含量过低或比例不当　食物中钙、磷含量不足以及比例不当均可影响钙、磷的吸收。人乳中钙、磷含量虽低，但比例（2∶1）适宜，容易被吸收，而牛乳钙、磷含量较高，但钙磷比例（1.2∶1）不当，钙的吸收率较低。

4. 钙、磷、维生素 D 需要量增多　早产儿因生长速度快和体内储钙不足而易患佝偻病；婴儿生长发育快，对维生素 D 和钙的需要量增多，故易引起佝偻病；2 岁后因生长速度减慢，且户外活动增多，佝偻病的发病率逐渐减少。

5. 疾病　肝、肾疾病及胃肠道疾病影响维生素 D、钙、磷的吸收和利用。小儿胆汁淤积、胆总管扩张、先天性胆道狭窄或闭锁、脂肪泻、胰腺炎、难治性腹泻等疾病均可影响维生素 D、钙、磷的吸收而患佝偻病。

6. 药物　长期使用苯妥英钠、苯巴比妥等药物，可加速维生素 D 的分解和代谢而引起佝偻病。

二、发病机制

维生素 D 缺乏时，钙、磷经肠道吸收减少，低血钙刺激甲状旁腺激素分泌增多，甲状旁腺激素促进骨质吸收、骨盐溶解，同时甲状旁腺激素促进肾脏形成 1，25（OH)$_2$维生素 D$_3$，促进小肠对钙的吸收。因甲状旁腺激素抑制肾小管对磷的重吸收，相对促进钙的吸收，而使尿磷大量排出，尿钙趋于正常或稍偏低。但最终使骨样组织钙化过程发生障碍，甚至骨质溶解。成骨细胞代偿性增生，局部骨样组织堆积，碱性磷酸酶分泌增多，临床上产生一系列的骨骼改变和生化改变。

三、病理

佝偻病的主要病理改变是骨样组织增生、骨基质钙化不良。维生素 D 缺乏时，钙、磷沉积于骨受阻，成骨作用发生障碍，长骨干骺端的骨骺软骨中成熟软骨细胞及成骨细胞不能钙化而继续增殖，形成骨骺端骨样组织堆积，临时钙化带增厚，骨骺膨大，形成临床上常见的肋骨串珠、手镯、脚镯征等，使骨的生长发育停滞不前。长骨骨干因骨质脱钙，骨皮质为不坚硬的骨样组织代替，故骨干容易弯曲畸形，甚至发生病理性骨折。颅骨骨化障碍表现为颅骨软化，颅骨骨样组织堆积造成方颅和骨骼畸形。

四、临床表现

维生素 D 缺乏性佝偻病是婴幼儿中常见的营养缺乏症，多发生于 3 个月~2 岁的小儿，主要为骨骼的改变、肌肉松弛以及非特异性的精神神经症状。重症佝偻病患者可影响消化系统、呼吸系统、循环系统及免疫系统，同时对小儿的智力发育也有影响。

维生素 D 缺乏性佝偻病在临床上分为初期、激期、恢复期和后遗症期。初期和激期统称为活动期。

1. 初期　多数从 3 个月左右开始发病，此期以精神神经症状为主，患儿有睡眠不安、好哭、易出汗等现象，出汗后头皮痒而在枕头上摇头摩擦，出现枕部秃发。

2. 激期　除初期症状外，患儿以骨骼改变和运动功能发育迟缓为主。用手指按在 3~6 个月患儿的枕骨及顶骨部位，感觉颅骨内陷，随手放松而弹回，称乒乓球征。8~9 个月以上的患儿头颅常呈方形，前囟大及闭合延迟，严重者 18 个月时前囟尚未闭合。两例肋骨与肋软骨交界处膨大如珠子，称肋串珠。胸骨中部向前突出形似"鸡胸"，或下陷成"漏斗胸"，胸廓下缘向外翻起为"肋缘外翻"。会站、走的小儿由于体重压在不稳固的两下肢长骨上。两腿会形成向内或向外弯曲畸形，即"O"型或"X"型腿。

患儿的肌肉韧带松弛无力，因腹部肌肉软弱而使腹部膨大，平卧时呈"蛙状腹"，因四肢肌肉无力，学会坐、站、走的年龄都较晚，因两腿无力容易跌跤。出牙较迟，牙齿不整齐，容易发生龋齿。大脑皮层功能异常，条件反射形成缓慢，患儿表情淡漠，语言发育迟缓，免疫力低下，易并发感染、贫血。

3. 恢复期　经过一定的治疗后，各种临床表现均消失，肌张力恢复，血液生化改变和 X 线表现也恢复正常。

4. 后遗症期　多见于 3 岁以后小儿，经治疗或自然恢复后临床症状消失，仅重度佝偻病遗留下不同部位、不同程度的骨骼畸形。

五、诊断

（一）查体要点

（1）对于 6 个月内的婴儿，注意有无枕秃。对 3~6 个月的婴儿注意有无枕骨乒乓球样感觉。

（2）对于 6~8 个月以上的婴幼儿，注意有无方颅、赫氏沟、手镯、足镯、肌无力。对于 1 岁以上的幼儿，注意有无肋串珠、漏斗胸、鸡胸、"O"形腿、"X"形腿、脊柱后凸畸形、牙齿发育异常。>10 个月未出牙、>1.5 岁前囟未闭有诊断意义。

（3）根据体征判定病情，轻度者可见颅骨软化，囟门增大，轻度方颅、肋串珠、赫氏沟；中度者有典型的肋串珠、手镯、赫氏沟、囟门晚闭、轻中度漏斗胸、鸡胸、"O"形腿、"X"形腿等；重度者有严重的赫氏沟、手镯、足镯、漏斗胸、鸡胸、"O"形腿、"X"形腿、脊柱后凸畸形、病理性骨折等。

（二）辅助检查

1. 常规检查　初期血钙正常或稍低，血磷降低，碱性磷酸酶正常或稍高。激期血钙稍低，血磷降低，碱性磷酸酶升高。

2. 其他检查　X 线腕骨平片可见桡骨远端呈杯口状、毛刷状改变，骨骺端钙化带消失，骨骺软骨增宽，骨质疏松，骨龄正常。长骨片可见骨质疏松、骨皮质变薄、骨干弯曲。

（三）鉴别诊断

1. 低血磷性抗维生素 D 佝偻病　多在 1 岁以后发病，2~3 岁后仍有活动性佝偻病表现，血钙多正常，尿磷增加，血磷明显减低。采用常规剂量的维生素 D 治疗无效。

2. 远端肾小管酸中毒　尿中大量钠、钾、钙丢失，尿液不能酸化，患儿有骨痛、骨折、严重佝偻病表现，畸形严重，身材矮小，有代谢性酸中毒、多尿、碱性尿（尿 pH 正常 5~7），血钙、血磷、血钾均减低，血氯增高。

3. 维生素 D 依赖性佝偻病　Ⅰ型为肾脏 1-羟化酶缺陷，使 25（OH）D_3 转变成 1，25（OH）$_2D_3$ 发生障碍，血中 25（OH）D_3 浓度正常；Ⅱ型为靶器官 1，25（OH）$_2D_3$ 受体缺陷，血中 1，25（OH）$_2D_3$ 浓度增高。本病除血钙、血磷减低，碱性磷酸酶增高外，可有高氨基酸尿、脱发。

4. 肾性佝偻病　有先天或后天原因所致慢性肾功能不全病史，血中 1, 25 (OH)$_2$D$_3$ 减少，钙磷代谢紊乱，血钙低，血磷高，继发性甲状旁腺功能亢进，骨质脱钙，多在幼儿后期症状逐渐明显，形成侏儒。

5. 先天性甲状腺功能减低症　也可有出牙迟、前囟大而闭合晚，但有智能低下与骨龄落后，此点与佝偻病不同，必要时可查血清甲状腺素等区别。

六、治疗

1. 一般治疗　提倡母乳喂养或应用加入维生素 D 的婴儿配方奶粉，婴儿及时添加蛋黄、肝泥等，多晒太阳。早产儿、人工喂养儿或冬天出生婴儿，每日补充维生素 D 400~800U。

2. 药物治疗　激期根据病情轻重，口服维生素 D 胶丸每日 1 000~6 000U，或 1, 25 - (OH)$_2$D$_3$ 每日 0.5~2.0μg，连用 2~4 周后根据临床和 X 线表现改为预防量（每日 400~800U），重度佝偻病患者或不能坚持口服者可一次肌内注射维生素 D 20 万~30 万 U，2~3 个月后口服预防量。同时每日口服元素钙 200~500mg。治疗 1 个月后复查效果，如临床表现、血生化与 X 线片。

3. 其他治疗　应加强体格锻炼，对骨骼畸形者可采用主动或被动运动方法矫正。胸部畸形，可采用俯卧位抬头、展胸运动。下肢畸形可做肌肉按摩，增加肌张力，以助纠正。严重者须手术矫治。

七、预防

营养性维生素 D 缺乏性佝偻病是一自限性疾病，有研究证实日光照射和生理剂量的维生素 D（400U）可治疗佝偻病。因此，现认为确保儿童每日获得维生素 D 400U 是预防和治疗的关键。

（杨爱云）

第四节　维生素 D 缺乏性手足搐搦症

维生素 D 缺乏性手足搐搦症（tetany of vitamin D deficiency）又称佝偻病性手足搐搦症或佝偻病性低钙惊厥，是由于缺乏维生素 D、甲状腺旁腺代偿不足引起血中钙离子减低而导致的全身惊厥。本病多见于 <6 个月的婴儿。

一、病因病理

发病原因与佝偻病相同，但临床表现和血液生化改变不同。本病虽多伴有轻度佝偻病，但骨骼变化不严重，血钙低而血磷大都正常，碱性磷酸酶增高。

血清钙离子降低是本症的直接原因，在正常情况下，血清弥散钙约占总钙量的 60% 左右，若血清总钙量降至 1.75~1.88mmol/L（7~7.5mg/dl），或钙离子降至 1mmol/L（4mg/dl）以下时，即可出现抽搐症状。在血钙低落的情况下，甲状旁腺受刺激而显示继发性功能亢进，分泌较多的甲状旁腺素，使尿内磷的排泄增加，并使骨骼脱钙而补充血钙的不足。在甲状旁腺代偿功能不全时，血钙即不能维持正常水平。

促进血钙降低的因素有：①季节：春季发病率最高，在北京所见的病例中以 3~5 月份发病数最高。因为入冬后婴儿很少直接接触日光，维生素 D 缺乏至此时已达顶点，春季开始接触日光，体内维生素 D 骤增，血磷上升，钙磷乘积达到 40，大量钙沉着于骨，血钙暂时下降而促使发病。②年龄：发病年龄多在 6 个月以下。北京儿童医院 1950—1955 年所见的 1 297 例中，年龄在 3 个月以下的占 41.3%，4~6 个月 25.0%，7~12 个月 20.4%，1~3 岁 10.7%，3~14 岁 2.6%。6 个月以内婴儿生长发育最快，需要钙质较多，若饮食中供应不足，加以维生素 D 缺乏即易发病。发病年龄早的多与母亲妊娠时缺乏维生素 D 有关，一般婴儿体内储存的维生素 D，足够 3 个月内的应用。③未成熟儿与人工喂养儿容易发病。④长期腹泻或梗阻性黄疸能使维生素 D 与钙的吸收减少，以致血钙降低。

— 187 —

二、临床表现

1. 典型症状

（1）惊厥：一般为无热惊厥，突然发作，表现为肢体抽动，双眼上翻，面肌痉挛，意识暂时丧失，大小便失禁等。发作停止后多入睡，醒后活泼如常。每日发作次数不定，每次持续数秒至数分或更长。轻者仅有惊跳或短暂的眼球上窜，而意识清楚。多见于婴儿期。新生儿可只有屏气，面肌抽动或双眼凝视等。

（2）手足搐搦：以幼儿及儿童多见。表现为双手腕屈曲，手指伸直，拇指内收贴近掌心，足踝关节伸直，足趾强直下曲，足底呈弓状。

（3）喉痉挛：主要见于婴儿。声门及喉部肌肉突发痉挛引起吸气性呼吸困难和喉鸣，严重者可发生窒息死亡。6个月以内的小儿有时可表现为无热阵发性青紫，应高度警惕。

2. 隐性体征

（1）面神经征（Chvostek 征）：用指尖或叩诊锤叩颧弓和口角间的面颊部，出现眼睑及口角抽动为阳性。正常新生儿可呈假阳性。

（2）腓反射：用叩诊锤叩击膝部下外侧腓骨小头处的腓神经，阳性者足部向外侧收缩。

（3）陶瑟征（Trousseau 征）：用血压计袖带如测血压样绕上臂，打气使血压维持在收缩压与舒张压之间，阳性者于5分钟内被试侧的手出现痉挛症状。

三、诊断

（一）查体要点

1. 不发作时检查

（1）面神经征（Chvostek 征）阳性。

（2）腓反射阳性。

（3）人工手痉挛征（Trousseau 征）阳性。

2. 发作时检查　惊厥时四肢及手足节律性抽动、面肌抽搐、眼球上翻、尿便失禁。手足搐搦时手指伸直，腕部屈曲，拇指内收，足趾跖弯呈弓状，踝关节伸直。喉痉挛时突然呼吸困难、窒息、发绀。发作后可入睡，醒后清醒。

（二）辅助检查

1. 常规检查　总血钙和（或）离子钙降低，血清碱性磷酸酶升高。血磷正常或降低，早产儿可升高。血甲状旁腺素（PTH）无升高。尿钙定性试验阴性。

2. 其他检查　X线检查可见临时钙化带模糊。

（三）鉴别诊断

1. 低血糖症　常发生于清晨空腹时，有进食不足或腹泻史，血糖<2.2mmol/L，血钙正常。

2. 低镁血症　有触觉过敏、肌肉颤动、惊厥，血镁<0.58mmol/L，常合并低钙血症，但补钙无效。

3. 甲状旁腺功能减退　表现为间歇性惊厥，血钙<1.75mmol/L，血磷>3.23mmol/L，碱性磷酸酶正常或稍低，血PTH低于正常值〔25ng/L（正常值）〕。

4. 中枢神经系统感染　脑膜炎、脑炎等常有发热和感染中毒症状，脑脊液检查可以鉴别。

5. 急性喉炎　有声音嘶哑、犬吠样咳嗽及吸气困难，钙剂治疗无效。

6. 婴儿痉挛症　发作时点头，躯干与上肢屈曲、手握拳、下肢弯曲至腹部，伴智力异常，脑电图有高幅异常节律。

7. 碱中毒　有长期呕吐或反复洗胃，或有静脉应用大剂量碳酸氢钠等，离子钙降低。

四、治疗

1. 一般治疗　急救处理后有诱发疾病者治疗诱发疾病，如感染、长期腹泻等。提倡母乳喂养或应用加入维生素 D、钙的婴儿配方奶粉，婴儿及时添加蛋黄、肝泥等，多晒太阳。早产儿、人工喂养儿或冬天出生婴儿，每日补充维生素 D 400～800U。在大剂量维生素 D 治疗前，应先补充钙剂 3d。

2. 药物治疗

（1）急救处理：迅速控制惊厥，可用苯巴比妥，每次 8mg/kg 肌内注射，或应用 10% 水合氯醛，每次 0.5mL/kg 灌肠，或应用地西泮（安定），每次 0.1～0.3mg/kg 缓慢静脉推注。同时吸氧，喉痉挛者应立刻将舌头拉出口外，进行口对口呼吸或加压给氧，必要时气管插管。

（2）钙剂：10% 葡萄糖酸钙 5～10mL 加 10% 葡萄糖液 10～2mL 缓慢静脉推注（10min 以上），反复惊厥时可每日静脉滴注 1～2 次，每日元素钙 50mg/kg，无惊厥后可口服钙剂，每日元素钙 200～500mg。

（3）维生素 D：应用钙剂后可同时应用维生素 D。

（杨爱云）

第五节　锌缺乏症

锌缺乏症（zinc deficiency）是由于锌摄入不足、吸收障碍、丢失过多等导致体内锌含量不足，从而影响人体的各种生理功能所致的营养障碍性疾病。动物性食物含锌高，且吸收率高，植物性食物含锌量低，且吸收率低。每日膳食的锌推荐供给量为：＜6 个月为 3mg，7～12 个月为 5mg，1～10 岁为 10mg，＞10 岁为 15mg，孕妇及哺乳期母亲 20mg。本病多见于 6 岁以下儿童。小于 6 岁儿童锌缺乏症患病率为 28% 左右，大于 6 岁儿童患病率 10% 左右。

一、病因

1. 摄入不足　食物中含锌不足为锌缺乏的主要原因，母乳中锌的生物利用率比牛乳或大豆蛋白高，推测这与母乳中一种低分子量成分有关。母乳中的蛋白质与锌结合，被认为比牛乳（蛋白质主要为酪蛋白）更容易消化吸收。人工喂养的小儿容易发生锌缺乏。较大的小儿，应及时添加辅食，添加含锌丰富的动物性蛋白质。如小儿生长速度较快，易发生锌的相对摄入不足。如给予患儿不含锌的完全肠外营养支持（TPN），也可导致锌缺乏。

2. 肠道吸收不良　如患有消化系统疾病，如慢性腹泻、慢性痢疾、胆囊纤维化、肠道感染等疾病，均可减少锌的吸收。谷类食物中含植酸盐或纤维素，可造成锌的吸收不良。当食物中其他二价离子过多，也可影响锌的吸收。

3. 丢失过多　钩虫病、疟疾可造成反复失血、溶血，引起锌的丢失。外伤、烧伤和手术时，因血锌动员到创伤组织处利用，造成血锌降低。大量出汗也会造成锌的丢失过多。

4. 疾病　长期感染、发热时的锌需要量增加，同时食欲减退，如不及时补充，则导致锌缺乏。此外，遗传性的吸收障碍性疾病，肠病性肢端皮炎也可引起锌吸收不良。

5. 药物影响　一些药物如长期使用金属螯合剂（如青霉胺、四环素、EDTA 等），可降低锌的吸收率及生物活性，这些金属螯合剂与锌结合从肠道排出体外，造成锌的缺乏。

二、临床表现

正常人体含锌 2～2.5g，缺锌可影响机体各项生理功能。

1. 食欲减退　缺锌影响味蕾细胞更新和唾液磷酸酶的活性，使舌黏膜增生、角化不全，以致味觉敏感度下降，发生食欲不振、厌食和异嗜癖。

2. 生长发育落后　当组织内锌浓度无明显降低时，首先出现的症状是生长缓慢。缺锌可妨碍生长激素轴功能以及性腺轴的成熟，表现为生长发育迟缓、体格矮小、性发育延迟和性腺功能减退。

3. 免疫功能降低　锌可能通过影响 T 淋巴细胞功能、自然杀伤细胞的活性、胸腺刺激素的结构或活性、γ－干扰素、细胞因子以及免疫调节因子的分泌或合成等多种环节引起机体的免疫功能降低。因此，缺锌患儿易发生感染。

4. 智能发育延迟　缺锌可使脑 DNA 和蛋白质合成障碍，脑内谷氨酸浓度降低，从而引起智能延迟。

5. 其他　如脱发、皮肤粗糙、皮炎、地图舌、反复口腔溃疡、伤口愈合延迟、视黄醛结合蛋白减少而出现夜盲、贫血等。

三、诊断

1. 病史要点

（1）现病史：是否有食欲不振、异食癖、体重不增、智力或认知能力落后、反复呼吸道或消化道感染、性发育落后、反复皮疹或口腔溃疡等。

（2）过去史：是否曾患肠病性肢端皮炎、长期多汗、出血或溶血性疾病、肝肾疾病、慢性腹泻、胃灼热、反复呼吸道或消化道感染、营养不良、反复皮疹或口腔溃疡。是否曾应用青霉胺或长期静脉滴注谷氨酸盐、应用全胃肠道外营养。

（3）个人史：出生时体重多少，是否为早产儿、双胎儿、足月小样儿，是否有先天性畸形、胎儿发育不良。婴儿是否为人工喂养。幼儿、学龄儿童是否偏食（不吃动物性食物），青春期是否性发育落后，是否有创伤不易愈合。

（4）家族史：母亲在怀孕时是否妊娠反应加重，有无早产、流产、宫缩乏力、出血过多。

2. 查体要点

（1）体重与身长常低于正常，青少年第二性征发育延迟，可检查阴毛、腋毛、阴茎与睾丸大小，乳房发育等。

（2）严重者可有皮肤干燥、皮疹、脱发或毛发稀黄、口腔溃疡。可伴有维生素 A 缺乏症表现。

3. 辅助检查

（1）常规检查

1）一般检查：血清碱性磷酸酶减少，白细胞碱性磷酸酶、DNA 或 RNA 聚合酶活性下降。金属硫蛋白、维生素结合蛋白减少。血清睾酮、雌激素水平降低，胰岛素样生长因子降低。细胞免疫功能偏低。

2）锌检查：①空腹血清锌浓度降低，白细胞锌、红细胞锌、尿锌降低，发锌测定仅为参考。②血清锌浓度反应试验（PZCR）异常。测空腹血清锌浓度（A_0）作为基础水平，然后给予标准饮食（总数量按全天20%计算，其中蛋白质为10% ~15%，脂肪为30% ~35%，糖类50% ~60%），2 小时后复查血清锌（A_2），并按照公式计算：$PZCR = (A_0 - A_2)/A_0 \times 100\%$。

（2）其他检查：放射性核素法测定锌代谢池异常。

4. 鉴别诊断

（1）家族性体格矮小：有家族史，其血清锌浓度显著高于锌缺乏症患儿。

（2）生长激素缺乏症：生长激素（GH）激发实验显示 GH 完全或部分缺乏，用 GH 治疗后生长发育有明显改善。

（3）甲状腺功能减低症：表现为生长发育落后，智力低下，少吃、多睡、排便困难且量少，皮肤粗糙等，血清甲状腺素（T_3、T_4）降低，促甲状腺素（TSH）升高，甲状腺素制剂治疗后症状改善。

（4）慢性疾病引起生长发育障碍：如慢性感染、慢性肝病、先天性心脏病、慢性肾脏疾病、营养不良等，有各自相应的特征。

四、治疗

1. 一般治疗　鼓励母乳喂养。合理膳食，补充含锌丰富的动物类食物。纠正不良的饮食习惯。去除缺锌的各种病因。

2. 药物治疗

（1）口服补锌：常用葡萄糖酸锌、硫酸锌、醋酸锌等，每日剂量为元素锌 0.5 ~1mg/kg，相当于每日葡萄糖酸锌 3.5~7mg/kg，硫酸锌 1.5~3mg/kg，醋酸锌 1.5~3mg/kg。疗程为 2~3 个月。其他尚有甘草酸锌、乙酰羟脯氨酸锌等。有肠病性肢端皮炎者须终身补锌。

（2）静脉用药：用于不能口服或口服吸收不良者，静脉滴注硫酸锌。按元素锌计算，早产儿每日 0.3mg/kg，足月儿至 5 岁以内每日 0.1mg/kg，5 岁以上每日 2.5~4mg，最大量不超过 4mg。

五、预防

长期过量补锌可抑制铜的吸收而造成贫血、生长延迟、肝细胞中色素氧化酶活力降低等中毒表现。因此，仅对可能发生缺锌的儿童如早产儿、人工喂养、营养不良、长期腹泻、手术后恢复期或生长发育过快等适当补充锌。

（杨爱云）

儿童营养照护技术

旦最初剂量为 4.5~7mg/kg，维持量 1.5~3mg/kg。滴服 1/2 口服，其他的打
... 2 ... 服，滴服的途径如用其他途径给... 等必须在心电监... 每... 儿间... 时用
0.1mg/kg，最大用量 5mg/次，可用 1 次。如... 5 ... 以下者可... 每次不超过 5mg。

... 用 ... 每日剂量或... 以 ... 静脉途径给药 ... 在监护室内或 ... 与... ... 与... 或
... 以... 比 ... ... 给量持... ... ... 与... 其他 ... ... 及... ... 应... ... 与... 作
... ... 。

参考文献

[1] 苏林雁. 儿童神经医学. 长沙：湖南科技出版社，2014.

[2] 江载芳. 实用小儿呼吸病学. 北京：人民卫生出版社，2010：23-57.

[3] 吴希如，林庆. 小儿神经系统疾病基础与临床. 第 2 版. 北京：人民卫生出版社，2009：651-711.

[4] 叶鸿冒，虞人杰. 主译. 新生儿窒息复苏教材. 第 6 版. 北京：人民卫生出版社，2011.

[5] 许尤佳，罗笑容. 儿科专病中医临床诊治. 北京：人民卫生出版社，2013.

[6] 杨思源，陈树宝. 小儿心脏病学. 第 4 版. 北京：人民卫生出版社，2012：93-106.

[7] 洪庆成，王薇. 实用儿科新诊疗. 上海：上海交通大学出版社，2011.

[8] 中华医学会儿科学分会. 儿科心血管系统疾病诊疗规范. 北京：人民卫生出版社，2015.

[9] 中华医学会肠外肠内营养学分会儿科协作组. 中国儿科肠内肠外营养支持临床应用指南. 中华儿科杂志，2010，48（6）：436-441.

[10] 封志纯. 高危新生儿的转运. 中国儿童保健杂志，2008，16：5-8.

[11] 中华医学会儿科学分会. 儿科呼吸系统疾病诊疗规范. 北京：人民卫生出版社，2015.

[12] 申昆玲. 儿科临床操作技能. 北京：人民卫生出版社，2016.

[13] 赵祥文. 儿科急诊医学. 第 4 版. 北京：人民卫生出版社，2015.

[14] 陈洁，许春娣，黄志华. 儿童胃肠肝胆胰疾病. 北京：中国医药科技出版社，2006.

[15] 黄红丽，沙卫红. 先天性肥厚性幽门狭窄的诊治进展. 中国消化内镜，2008（2）：33-36.

[16] 王小衡. 不容忽视的儿童血液病. 健康生活，2015（12）：18-20.

[17] 衣明纪. 维生素 D 对儿童骨骼外系统的作用. 中国实用儿科杂志，2015，30（12）：900-905.

[18] 李竹. 出生缺陷防治. 北京：科学出版社，2010.

[19] 丁媛慧，孙中厚. 维生素 A 缺乏与儿童感染性疾病. 中国儿童保健杂志，2016，24（1）：48-50.

[20] 杜文冉，王平，崔立华，等. 儿童佝偻病与微量元素的关系. 中国妇幼保健，2012，27（2）：231-233.

[21] 易著文. 实用小儿肾脏病手册. 北京：人民卫生出版社，2005.

[22] 朱启镕，方峰. 小儿传染病学. 第 3 版. 北京：人民卫生出版社，2009.

[23] 吴洁. 0~6 岁儿童健康检查服务与管理. 江苏卫生事业管理，2015，26（1）：153-154.

[24] 中华医学会儿科学分会内分泌遗传代谢学组. 基因重组人生长激素儿科临床规范应用的建议. 中华儿科杂志，2013，51：426-432.

[25] 邵肖梅，叶鸿瑁，丘小汕. 实用新生儿学. 第 4 版. 北京：人民卫生出版社，2011：901-905.

[26] 中华医学会儿科学分会呼吸学组.《中华儿科杂志》编辑委员会. 儿童社区获得性肺炎管理指南（2013 修订）. 中华儿科杂志，2013，51（10）：856-862.

[27] 郑毅. 儿童注意缺陷多动障碍防治指南. 北京：北京大学出版社，2007.

[28] 申昆玲，沈叙庄. 儿科学新进展. 北京：人民卫生出版社，2010.